MANUAL DE HIV/AIDS

MANUAL DE HIV/AIDS

10ª Edição

MARCIA RACHID
Mestrado em Doenças Infecciosas e Parasitárias pela
Universidade Federal do Rio de Janeiro (UFRJ)
Especialização em Alergia e Imunologia Clínica pelo
Instituto de Pós-Graduação Médica Carlos Chagas, RJ
Membro do Comitê Técnico Assessor para Manejo da Infecção pelo HIV em Adultos,
Departamento de DST/Aids/Hepatites Virais do Ministério da Saúde
Coordenadora da Câmara Técnica de Aids do CREMERJ

MAURO SCHECHTER
Investigador Principal do Projeto Praça Onze da UFRJ
Professor Titular de Infectologia da Universidade Federal do Rio de Janeiro (UFRJ)
Professor Adjunto da Universidade de Pittsburgh, EUA
Professor-Associado da Universidade Johns Hopkins, EUA
Mestre e Doutor em Medicina Tropical pela
Universidade de Londres, Inglaterra
Ex-Professor-Assistente, New York University, EUA
Ex-Pesquisador-Associado, Rockefeller University, EUA

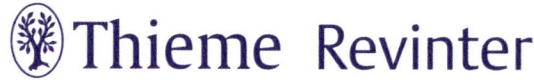

Dados Internacionais de Catalogação na Publicação (CIP)

R119m

Rachid, Marcia
Manual de HIV/AIDS/Marcia Rachid e Mauro Schechter. – 10. Ed. – Rio de Janeiro – RJ: Thieme Revinter Publicações Ltda., 2017.

276 p.; 14 × 21 cm.

Inclui Bibliografia e Índice Remissivo
ISBN 978-85-67661-21-6

1. AIDS (Doença) – Pacientes. 2. Pacientes HIV – positivo. 3. AIDS (Doença) – Cuidados e tratamentos. 4. AIDS (Doença) – Manuais, guias, etc. I. Schechter, Mauro. II. Título.

CDD: 616.978
CDU: 616.988-052

Contato com a autora:
marciarachid@gmail.com

Nota: O conhecimento médico está em constante evolução. À medida que a pesquisa e a experiência clínica ampliam o nosso saber, pode ser necessário alterar os métodos de tratamento e medicação. Os autores e editores deste material consultaram fontes tidas como confiáveis, a fim de fornecer informações completas e de acordo com os padrões aceitos no momento da publicação. No entanto, em vista da possibilidade de erro humano por parte dos autores, dos editores ou da casa editorial que traz à luz este trabalho, ou ainda de alterações no conhecimento médico, nem os autores, nem os editores, nem a casa editorial, nem qualquer outra parte que se tenha envolvido na elaboração deste material garantem que as informações aqui contidas sejam totalmente precisas ou completas; tampouco se responsabilizam por quaisquer erros ou omissões ou pelos resultados obtidos em consequência do uso de tais informações. É aconselhável que os leitores confirmem em outras fontes as informações aqui contidas. Sugere-se, por exemplo, que verifiquem a bula de cada medicamento que pretendam administrar, a fim de certificar-se de que as informações contidas nesta publicação são precisas e de que não houve mudanças na dose recomendada ou nas contraindicações. Esta recomendação é especialmente importante no caso de medicamentos novos ou pouco utilizados. Alguns dos nomes de produtos, patentes e *design* a que nos referimos neste livro são, na verdade, marcas registradas ou nomes protegidos pela legislação referente à propriedade intelectual, ainda que nem sempre o texto faça menção específica a esse fato. Portanto, a ocorrência de um nome sem a designação de sua propriedade não deve ser interpretada como uma indicação, por parte da editora, de que ele se encontra em domínio público.

© 2017 Thieme Revinter Publicações Ltda.
Rua do Matoso, 170,
20270-135, Rio de Janeiro – RJ, Brasil
http://www.ThiemeRevinter.com.br

Thieme Medical Publishers, Inc., 333 Seventh Avenue,
New York, NY 10001, USA
http://www.thieme.com

Impresso no Brasil por Blue Print Gráfica e Editora Ltda.
5 4 3 2 1
ISBN 978-85-67661-21-6

Todos os direitos reservados. Nenhuma parte desta publicação poderá ser reproduzida ou transmitida por nenhum meio, impresso, eletrônico ou mecânico, incluindo fotocópia, gravação ou qualquer outro tipo de sistema de armazenamento e transmissão de informação, sem prévia autorização por escrito.

Apresentação

Este manual tem o objetivo de fornecer informações concisas, práticas e atualizadas para o acompanhamento clínico dos pacientes infectados pelo HIV. Os esquemas terapêuticos e profiláticos aqui contidos refletem, em sua maior parte, as recomendações dos *Centers for Disease Control and Prevention* (CDC), da Organização Mundial da Saúde, da *International AIDS Society – USA* e do Ministério da Saúde. Nas situações para as quais não existem recomendações publicadas por estas instituições, baseamo-nos na literatura e na nossa experiência clínica.

Marcia Rachid e Mauro Schechter

Colaboradores

Acácio Muralha Neto
Oftalmologia – Departamento de Retina, Vítreo e Uveíte do
Hospital de Olhos Niterói

Anderson de Souza Santos
Otorrinolaringologia – Secretaria Municipal de Saúde do Rio de Janeiro
Diretor Técnico da Clínica Sensorium

André Luiz Land Curi
Pesquisador Titular em Saúde Pública da Fiocruz
Chefe do Laboratório de Pesquisa Clínica em Oftalmologia Infecciosa do
Instituto Nacional de Infectologia INI/Fiocruz

Charles André
Professor-Associado de Neurologia do Hospital Universitário Clementino
Fraga Filho da Universidade Federal do Rio de Janeiro

Fábio Henrique de Gobbi Porto
Pós-Graduando de Neurologia da Faculdade de Medicina da
Universidade de São Paulo (FMUSP)
Médico do Grupo de Neurologia Cognitiva e do Comportamento e do
Centro de Referências em Distúrbios Cognitivos (CEREDIC) da FMUSP
Fellow pela *Division of Cognitive and Behavioral Neurology and
Center for Brain/Mind Medicine at Brigham and Women's Hospital*,
Harvard Medical School

Ivan Flores *(in memoriam)*
Oftalmologia – Secretaria Municipal de Saúde do Rio de Janeiro

Lília Muralha
Oftalmologia – Departamento de Retina, Vítreo e Uveíte do
Hospital de Olhos Niterói

Colaboradores

Márcio Soares Serra
Mestrado em Dermatologia pela Universidade Federal do Rio de Janeiro (UFRJ)
Membro da Sociedade Brasileira de Dermatologia
Professor Colaborador do Serviço de Dermatologia do
Hospital Universitário Gaffrée e Guinle (UNIRIO)

Nelson Spector
Professor Titular de Hematologia do Hospital Universitário Clementino Fraga Filho da Universidade Federal do Rio de Janeiro

Paulo Abrão Ferreira
Professor Afiliado da Disciplina de Infectologia da UNIFESP
Responsável pelo Ambulatório de HIV e Hepatites Virais
Médico do Ambulatório de HIV e Hepatites Virais do CRT AIDS/SP

Roger Abramino Levy
Professor-Associado da Disciplina de Reumatologia da UERJ
Coordenador Médico do Centro de Imunoterapia de Ipanema – CITIPA

Rogério Paysano Marrocos
Neuropsiquiatra – Hospital Universitário Gaffrée e Guinle da Universidade Federal do Estado do Rio de Janeiro (UNIRIO)
Mestrado em Neurologia pela Universidade Federal Fluminense (UFF)

Simone de Barros Tenore
Médica-Infectologista
Mestrado em Ciências da Saúde pela UNIFESP
Responsável pelo Ambulatório de Resistência em HIV da Disciplina de Infectologia/UNIFESP
Diretora do Ambulatório de Hepatites Virais do CRT DST AIDS/SP

Sônia Maria Dozzi Brucki
Mestrado e Doutorado em Neurologia pela Universidade Federal de São Paulo (UNIFESP)
Professora Livre-Docente em Neurologia da
Faculdade de Medicina da Universidade de São Paulo (FMUSP)
Orientadora do Curso de Pós-Graduação em Neurologia da FMUSP
Coordenadora do Grupo de Neurologia Cognitiva e do Comportamento do Hospital das Clínicas da FMUSP (HCFMUSP)
Assistente do Centro de Referências em Distúrbios Cognitivos (CEREDIC) da FMUSP
Responsável pelo Ambulatório de Neurologia Cognitiva do Hospital Santa Marcelina – São Paulo, SP

Sumário

Parte I

Introdução 3
1 Transmissão do HIV e Dados Epidemiológicos 5
   Transmissão do HIV 5
   Dados epidemiológicos 7
2 Diagnóstico 13
3 Quantificação da Carga Viral e Testes de Resistência . 15
   Quantificação da carga viral 15
   Testes de resistência 17
4 Manifestações Clínicas 21
   Fase aguda 23
   Fase assintomática 24
   Fase sintomática 25
   Síndrome inflamatória de reconstituição imune ... 26
5 Terapia Antirretroviral 29
   Quando iniciar a terapia? 30
   Síndrome de soroconversão 38
   Com que esquemas começar? 39
   Quando alterar? 41
   Como alterar? 43
   Prevenção da transmissão do HIV da
   mãe para o filho 46
6 Medicamentos Antirretrovirais 51
   Inibidores da transcriptase reversa análogos de
   nucleosídeos 51

Inibidores da transcriptase reversa não análogos de nucleosídeos 58
Inibidores da protease (IP) 62
Inibidores de fusão.......................... 69
Inibidores de CCR5 71
Inibidores da integrase...................... 73

7 PROFILAXIA PRÉ E PÓS-EXPOSIÇÃO 77
Profilaxia pré-exposição sexual (PrEP) 78
Profilaxia pós-exposição (PEP) 81

8 MANIFESTAÇÕES RESPIRATÓRIAS 85
Pneumocistose............................. 85
Outras causas de pneumopatias............... 89

9 MANIFESTAÇÕES DERMATOLÓGICAS 99
Candidíase oral............................ 99
Herpes simples 99
Varicela-zóster.............................100
Molusco contagioso 102
Dermatite seborreica 102
Erupções papulopruriginosas 103
Sarcoma de Kaposi 104
Angiomatose bacilar 105
Infecção pelo papilomavírus humano (HPV)........106
Lipodistrofia...............................107

10 MANIFESTAÇÕES NEUROLÓGICAS................. 109
Neurotoxoplasmose.........................109
Encefalite herpética 113
Meningite criptocócica 113
Meningite bacteriana.......................115
Linfoma primário do SNC....................115
Leucoencefalopatia multifocal progressiva (LMP) ... 116
Encefalopatia pelo HIV......................117
Encefalite pelo CMV........................118
Acidentes vasculares isquêmicos e hemorrágicos... 118
Mielopatias...............................119
Radiculites................................121
Neuropatias periféricas 122

Manifestações neurológicas associadas à
Síndrome de reconstituição imune (IRIS) 126

11 MANIFESTAÇÕES NEUROPSIQUIÁTRICAS 129
Síndrome depressiva 129
Síndrome maníaca 130
Síndrome ansiosa 130
Síndrome psicótica 131
Delirium 132
Síndrome catatônica 133
Síndrome apática 133
Síndrome parkinsoniana 134
Síndrome causada pelo tratamento antirretroviral . . 134

12 MANIFESTAÇÕES MUSCULOESQUELÉTICAS 135
Artralgia/artrite relacionada com o HIV 135
Espondiloartrites 136
Artrite séptica 136
Síndrome linfocítica infiltrativa difusa (DILS) 137
Vasculites 137
Miopatia/miosite 138
Osteopenia e osteoporose 139

13 MANIFESTAÇÕES CARDÍACAS 141
Miocardite 141
Cardiomiopatia idiopática 141
Cardiomiopatia associada a drogas 142
Endocardite não bacteriana, trombótica (marântica) . . 142
Endocardite infecciosa 142
Doença pericárdica 142
Sarcoma de Kaposi e linfoma 143
Doença coronariana, hipertensão arterial e
aterosclerose 143

14 MANIFESTAÇÕES URINÁRIAS E DISTÚRBIOS
HIDRELETROLÍTICOS 145
Hiponatremia e hipercalemia 145
Insuficiência renal 145
Infecções urinárias 146

Sumário

  Acidose lática relacionada com o uso de
  antirretrovirais............................ 147

15 **Manifestações Endócrinas** 149
  Insuficiência suprarrenal 149
  Insuficiência tireoidiana 149
  Hipogonadismo............................ 150
  Afecções pancreáticas 150
  Lipodistrofia e síndrome metabólica 150
  Síndrome consuntiva (ou consumptiva ou debilitante) . 153

16 **Manifestações Hematológicas**................ 155
  Anemia.................................. 155
  Leucopenias 156
  Trombocitopenias.......................... 157
  Avaliação da medula óssea 160
  Coagulopatias............................. 160

17 **Manifestações do Sistema Digestório**........... 161
  Afecções da boca e do esôfago 161
  Afecções gástricas 169
  Afecções hepatobiliares 170
  Coinfecção HBV e HIV 172
  Coinfecção HIV e HCV...................... 176
  Pancreatite 179
  Afecções intestinais 180
  Afecções do cólon, reto e ânus 190

18 **Manifestações Otorrinolaringológicas** 193
  Afecções da boca e da faringe 193
  Afecções nasossinusais....................... 193
  Afecções da laringe 195
  Afecções das glândulas salivares 196
  Afecções otológicas 196

19 **Manifestações Oftalmológicas** 199
  Manifestações externas 199
  Manifestações posteriores 201
  Alterações neuroftalmológicas 206

Uveíte anterior........................207
Neoplasias 207

20 MANIFESTAÇÕES CLÍNICAS ESPECÍFICAS DAS MULHERES .. 209
Candidíase vaginal 209
Outras infecções vaginais................209
Herpes simples (HSV)....................210
Úlceras genitais idiopáticas 210
Infecção por papilomavírus humano (HPV) 210
Doença inflamatória pélvica...............210
Disfunção da tireoide...................211
Menopausa..........................211
Osteopenia e osteoporose 211
Doença cardiovascular..................211

PARTE II
QUADROS

1 AIDS e Infecção pelo HIV, segundo a "Classificação Internacional de Doenças" – 10ª revisão (CID 10) .. 215

2 Principais Interações Medicamentosas de Antirretrovirais com Outros Medicamentos 217

3 Uso de Medicamentos Antirretrovirais durante a Gestação...........................232

4 Terapia Antirretroviral – Doses e Efeitos Adversos... 238

5 Ajuste de Doses dos Antirretrovirais quando Há Alteração da Função Renal 247

6 Administração de Antirretrovirais para Pessoas com Dificuldade de Deglutição 248

7 Interrupção e Reintrodução de Profilaxias após Recuperação Imune em Resposta ao Tratamento Antirretroviral 250

Índice Remissivo........................251

MANUAL DE HIV/AIDS

PARTE I

Introdução

Os primeiros relatos da Síndrome de Imunodeficiência Adquirida (AIDS) foram publicados em 1981, nos Estados Unidos, quando foram notificados aos *Centers for Disease Control and Prevention* (CDC) vários casos de pneumonia por *Pneumocystis carinii* (fungo atualmente chamado de *Pneumocystis jirovecii*) e de sarcoma de Kaposi em homossexuais masculinos previamente saudáveis.

Em 1983, o vírus da imunodeficiência humana (HIV), agente etiológico da síndrome, foi identificado. Pertence à subfamília lentivírus dos retrovírus humanos. É um vírus RNA que se caracteriza pela presença da enzima transcriptase reversa, que permite a transcrição do RNA viral em DNA, que pode, então, se integrar ao genoma da célula do hospedeiro, passando a ser chamado de provírus. O DNA viral é copiado em RNA mensageiro, que é transcrito em proteínas virais. Ocorre, então, a montagem do vírus e, posteriormente, a gemulação. As principais células infectadas são aquelas que apresentam a molécula CD4 em sua superfície, predominantemente linfócitos CD4+ (linfócitos T4 ou T-*helper*) e macrófagos. A molécula CD4 age como receptor do vírus, mediando a invasão celular. Em 1996, foram identificadas outras moléculas (receptores de quimiocinas, entre elas CCR5, CXCR4 e CCR2), presentes na superfície de células, que também são essenciais para que a infecção ocorra. A molécula CCR5 participa da infecção de macrófagos por cepas monocitotrópicas (associadas à infecção primária) e CXCR4 da infecção de linfócitos por cepas linfocitotrópicas (que são mais frequentemente isoladas após a infecção ter se estabelecido). Indivíduos homozigotos para determinada mutação no gene que codifica CCR5 (cerca de 1% da população caucasiana) são resistentes à infecção. Já os heterozigotos para esta mesma mutação (aproximadamente 15% das pessoas com ascendência europeia) apresentam progressão mais lenta da imunodeficiência causada pelo HIV. Com a introdução de potentes esquemas antirretrovirais na prática clínica e o emprego rotineiro de profilaxias primárias para infecções oportunistas, houve grande queda da letalidade e da morbidade associadas à infecção pelo HIV. A partir de 1998, em muitos centros da Europa, Austrália, EUA e Brasil, as causas de óbito de indivíduos portadores do HIV progressivamente deixaram de ser infecções oportunistas e passaram a ser as mesmas relatadas nos indivíduos da mesma faixa etária, porém não infectados por esse vírus. Concomitantemente, houve aumento dos casos de doenças cardiovasculares, diabetes e de insuficiência hepática, em geral associada à infecção pelos vírus das hepatites B e C, especialmente esta última. Avaliações rotineiras empregadas no acompanhamento de indivíduos soronegativos, como, por exemplo, monitoração da função cardiovascular em pessoas com mais de quarenta anos, exames ginecológicos periódicos e outros, devem, obrigatoriamente, fazer parte do controle de portadores do HIV. Em países desenvolvidos, a expectativa de vida de indivíduos infectados pelo HIV, com contagem de linfócitos CD4 acima de 350 células/mm^3 e carga viral plasmática indetectável é igual a da população geral.

1

Transmissão do HIV e Dados Epidemiológicos

TRANSMISSÃO DO HIV

O HIV pode ser transmitido durante as relações sexuais, por meio da inoculação de sangue e derivados, e da mãe infectada para o concepto.

O risco de transmissão sexual aumenta com a prática do intercurso anal, na presença de úlceras genitais e quando o estado de imunodeficiência do transmissor é mais avançado. A presença de doenças sexualmente transmissíveis, a ausência de circuncisão e relações sexuais durante o período menstrual também aumentam o risco de transmissão. Estudos que, prospectivamente, avaliaram casais heterossexuais com sorologias discordantes demonstraram taxas de transmissão semelhantes do homem para a mulher e da mulher para o homem. Em um desses estudos, foi estimada a probabilidade de um em mil de haver transmissão da mulher para o homem e de dois em mil do homem para a mulher por ato sexual vaginal. Em indivíduos virgens de tratamento, há relação entre a carga viral plasmática do indivíduo infectado e a probabilidade de aquisição da infecção pelo(a) parceiro(a). Há vários estudos que mostram que a circuncisão masculina está associada à marcada redução na probabilidade de transmitir ou de adquirir a infecção pelo HIV. Em três estudos prospectivos envolvendo aproximadamente dez mil homens não portadores do HIV, o risco de adquirir a infecção foi 65% menor nos voluntários randomizados para serem circuncidados. Acredita-se que isso se deva ao grande número de células dendríticas, que são o principal alvo da infecção pelo HIV, presentes no prepúcio. Não há casos comprovados de transmissão sexual a partir de um indivíduo soropositivo em tratamento antirretroviral cuja carga viral plasmática é inferior ao limite de detecção.

TRANSMISSÃO DO HIV E DADOS EPIDEMIOLÓGICOS

No início da epidemia, sangue e hemoderivados eram responsáveis por parcela significativa da transmissão do HIV. A partir de 1985, com o desenvolvimento dos testes para triagem em bancos de sangue, houve diminuição progressiva dessa categoria de transmissão, hoje bastante rara. Por outro lado, embora tenha havido diminuição em relação ao começo da epidemia, a transmissão sanguínea entre usuários de drogas injetáveis ainda ocorre, principalmente em determinadas regiões do país, constituindo problema de difícil controle.

A transmissão da mãe para o seu filho pode acontecer durante a gestação, no momento do parto e durante o aleitamento. O risco de transmissão aumenta à medida que progride a imunodeficiência da mãe. Estudos indicam haver relação entre a carga viral plasmática da mãe no momento do parto e a probabilidade de ocorrer transmissão para o concepto. O uso rotineiro de terapia antirretroviral durante a gestação e para o recém-nato, associado à indicação de não amamentar com leite materno, fez com que praticamente fosse erradicada a transmissão mãe-filho em países desenvolvidos. No Brasil, em diversas regiões, ainda são comuns casos de gestantes que chegam ao parto sem nunca terem realizado teste anti-HIV (nem previamente em outras circunstâncias nem mesmo durante o período de pré-natal) e, portanto, não tendo adotado medidas profiláticas sabidamente eficazes quando a sorologia é positiva. Segundo dados do Ministério da Saúde, 92.210 gestantes infectadas pelo HIV foram notificadas no Brasil, sendo a maioria residente na região Sudeste (40,5%), seguida da região sul (30,8%), Nordeste (15,8%), Norte (7,1%) e Centro-Oeste (5,7%). Em 2014, foram identificadas 7.668 gestantes com HIV no país, com predomínio na região Sudeste (35,1%). A taxa de detecção de gestantes HIV positivas vem apresentando tendência de aumento nos últimos dez anos no Brasil. Em 2005, a taxa observada foi de 2,0 casos para cada 1000 nascidos vivos e passou para 2,6 em 2014, representando um aumento de 30%. Também foi observada tendência de aumento entre as regiões do país, exceto na região Sudeste, que se manteve estável, com taxa de 2,3 casos para cada mil nascidos vivos em 2005 e em 2014. O aumento foi maior na região Norte (211,1%), que apresentava uma taxa de 0,9 em 2005, passando para 2,8 em 2014. Em 2014, a região Sul apresentou a maior taxa de detecção entre as regiões, sendo aproximadamente 2,1 vezes maior que a taxa total do país.

DADOS EPIDEMIOLÓGICOS

Embora tenha havido redução da incidência de novas infecções em vários países, o número total de pessoas vivendo com HIV/AIDS continua aumentando. Estima-se que em 2014 havia 35 milhões de pessoas vivendo com HIV em todo o mundo. Estima-se, também, que ao final de 2013 78 milhões de pessoas já haviam sido contaminadas pelo HIV, das quais 39 milhões já teriam morrido. Embora se estime que o número de novas infecções tenha caído em 38% desde 2001, em escala mundial, 2,1 milhões de pessoas se infectaram em 2013 (3,4 milhões em 2001). Em crianças o número de novas infecções foi reduzido, no mesmo período, em 58% (de 580 mil para 240 mil). Estima-se que em 2013 1,5 milhões de pessoas tenham morrido de causas relacionadas com a AIDS em todo o mundo, em comparação com o pico de 2,4 milhões em 2005. Estima-se que em junho de 2014, 37% (12,9 milhões) de todos os adultos do mundo infectados pelo HIV tinham acesso à terapia antirretroviral. No entanto, apenas 24% das crianças vivendo com HIV estavam recebendo estes medicamentos.

No Brasil, no início dos anos 80, a epidemia atingia principalmente indivíduos homossexuais e bissexuais masculinos, brancos, de classe média ou alta e habitantes das grandes metrópoles. Progressivamente, homens heterossexuais, mulheres e crianças de todas as classes sociais foram sendo atingidos. São escassos os dados quanto à incidência e à prevalência da infecção pelo HIV no país, pois as notificações ao Ministério da Saúde se referem a casos de AIDS (isto é, indivíduos com critérios clínicos para o diagnóstico de AIDS ou com CD4 abaixo de 350) e não a pessoas assintomáticas com infecção pelo HIV. Ao final de 2012, a proposta de mudar a estratégia de vigilância epidemiológica no Brasil com a inclusão da notificação do HIV com abordagem longitudinal foi debatida e recomendada por uma consulta nacional de especialistas brasileiros em epidemiologia, convocada pelo Departamento de DST, Aids e Hepatites Virais. Atualmente, já foi implantada em alguns estados e municípios, por meio de legislações estaduais e/ou municipais. A partir da publicação da nova portaria ministerial que atualiza a lista completa de agravos de notificação compulsória, a notificação de casos de infecção pelo HIV se tornou obrigatória nacionalmente. Essa lista, pela primeira vez, inclui a notificação universal da infecção pelo HIV, além das categorias que já têm notificação compulsória, a saber: "AIDS" (adultos e crianças), "HIV em gestantes" e "crianças expostas ao HIV". Desde o início da epidemia de AIDS no Brasil, até junho de 2015, foram registrados no país 798.366 casos de AIDS, sendo 615.022 (77,0%) notificados. São observadas importantes diferenças nas proporções dos dados segundo sua origem em relação às regiões do país. Nos primeiros quinze anos da epidemia houve 83.551 casos, com concentração mais acentuada nas capitais do Sul e do Sudeste e em alguns municípios do estado de São Paulo. No período de 1995 a 2004, foram registrados 304.631 casos, verificando-se expansão da concentração dos casos, principalmente, nas capitais da região Nordeste e Centro Oeste e duas capitais do Norte. Por sua vez, no período de 2005 a junho de 2015, foram registrados 410.101 casos, destacando-se que a distribuição dos casos se expande para todo território nacional. A distribuição proporcional dos casos por região mostra uma concentração nas regiões Sudeste e Sul, correspondendo cada qual a 53,8% e 20,0% do total de casos identificados de 1980 até junho de 2015; as regiões Nordeste, Centro-Oeste e Norte correspondem a 14,6%, 5,9% e 5,7% do total dos casos, respectivamente.

Nos últimos cinco anos, o Brasil tem registrado, anualmente, uma média de 40,6 mil casos de AIDS. Segundo as regiões, o Norte apresenta uma média de 3,8 mil casos ao ano; o Nordeste, 8,2 mil; o Sudeste, 17,0 mil; o Sul, 8,6 mil; e o Centro-Oeste, 2,7 mil. A taxa de detecção tem apresentado estabilização nos últimos dez anos, com uma média de 20,5 casos para cada 100 mil habitantes; também se observa estabilização da taxa na região Sul, com uma média de 31,1 casos para cada 100 mil habitantes. As regiões Norte, Nordeste e Centro-Oeste apresentam uma tendência linear de crescimento significativo; em 2005 a taxa registrada foi de 14,3 (N) 11,7 (NE) e 17,3 (CO) casos para cada 100 mil habitantes, enquanto que no último ano a taxa foi de 25,7 (N), 15,2 (NE) e 18,4 (CO), representando um aumento de 79,7% (N), 30,0% (NE) e 6,4% (CO). A região Sudeste é a única que apresenta tendência de queda nos últimos dez anos; em 2005, a taxa de detecção foi de 25,3, passando para 18,6 casos a cada 100 mil habitantes em 2014, correspondendo a uma queda de 26,5%.

Foram registrados, de 1980 até junho de 2015, 519.183 (65,0%) casos de aids em homens e 278.960 (35,0%) em mulheres. No período de 1980 até 2003, observou-se um aumento do número de mulheres. No período de 2004 a 2008, a razão de sexos, expressa pela relação de número de casos de AIDS em homens e mulheres, mantém-se em 15 casos em homens para cada 10 casos em mulheres. No entanto, a partir de 2009, observa-se uma redução nos casos de AIDS em mulheres e aumento nos homens, refletindo na razão de sexos, que passou a ser de 19 casos de AIDS em homens para cada 10 casos em mulheres em 2014. As taxas de detecção de AIDS em homens nos últimos dez anos têm apresentado tendência de crescimento; em 2005, a taxa foi de 24,7 casos para cada 100 mil habitantes, a qual passou para 27,7 em 2014, representando um aumento de 10,8%. Entre as mulheres, observa-se tendência de queda dessa taxa nos últimos dez anos, a qual passou de 16,3 casos a cada 100 mil habitantes, em 2005, para 13,7 em 2014, representando uma queda de 18,9%. Nas regiões Sudeste e Centro-Oeste há um predomínio de homens em comparação com as demais regiões, sendo a razão de sexos em 2014 de 22 casos em homens para cada 10 casos em mulheres. Por sua vez, nas regiões Norte e Nordeste, a razão de sexos é em média de 19 casos em homens para cada 10 casos em mulheres, enquanto que na região Sul há uma participação maior das mulheres nos casos de AIDS, sendo a razão de sexos de 16 homens para cada 10 mulheres. Entre os jovens de 13 a 19 anos, há uma tendência de aumento da participação dos homens, em 2014 existiam 60% a mais de homens que mulheres (razão de sexos de 16 casos em homens para cada 10 casos em mulheres). Entre os indivíduos com 20 anos ou mais, observa-se que, à medida que aumenta a idade, a razão de sexos diminui, indicando que há uma participação maior das mulheres nas faixas etárias de maior idade. Em 2014, a razão de sexos nas faixas etárias de 20 a 29 e de 30 a 39 anos foi de 25 e 20 casos em homens para cada dez casos em mulheres, respectivamente, com tendência de aumento nos últimos dez anos.

A maior concentração de casos está nos indivíduos com idade entre 25 e 39 anos para ambos os sexos; entre os homens, essa faixa etária corresponde a 53,6% e, entre as mulheres, 49,8% do total de casos de 1980 a junho de 2015. Não se observa diferença na taxa de detecção entre os indivíduos com até 14 anos de idade segundo sexo, enquanto que, entre as demais faixas etárias, a taxa entre os homens é superior à das mulheres, sendo até 2,5 vezes maiores no último ano para a faixa etária de 20 a 24 anos. Entre os homens, há um aumento da taxa de detecção principalmente entre aqueles com 15 a 19 anos, 20 a 24 anos e 60 anos ou mais nos últimos dez anos.

Destaca-se o aumento em jovens de 15 a 24 anos, sendo que de 2005 para 2014 a taxa entre aqueles com 15 a 19 anos mais que triplicou (de 2,1 para 6,7 casos por 100 mil habitantes) e entre os de 20 a 24, quase dobrou (de 16,0 para 30,3 casos por 100 mil habitantes). Entre aqueles com 35 a 39 anos e 40 a 44 anos, observa-se uma tendência de queda, representando 10,2% e 24,3% de queda de 2005 para 2014, respectivamente. No decorrer dos últimos dez anos, observam-se nas demais faixas etárias, exceto na de crianças com até nove anos (que também vem apresentando queda), uma estabilização nas taxas, sendo que em 2014 a maior taxa observada foi entre aqueles com 35 a 39 anos (57,8 casos para cada 100 mil habitantes). A taxa de detecção dos últimos dez anos tem apresentado diferença entre os sexos e as faixas etárias. Há tendência de aumento entre os homens nas faixas etárias de 15 a 19, 20 a 24 e 25 a 29. Na primeira faixa etária, a taxa mais que duplicou neste período, na segunda passou a ser quase o dobro e na terceira houve um aumento de 17,1%.

Considerando as taxas de detecção em menores de cinco anos por Unidades da Federação no ano de 2014, observa-se que os estados do Rio Grande do Sul e Amazonas apresentam as maiores taxas, 7,2 e 7,1 casos para cada 100 mil habitantes, respectivamente. Das 27 Unidades da Federação, 15 (55,5%) apresentaram a taxa abaixo da nacional (2,8 casos para cada 100 mil habitantes).

Quanto à categoria de exposição entre os indivíduos menores de 13 anos, a quase totalidade dos casos teve como via de infecção a transmissão vertical. Entre os indivíduos com 13 anos ou mais de idade, a principal via de transmissão é a sexual, tanto entre os homens quanto entre as mulheres; em 2014, essa categoria correspondeu a 95,4% entre os homens e 97,1% entre as mulheres. Entre os homens, observa-se um predomínio da categoria de exposição heterossexual, porém uma tendência de aumento na proporção de casos em homens que fazem sexo com homens (HSH) nos últimos dez anos, a qual passou de 34,9% em 2005 para 44,9% em 2014. A proporção de usuários de drogas injetáveis (UDI) vem diminuindo ao longo dos anos em todo o Brasil.

De 1980 até dezembro de 2014 foram identificados 290.929 óbitos tendo como causa básica AIDS (CID10: B20 a B24), sendo a maioria na região Sudeste (61,0%), seguida do Sul (17,4%), Nordeste (12,3%), Centro-Oeste (5,0%) e Norte (4,2%). Em 2014, a distribuição proporcional dos 12.449 óbitos foi de 44,9% no Sudeste, 20,3% no Sul, 19,5% no

Nordeste, 9,3% no Norte e 5,9% no Centro-Oeste. Analisando o coeficiente de mortalidade padronizado, observa-se uma queda nos últimos dez anos para o Brasil; passou-se de 6,0 óbitos a cada 100 mil habitantes em 2005 para 5,7 em 2014, o que representa uma queda de 5,0%. No entanto, essa redução não é observada em todas as regiões do país; apenas as regiões Sudeste e Sul apresentam tendências de queda, sendo que a região Sul teve redução de 10,6% e no Sudeste essa redução foi mais acentuada, de 19,7%. Nas regiões Norte e Nordeste, a tendência é de crescimento nos últimos dez anos; no Norte, o coeficiente aumentou 58,6%, passando-se de 4,6 óbitos para cada 100 mil habitantes em 2005 para 7,3 em 2014, e no Nordeste, aumentou 34,3%, passando-se de 3,2 para 4,3 óbitos para cada 100 mil habitantes. A região Centro-Oeste manteve o coeficiente de 4,5 em 2005 e em 2014. Em relação à faixa etária, não existem diferenças expressivas em 2014 entre os coeficientes de mortalidade por sexo entre indivíduos com até 19 anos de idade. Em todas as demais faixas etárias, o coeficiente de mortalidade é maior entre os homens do que entre as mulheres. No geral, os coeficientes de mortalidade entre menores de 14 anos apresentam tendência de queda nos últimos dez anos. Entre os jovens de 15 a 19 anos e entre os maiores de 60 anos, observa-se uma tendência de aumento dos óbitos. Além disso, no sexo masculino também se verifica uma tendência de aumento na faixa etária de 20 a 24 anos, passando de 2,6 óbitos por 100 mil habitantes em 2005 para 3,8 em 2014. No ano de 2014, as proporções das raças branca, preta, amarela, parda e indígena, no total dos óbitos, foram de 42,3%, 14,6%, 0,2%, 42,6% e 0,3%, respectivamente. Comparando-se a distribuição proporcional dos óbitos por ano e sexo, não existe diferença segundo sexo entre as proporções de brancos, amarelos, pardos e indígenas nos últimos anos. Somente entre negros essa diferença é expressiva, mostrando que a proporção de óbitos em mulheres negras é maior que a de óbitos em homens. Em 2014, 14,0% dos óbitos ocorreram em homens negros, enquanto que essa taxa foi de 15,7% em mulheres pretas.

2

DIAGNÓSTICO

O diagnóstico sorológico é fundamentado na observação de que a quase totalidade dos indivíduos infectados desenvolverá anticorpos até seis a doze semanas após a exposição ao vírus. O uso de métodos moleculares, como PCR, para o diagnóstico da infecção pelo HIV deve ser restrito aos casos em que há forte suspeita de infecção recente e anticorpos anti-HIV não foram detectados em exames sorológicos.

Antes da realização do teste anti-HIV, é aconselhável que a pessoa receba informações sobre a infecção, formas de transmissão, práticas de menor e maior risco, significado do resultado do teste (positivo, negativo, falso-negativo, falso-positivo e indeterminado), "janela imunológica" (período inicial após a infecção quando os testes sorológicos para a detecção de anticorpos ainda são negativos), impacto do resultado positivo em relação a parceiros, família, trabalho etc. Durante o atendimento é importante orientar sobre o significado do exame e a pessoa deve concordar com a execução. No caso de resultado negativo, as recomendações sobre prevenção devem ser ressaltadas. Diante de um resultado positivo, deve ser feito o encaminhamento para local específico para o tratamento. O paciente deve ser esclarecido sobre as formas de redução do risco de transmissão e sobre a importância de comunicar aos parceiros sexuais. É importante saber que familiares ou pessoas próximas podem ser informados do diagnóstico. De acordo com o Código de Ética Médica, o profissional deve guardar sigilo absoluto, só revelando o diagnóstico com a autorização do paciente, com exceção de parceiros sexuais conhecidos, que devem ser informados pelo médico caso o paciente não o faça.

Os principais métodos para a detecção de anticorpos no soro ou no plasma são:

A) ***Ensaios imunoenzimáticos***: são métodos que, por serem de fácil execução e de menor preço, são utilizados para fins de triagem sorológica. Há testes realizados no sangue, e outros utilizam fluido oral. Os chamados testes rápidos fornecem resultado em poucos minutos e sem o uso de aparelhos. A especificidade e a sensibilidade são superiores a 95%, com pequenas variações entre os *kits* disponíveis. A positividade em dois *kits* diferentes tem valor preditivo positivo próximo a 100%. Os chamados testes de quarta geração incluem detecção de anticorpos e do antígeno p24, sendo particularmente úteis para o diagnóstico de infecções recentes, quando o teste pode ser positivo para antígeno e negativo para anticorpos. Resultados falso-negativos podem ocorrer imediatamente após a infecção e, raramente, em estágios muito avançados.

B) ***Western blot***: é o principal método confirmatório por permitir a identificação de anticorpos específicos contra diferentes proteínas virais. Seu valor preditivo positivo é praticamente de 100% quando há anticorpos contra pelo menos uma proteína de cada um dos três principais genes de HIV. O resultado do *western blot* é considerado indeterminado quando somente são identificados anticorpos contra produtos de um ou dois genes, embora a probabilidade de falso-positividade diminua quando há anticorpos reativos contra uma das proteínas do envelope viral (gp 41, gp 120, gp 160).

C) ***Imunofluorescência***: método confirmatório alternativo, de simples realização, porém de difícil estandardização, com sensibilidade equivalente àquela do *western blot*. A positividade da imunofluorescência tem valor preditivo próximo a 100% quando mais de um teste ELISA tem resultado positivo.

D) ***Testes moleculares***: a reação em cadeia da polimerase (PCR) é um teste extremamente sensível, que detecta material genético viral (RNA ou DNA). Dada a sua complexidade e custo e a grande sensibilidade dos testes imunoenzimáticos, seu uso para fins diagnósticos deve ser restrito (suspeita de infecção recente com sorologia ainda negativa; o resultado esperado seria carga viral bastante elevada). Cargas virais inferiores a 10.000 cópias/Ul em indivíduos com suspeita de infecção aguda geralmente representam resultados falso-positivos.

3
Quantificação da Carga Viral e Testes de Resistência

QUANTIFICAÇÃO DA CARGA VIRAL

Introduzida na prática clínica em 1996, a quantificação das partículas virais no plasma é a principal ferramenta para monitorar a eficácia da terapia antirretroviral. Em indivíduos que não estejam em uso de drogas antirretrovirais, o número de cópias de RNA viral no plasma é um preditor da probabilidade de progressão da imunodeficiência em determinado período de tempo. Em cada nível de CD4, os pacientes com carga viral mais elevada apresentam um risco correspondentemente maior de progressão para AIDS ou óbito nos anos subsequentes. A carga viral é uma variável contínua. Quanto mais elevada, maior a probabilidade de progressão em um determinado período. Vários estudos indicaram que a carga viral plasmática, nas fases iniciais da infecção, é menor nas mulheres que nos homens. No entanto, além de não terem sido demonstradas diferenças nos níveis de carga viral plasmática em fases mais avançadas da imunodeficiência, tampouco há diferenças na relação entre a contagem de CD4 e o risco de adoecimento entre homens e mulheres. Estudos realizados no Brasil e na África sugerem que a velocidade de progressão pode depender do subtipo infectante de HIV-1. Há, também, estudos mostrando que indivíduos com a mesma carga viral podem ter velocidade de progressão diferente de acordo com seu patrimônio genético. A transmissão está diretamente relacionada com a carga viral plasmática, tanto no contato sexual como nos casos de acidentes perfurocortantes e de mulheres grávidas e infectadas pelo HIV no risco de transmissão para o concepto.

A magnitude da carga viral plasmática está associada à probabilidade de progressão da imunodeficiência em curto prazo. A carga viral diminui em resposta à terapia antirretroviral e eleva-se quando resistência aos medicamentos se desenvolve. Após o início da terapia antirretroviral, a carga viral deve ficar abaixo do limite de detecção até o sexto mês e assim deve permanecer. A aferição da carga viral permite monitorizar a adesão e a efetividade do tratamento.

O objetivo imediato da terapia antirretroviral é reduzir a carga viral plasmática para níveis abaixo do limiar de detecção dos testes disponíveis. Com o uso de drogas eficazes, a queda da carga viral plasmática é polifásica. Na primeira fase, correspondente às primeiras semanas, há uma queda acentuada da carga viral. Nas fases subsequentes, que podem durar meses, a queda é mais lenta. Em pacientes virgens de tratamento, espera-se uma queda da viremia de, no mínimo, 1 $\log_{10}$ (90%) em até quatro semanas após o início da terapia. Se isso não ocorrer, deve-se considerar sua alteração, avaliando antes a adesão do paciente à medicação prescrita. Níveis de carga viral plasmática superiores a 10.000 cópias/mL quatro a seis semanas após o início do tratamento sugerem uma reavaliação da conduta, incluindo esquema terapêutico, tolerância aos medicamentos, adesão e outros fatores. Se houver queda inicial da carga viral > 1 $\log_{10}$, sua mensuração deve ser repetida 12 a 16 semanas após o início do tratamento, esperando-se que ao menos uma das três condições a seguir tenha sido alcançada: estar indetectável, ser inferior a 5.000-10.000 cópias/mL ou ser 2 $\log_{10}$ (99%) inferior à carga viral pré-tratamento. Se ao menos uma dessas condições não tiver sido atingida após 12 a 16 semanas do início do tratamento, deve-se considerar seriamente a sua modificação. Cumpre ressaltar que, para pacientes com carga viral inicial muito elevada (p. ex., > 10^6 cópias/mL), pode ser necessário um tempo maior para que uma das duas primeiras condições seja atingida. De qualquer forma, espera-se que a carga viral esteja indetectável em até 24 semanas após o início do tratamento. Para pacientes que atingiram esses objetivos, a carga viral deve ser aferida a cada quatro ou seis meses (ou quando houver mudanças no quadro clínico).

Como regra geral, o retorno confirmado da carga viral para níveis detectáveis é indicação para se considerar a modificação do esquema terapêutico em uso. Para a maioria dos antirretrovirais, o desenvolvimento de resistência é um processo complexo que depende do acúmulo de mutações. Logo, caso não haja alteração do esquema e a replicação viral persista, quanto maior o tempo em que a medicação for mantida, maior a probabilidade de acumularem-se mutações associadas a resistência e menor a probabilidade de resposta a esquemas subsequentes. Cumpre lembrar que não são raras detecções transitórias de viremia em valores baixos (chamadas de "blips"). "Blips" ocasionais e inferiores a 200 cópias/mL não estão associados à falha virológica ou imunológica.

A carga viral não deve ser medida dentro de 30 dias após qualquer infecção aguda, quadro gripal ou vacinação, pois a ativação do sistema imune pode aumentá-la transitoriamente.

Em uma proporção variável de casos (até 15% em algumas séries), embora a carga viral torne-se indetectável após o início da terapia antirretroviral, não há aumento das contagens de linfócitos CD4. Nessas situações, a modificação do esquema terapêutico em geral não se associa com aumento da linfometria, exceto quando medicamentos mais frequentemente associados à toxicidade medular (como AZT) são substituídos por outros menos mielotóxicos.

TESTES DE RESISTÊNCIA

O desenvolvimento ou a preexistência de resistência aos antirretrovirais é a principal causa imediata de falha terapêutica. Assim, testes capazes de detectar resistência aos antirretrovirais podem ajudar a otimizar a terapia, em especial o tratamento de pacientes que já fizeram uso de múltiplas drogas.

Mutações no genoma do HIV ocorrem, em média, a uma taxa de um nucleotídeo por ciclo de replicação viral. Assim, ao menos em teoria, todas as possíveis mutações podem ser geradas diariamente, pois, em média, pacientes que não estejam recebendo antirretrovirais produzem 10 bilhões de partículas virais por dia. Por conseguinte, como variantes com diferentes composições genéticas mantêm a capacidade de replicar, há enorme polimorfismo viral em todos os pacientes. Quando pressão seletiva é exercida por drogas, variantes com mutações que confiram vantagens replicativas (isto é, resistentes às drogas em uso) passam a predominar. Para alguns antirretrovirais, como a lamivudina e os inibidores da transcriptase reversa não análogos de nucleosídeos, uma única mutação é capaz de conferir resistência. Já para outros, como os inibidores da protease, é necessário o acúmulo de várias mutações para que haja resistência.

Há dois tipos principais de testes de resistência, por análise genotípica e por análise fenotípica:

1. **Análise genotípica**: depende da amplificação, por métodos moleculares, de material viral isolado do plasma, seguido de seu sequenciamento, à procura de mutações associadas a resistência a cada antirretroviral. A análise genotípica permite determinar com segurança a presença de resistência àqueles antirretrovirais cuja atividade é abolida por uma ou poucas mutações. No entanto, para alguns deles, como os inibidores da protease, é necessária a presença concomitante de várias mutações, algumas das quais ainda não foram bem caracterizadas. Ademais, a presença de determinadas mutações, por vezes em locais distantes do sítio ativo, é capaz de restabelecer a sensibilidade à droga em questão, mesmo na presença de um conjunto de mutações associadas à resistência. Acrescente-se que os métodos disponíveis não permitem determinar se múltiplas mutações porventura detectadas se encontram em um mesmo genoma ou em genomas virais diferentes. Em outras palavras, com os testes habitualmente utilizados não é possível saber se há vírus resistentes a múltiplas drogas ou múltiplas populações virais com resistência (ou sensibilidade) a diferentes medicamentos. No caso dos inibidores da protease e da transcriptase reversa análogos de nucleosídeos, resistência não é um fenômeno do tipo tudo-ou-nada. Isto é, mesmo na presença de mutações associadas à resistência, o medicamento pode manter atividade antirretroviral residual. A técnica geralmente utilizada permite detectar apenas vírus presentes no plasma, não sendo capaz de fornecer informações quanto a subespécies que porventura existam em outros locais, como gânglios, sistema nervoso central ou trato genital, que podem diferir dos vírus circulantes. Outra limitação da técnica habitualmente utilizada é permitir detectar apenas variantes virais que representem, no mínimo, 15 a 20% dos vírus presentes. Subpopulações menos numerosas não são detectadas. Há, no entanto, estudos que demonstraram que subpopulações virais, que representam menos que 1% dos vírus, tem capacidade de se tornar predominante em poucos dias, caso pressão seletiva favorável seja exercida. Em comparação com a análise fenotípica, é um método mais barato e de realização mais rápida. A análise genotípica pode ser menos precisa

quando a carga viral é inferior a 1.000 cópias/mL. A interpretação dos resultados obtidos, em geral, é complexa, especialmente em relação às drogas e às combinações das drogas mais novas.

2. **Análise fenotípica**: representa a avaliação da capacidade do vírus de replicar em presença de concentrações conhecidas de antirretrovirais, de forma semelhante a um antibiograma para bactérias. À semelhança do antibiograma, análises fenotípicas tentam estabelecer a concentração da droga capaz de inibir em pelo menos 50% (ou 90%) a replicação viral e, dessa forma, estimar a diminuição da sensibilidade em comparação ao vírus selvagem *(wild type)*. Esta técnica permite detectar apenas vírus presentes no plasma, não sendo capaz de fornecer informações quanto a subespécies que porventura existam em outros locais, como gânglios, sistema nervoso central ou trato genital, que podem diferir dos vírus circulantes. Mesmo em presença de mutações associadas a resistência, a droga pode manter sua atividade antirretroviral, caso níveis adequados sejam alcançados. Tipicamente, esses testes são feitos com cada droga isoladamente, o que pode não refletir sua atividade quando em combinação com outras drogas. Isso pode ser particularmente importante quando se considera que a concentração relativa de cada droga em um determinado esquema antirretroviral pode variar de compartimento para compartimento, haja vista as diferenças de concentração em plasma, sistema nervoso central e líquido seminal, por exemplo. Como acontece com a análise genotípica, além de ser de realização tecnicamente difícil quando a carga viral é inferior a 1.000 cópias/mL, a análise fenotípica não é capaz de detectar a presença de variantes que representem menos que 15 a 20% da população viral. Logo, variantes presentes em pacientes que, momentaneamente, não estejam tomando os medicamentos podem não refletir a existência de populações minoritárias de vírus resistentes. A análise fenotípica é mais cara e demorada que a genotípica e depende da existência de laboratórios capacitados a lidar com culturas de vírus.

Há, ainda, outro método possível de avaliação de resistência, que é a Fenotipagem Virtual. Por este método, o sequenciamento viral é comparado com sequências de vírus cujo padrão de resistência fenotípica é conhecido, permitindo, assim, prever a sensibilidade aos vários antirretrovirais.

A maior utilidade dos testes de resistência é identificar as drogas que não devem ser usadas, em especial aquelas para as quais o desenvolvimento de resistência de alto grau depende de uma ou de poucas mutações. No caso de pacientes que estejam em uso de terapia antirretroviral, testes de resistência não devem ser realizados se os medicamentos tiverem sido suspensos.

4

Manifestações Clínicas

A AIDS foi inicialmente identificada por procedimentos de vigilância epidemiológica que detectaram casos de infecções incomuns e de sarcoma de Kaposi em homens sem causas evidentes de imunodeficiência. Desde então, diversas definições foram elaboradas e sistemas de estágios foram propostos, sempre com base em doenças definidoras, utilizando infecções como critério. Por essa razão, durante muito tempo o foco concentrou-se em doenças raras em indivíduos imunocompetentes, as chamadas infecções oportunistas. Por esse prisma, o patógeno define o estágio e o diagnóstico de AIDS. Isso levou a uma visão restrita da infecção pelo HIV, isto é, que apenas as infecções oportunistas seriam importantes e que iriam se desenvolver próximo (ou no momento) do diagnóstico de AIDS. No entanto, a história natural da infecção pelo HIV caracteriza-se por uma progressiva imunodeficiência e várias infecções causadas por patógenos agressivos (p. ex., *S. pneumoniae, Salmonella spp.* e *M. tuberculosis*), comuns em indivíduos imunocompetentes, estão claramente associadas à infecção pelo HIV, podendo causar significante morbidade antes que o paciente apresente imunodeficiência avançada e seja diagnosticado como tendo AIDS. Ademais, inúmeras condições não diretamente atribuíveis à imunodeficiência, em particular doenças cardiovasculares e certas neoplasias, são comuns em portadores do vírus. Logo, do ponto de vista do manejo clínico, restringir-se a classificações e sistemas de estágios com base em manifestações oportunistas é ignorar um grande número de condições causadoras de morbidade e letalidade. Deve-se, então, considerar a infecção pelo HIV como um espectro de problemas, desde uma fase inicial até uma fase avançada, com manifestações clínicas que se tornam mais complexas e atípicas à medida que progride a imunodeficiência.

4 Manifestações Clínicas

Para fins didáticos, a infecção pelo HIV pode ser dividida em três fases: a fase aguda, também chamada de síndrome de soroconversão, a fase assintomática e a fase sintomática. Na ausência de qualquer intervenção terapêutica, a mediana de progressão da fase aguda até a fase sintomática é de aproximadamente uma década. No entanto, a variabilidade individual é bastante grande. Um pequeno número de indivíduos desenvolve AIDS logo após a infecção. Se nenhum tratamento for feito, cerca de 4% dos pacientes terão desenvolvido AIDS após três anos de infecção e 50% após dez anos. No outro extremo, encontram-se até 15% dos indivíduos infectados pelo HIV que, passados de 15 a 20 anos da data da infecção, não terão desenvolvido condições definidoras de AIDS. A idade à época da infecção parece influenciar na velocidade de progressão da imunodeficiência. Por exemplo, em um estudo, a mediana de progressão para AIDS foi de quinze anos para os pacientes com idade entre 16 e 24 anos no período da soroconversão, e de seis anos para aqueles com mais de 35 anos. Em um número pequeno de indivíduos (< 1%, a maioria mulheres), denominados controladores de elite, sem que qualquer tratamento seja instituído, a carga viral mantém-se sempre inferior a 1.000 cópias/mL (em muitas ocasiões, indetectável) e sem que haja progressão da imunodeficiência.

Durante muitos anos acreditou-se que a fase assintomática fosse um período de latência, durante o qual haveria pouca ou nenhuma replicação viral. Estudos publicados a partir de 1995 demonstraram que, dos pontos de vista virológico e imunológico, não existe latência. Mesmo indivíduos assintomáticos e imunocompetentes produzem enorme quantidade de vírus (> 10^{10} partículas virais por dia), que têm uma meia-vida plasmática extremamente curta (< 6 h). Por sua vez, os linfócitos CD4 periféricos infectados pelo HIV, responsáveis pela produção de até 99% dos vírus detectáveis no plasma, têm uma meia-vida de aproximadamente dois dias. Logo, é um processo extremamente dinâmico com bilhões de vírus e de células sendo diariamente produzidos e destruídos.

Em virtude da inexistência de latência e da demonstração de que o prognóstico pode ser determinado com relativa precisão utilizando-se critérios clínicos (presença ou ausência de sinais e/ou sintomas) e laboratoriais (carga viral e linfometria CD4), os sistemas de estágios tornaram-se até certo ponto obsoletos.

FASE AGUDA

Infecção pelo HIV deve ser pesquisada em todo indivíduo sexualmente ativo que apresente febre por mais de três dias, sem que outra causa seja evidente. Embora haja variação entre os estudos, grande parte das pessoas apresenta sinais/sintomas relacionados com a infecção aguda pelo HIV, sendo que o tempo que decorre entre a exposição e o início dos sintomas varia de cinco dias a três meses (média de duas a quatro semanas). O quadro clínico varia desde síndrome gripal até mononucleose-símile, com febre, astenia, faringite, mialgia, artralgia, cefaleia, dor retrorbicular e linfadenopatia. Adenomegalias podem ser mais evidentes na segunda semana, envolvendo gânglios axilares, occipitais e cervicais. Pode ocorrer exantema, predominantemente maculopapular no tronco e nos membros, e, menos frequentemente, podem surgir alterações gastrointestinais. Podem ocorrer manifestações clínicas de comprometimento do sistema nervoso central, como cefaleia, fotofobia, meningite, neuropatia periférica e mesmo síndrome de Guillain-Barré. Os sintomas podem persistir por uma a quatro semanas. Embora déficits neurológicos permanentes tenham sido descritos, em geral o quadro neurológico é reversível.

Os exames complementares geralmente demonstram leucopenia transitória, linfocitose, podendo haver atipia linfocitária, plaquetopenia, aumento de enzimas hepáticas ou outras alterações inespecíficas. O liquor pode revelar pleocitose mononuclear e aumento de proteinorraquia, com glicorraquia normal. Como em outras viroses, tipicamente há uma redução inicial do número total de linfócitos, seguida de aumento transitório do número de linfócitos CD8 e inversão da relação CD4/CD8. Após a resolução do quadro agudo, ocorre um aumento do número de linfócitos CD4 que, no entanto, na maioria dos indivíduos, não retorna aos níveis anteriores à infecção.

Os testes para detecção de anticorpos anti-HIV podem ser negativos, tornando-se, na maioria dos casos, positivos após alguns dias ou até duas a três semanas após os primeiros sintomas. Os chamados testes sorológicos de quarta geração que, além de anticorpos, pesquisam o antígeno p24 tornam-se positivos ainda mais precocemente. A antigenemia p24 pode ser detectada precocemente na maioria dos casos, até mesmo 24 h após o início do quadro. Métodos moleculares também se tornam positivos precocemente, tendo sensibilidade e especificidade extremamente altas. Durante a síndrome de soroconversão, a carga viral plasmática com frequência é bastante elevada, em geral superior a 500.000 cópias/mL. Convém ressaltar que, em pacientes com sorologia negativa, cargas virais plasmáticas inferiores a 5.000-10.000 cópias/mL frequentemente representam resultados falso-positivos, não significando, portanto, que a pessoa esteja no período chamado de janela imunológica.

Do diagnóstico diferencial fazem parte outras causas de síndrome de mononucleose, incluindo citomegalovirose, rubéola, toxoplasmose, hepatite, sífilis, mononucleose e outras.

Vários estudos indicaram haver relação direta entre a intensidade da síndrome de soroconversão e a velocidade de progressão da imunodeficiência, isto é, quanto mais intensa for, mais rápida será a progressão para AIDS. A carga viral plasmática estabiliza-se nos primeiros meses após a infecção, o chamado *set point*. Há forte associação entre o *set point*, a inclinação da curva de aumento da carga viral plasmática nos primeiros anos após o *set point* ter sido estabelecido e a probabilidade de progredir para AIDS. Há estudos que mostram que uma inflexão na inclinação da curva de aumento da carga viral ocorre dois a três anos antes do desenvolvimento de AIDS, independentemente do tempo transcorrido desde a soroconversão, da carga viral ou do nível de CD4. A instituição de terapia antirretroviral durante a infecção aguda diminui a duração das manifestações clínicas, reduz a carga viral plasmática e associa-se a uma maior estabilidade imunológica por pelo menos 24 meses após a infecção. Até 5% dos indivíduos tratados na fase aguda, especialmente se a terapia antirretroviral é iniciada nas primeiras 12 semanas da data provável da infecção e mantida por pelo menos um ano, mantêm-se com estabilidade imunológica e carga viral indetectável por muitos anos após a interrupção do tratamento. Há vários estudos em andamento avaliando se o uso de antirretrovirais durante ou logo após a soroconversão poderia levar à cura funcional.

FASE ASSINTOMÁTICA

Encontram-se nesta fase os indivíduos infectados pelo HIV que nunca apresentaram manifestações clínicas associadas à imunodeficiência causada pela infecção. Da abordagem clínica deve fazer parte a história social, incluindo aspectos relacionados com os parceiros sexuais, a família e outros mais gerais, abrangendo plano de saúde, direitos trabalhistas etc. Pode ser fundamental o suporte psicológico para pacientes e familiares, cabendo ao médico indicar profissional experiente.

Da avaliação laboratorial inicial devem fazer parte hemograma, contagem de linfócitos CD4+, carga viral plasmática, avaliações hepática e renal, glicemia, lipidograma, sorologia para hepatites A, B e C, para *Toxoplasma gondii* e para sífilis, PPD e radiografia de tórax. Anemia e/ou queda progressiva de hematócrito e da hemoglobina, leucopenia e linfopenia se associam a pior prognóstico. Já plaquetopenia isolada não tem implicação prognóstica; no entanto, sua normalização espontânea parece estar associada à progressão da imunodeficiência. Hipoalbuminemia também está associada à progressão da infecção. As sorologias são indicadas para investigar infecções pregressas ou em atividade. A reatividade ao PPD deve ser verificada, com o objetivo de avaliar se deve ser instituída a quimioprofilaxia para tuberculose. A periodicidade dos exames dependerá da evolução clínica e do uso ou não de antirretrovirais. Após a instituição de terapia antirretroviral, não há indicação de repetição periódica de todos os exames, somente dos necessários para o controle regular da eficácia e de possíveis efeitos adversos.

A linfadenopatia generalizada persistente, relativamente comum em indivíduos com infecção pelo HIV, é definida pela presença de gânglios em mais de duas cadeias extrainguinais, com mais de um centímetro de diâmetro, com evolução de três ou mais meses, sem outros sinais ou sintomas associados. A presença de linfadenopatia generalizada persistente não tem impacto prognóstico, isto é, a progressão da imunodeficiência é semelhante àquela dos pacientes sem essa manifestação. O estudo histopatológico do gânglio, se realizado, revela achados inespecíficos, geralmente hiperplasia folicular quando a resposta imunológica está preservada.

Na fase assintomática, assim como na fase sintomática, doenças cardiovasculares e certas neoplasias não definidoras de AIDS são mais comuns em indivíduos com infecção pelo HIV que na população geral.

FASE SINTOMÁTICA

A fase sintomática pode ser dividida em precoce e tardia. A fase precoce caracteriza-se pela ocorrência de manifestações que são mais comuns naqueles com imunodeficiência inicial, mas que também podem ocorrer em indivíduos imunocompetentes. A fase tardia, por sua vez, caracteriza-se pela ocorrência de infecções e/ou neoplasias que raramente afetam indivíduos imunocompetentes.

Infecções por patógenos agressivos, como, por exemplo, *S. pneumoniae*, *Salmonella spp.* e *M. tuberculosis*, são mais comuns em indivíduos infectados pelo HIV. Face ao diagnóstico de qualquer condição causada por esses patógenos, deve-se aventar a hipótese de infecção pelo HIV, principalmente em casos com bacteremia por *S. pneumoniae* ou por *Salmonella spp*, infecções de repetição por *S. pneumoniae* (sinusite, pneumonia, otite) ou com apresentações atípicas. Adenite tuberculosa com alguma frequência é a primeira manifestação clínica da infecção pelo HIV.

ARC *(AIDS RELATED COMPLEX)*, termo que deixou de ser utilizado, refere-se a um conjunto de sinais e sintomas associados à infecção pelo HIV que, porém, não constituem critério para o diagnóstico de AIDS. É comum ocorrerem perda de peso progressiva, astenia, febre intermitente, mialgias, sudorese noturna, herpes-zóster etc. Em fases um pouco mais avançadas, podem surgir candidíase oral, leucoplasia pilosa, perda de peso acentuada, diarreia de longa duração sem causa aparente e febre prolongada (> 1 mês de evolução). Alguns pacientes podem evoluir com síndrome consumptiva progressiva e grave *("Slim Disease")*, podendo chegar ao óbito sem desenvolver infecções ou neoplasias definidoras de AIDS. Em fases mais avançadas da imunodeficiência ocorrem, então, as infecções oportunistas.

SÍNDROME INFLAMATÓRIA DE RECONSTITUIÇÃO IMUNE

Várias denominações são utilizadas na literatura para descrever um conjunto de sinais e sintomas que podem ocorrer em alguns pacientes quando o sistema imune começa a recuperar a capacidade de resposta em consequência da instituição da terapia antirretroviral. Uma das mais usadas é "síndrome inflamatória de recuperação imune" ou síndrome de reconstituição imune (SRI) ou "IRIS", a sigla da língua inglesa, que significa "Immune Reconstitution Inflamatory Syndrome".

"IRIS" pode-se apresentar como uma piora paradoxal da infecção antes assintomática ou oligossintomática após o início do tratamento que parecia bem-sucedido. Pode surgir como uma doença autoimune, como doença de Graves (hipertireoidismo), em um contexto de resposta virológica e imune à terapia antirretroviral. Em geral, ocorre de duas a doze semanas após a instituição da terapia antirretroviral, porém pode ser mais tardiamente. Estima-se que oconteça em aproximadamente 10% dos pacientes que começam terapia antirretroviral, podendo ser de 25% ou mais naqueles com contagens de CD4 < 50 células/mm³. Fatores de risco associados à ocorrência de IRIS incluem início de terapia antirretroviral pouco após o diagnóstico de uma infecção oportunista, virgem de terapia antirretroviral com contagem de CD4 < 50 células/mm³, queda abrupta da carga viral em resposta ao tratamento.

Várias condições infecciosas e inflamatórias já foram associadas à IRIS. As mais comumente relatadas são criptococose e as micobacterioses, tanto por *M. tuberculosis* quanto por outras micobactérias, como *M. leprae*. Cumpre lembrar que quadro semelhante à IRIS, denominado de reação paradoxal, não raro ocorre em indivíduos imunocompetentes em resposta ao tratamento de tuberculose.

IRIS tanto pode-se exteriorizar por um quadro de pouca gravidade e de resolução espontânea como, por exemplo, elevação transitória de transaminases em pacientes com coinfecção pelo vírus da hepatite B (ou C), como se apresentar como quadro grave e potencialmente fatal, em especial em pacientes com tuberculose, meningite criptocócica ou sarcoma de Kaposi. No caso da tuberculose, embora frequentemente possam ser evidenciados bacilos em exame de escarro ou de material de biópsia, a cultura é quase sempre negativa.

O surgimento de uma nova infecção oportunista ou sua recorrência logo após o início da terapia antirretroviral não indica falha do tratamento nem é indicação para parar ou trocar o esquema antirretroviral. O tratamento da IRIS inclui o tratamento etiológico da infecção oportunista e a continuação da terapia antirretroviral, podendo ser necessário anti-inflamatórios não hormonais ou corticosteroides (prednisona, 1 mg/kg/dia) para casos graves, exceto na exacerbação do sarcoma de Kaposi. Nos casos em que seja absolutamente impossível manter a terapia antirretroviral, considerar a interrupção temporária enquanto se trata a infecção oportunista ou a condição inflamatória.

5
Terapia Antirretroviral

Em 1986, a zidovudina, um análogo do nucleosídeo timidina e que inibe a transcriptase reversa do HIV, tornou-se o primeiro antirretroviral aprovado para uso clínico. Pouco depois foram aprovados para uso clínico, dois outros medicamentos com o mesmo mecanismo de ação, zalcitabina e didanosina. Com o passar dos anos, outros inibidores da transcriptase reversa análogos de nucleosídeos (ITRN) e outras classes de antirretrovirais foram incorporados ao arsenal terapêutico, incluindo inibidores da transcriptase reversa não análogos de nucleosídeos (ITRNN), que atuam fora do sítio ativo da enzima, inibidores da protease (IP), inibidores de fusão, inibidores da integrase e os antagonistas do correceptor CCR5.

A disponibilidade de medicamentos antirretrovirais mais eficazes e mais bem tolerados se associou à diminuição das taxas de óbito atribuíveis à infecção pelo HIV, além de dramáticas alterações nas causas de morbimortalidade nas populações com acesso ao tratamento pela reversão parcial da imunodeficiência e também do estado pró-inflamatório associado à viremia crônica, mesmo nos casos em que o início do tratamento ocorre em fases avançadas da infecção pelo HIV. Com a melhora do prognóstico, as expectativas dos pacientes e dos profissionais de saúde também mudaram, passando a refletir o caráter crônico da infecção. Assim, as preocupações com efeitos colaterais em longo prazo dos antirretrovirais e com condições antes não associadas à infecção pelo HIV, como diabetes e doenças cardiovasculares, assumiram grande importância. Por outro lado, embora represente enorme progresso, as limitações do tratamento disponível são evidenciadas pela incapacidade de erradicar a infecção e pela frequência com que falhas virológicas ocorrem na prática clínica.

QUANDO INICIAR A TERAPIA?

Estudos realizados no Reino Unido e em outros países mostram que indivíduos tratados, com carga viral indetectável e cuja contagem de CD4, em resposta ao tratamento, se mantém superior a 350 células/mm^3, têm expectativa igual ou maior que seus pares não infectados pelo HIV.

A terapia antirretroviral deve ser recomendada para todos que apresentem sintomatologia atribuível à infecção pelo HIV. Já para pacientes assintomáticos, a indicação é tradicionalmente baseada nos níveis de linfócitos T CD4 e na presença de certas comorbidades. A partir de 2013, vários países, incluindo o Brasil, passaram a considerar a indicação de tratamento para todos os indivíduos infectados pelo HIV, independentemente da contagem de CD4 ou da presença de sintomatologia, desde que o paciente compreenda a razão para o início do tratamento, a importância da adesão e que alterações clínicas e laboratoriais, atribuíveis ao uso dos medicamentos, podem vir a ocorrer. É fundamental, também, que o paciente seja informado sobre o impacto do tratamento na transmissão do vírus: não há, até o momento, qualquer caso de transmissão sexual tendo por fonte pessoa com carga viral indetectável. No entanto, a continuação do uso de preservativo deve ser fortemente recomendada, visto que ter carga viral indetectável não impede o caso fonte de adquirir ou transmitir outras doenças sexualmente transmissíveis, bem como se reinfectar com vírus resistente aos antirretrovirais que esteja em uso.

A carga viral é um preditor da probabilidade de queda de CD4 em um determinado período de tempo. Já a linfometria CD4 pode predizer o risco, em curto e médio prazos, do desenvolvimento de infecções oportunistas, as quais são incomuns quando a contagem de CD4 se encontra acima de 200 células/mm^3 e raras quando CD4 > 350/mm^3. A terapia antirretroviral é, na grande maioria dos casos, capaz de rapidamente reduzir a carga viral plasmática de pacientes virgens de tratamento; em paralelo, via de regra há um aumento gradual da linfometria CD4. O aumento inicial do número de linfócitos deve-se à redistribuição de células T de memória dos tecidos linfoides. Já a restauração de células T-*naïve*, essenciais para a resposta imune contra antígenos aos quais o paciente não tenha sido previamente exposto, é mais lenta. As contagens de CD4 retornam mais rapidamente para níveis normais ou próximos à normalidade quando a terapia é iniciada com CD4 mais elevado. Por outro lado, contagens acima de 500 células/mm^3, quando a probabilidade de óbito nos anos subsequentes é comparável à da população geral, podem nunca ser atingidas quando o grau de imunodeficiência pré-tratamento é avançado, mesmo havendo supressão da replicação viral durante vários anos. No entanto, na maioria dos indivíduos, a contagem de CD4 retorna para níveis nos quais é incomum a ocorrência das infecções oportunistas mais graves. Como, com a terapia ora disponível, não é possível erradicar a infecção pelo HIV, o objetivo é a inibição duradoura da replicação viral de forma que seja atingida e mantida uma resposta imune eficaz contra a maioria dos potenciais patógenos.

Há, também, preocupações quanto às consequências do uso por décadas seguidas de medicamentos antirretrovirais, particularmente em uma população cuja idade média aumenta constantemente. No entanto, análises sistemáticas e revisões de estudos de coorte demonstraram que, caso não tratada, a infecção pelo HIV está associada com o desenvolvimento de diversas condições não associadas à AIDS, incluindo doenças cardiovasculares, renais e hepáticas, bem como diversos tipos de câncer e distúrbios neurocognitivos.

Durante as últimas três décadas muito se debateu quanto ao momento de se iniciar a terapia antirretroviral em indivíduos assintomáticos, ora havendo recomendações para iniciar mais cedo, ora mais tarde. Embora não haja nenhum estudo que tenha formalmente comparado a introdução de TARV antes ou depois da contagem de linfócitos CD4 atingir 350 células/mm^3, este valor era, desde 2006, considerado o limiar para fazê-lo.

Desde então, evidências, baseadas principalmente em dados de coortes observacionais, sugeriram que início ainda mais precoce poderia levar a desfechos mais favoráveis. Por outro lado, até 2015, com exceção de um estudo, todos os demais não demonstraram impacto em sobrevida com o início de TARV por parte de indivíduos assintomáticos e com contagens de CD4 > 500 células/mm^3. Além das contagens de CD4, outros fatores podem ser importantes para determinar quando começar TARV, incluindo carga viral, idade, comorbidades, prevenção de transmissão, gravidez e, especialmente, desejo do paciente.

Em 2015, todas as principais recomendações para o início do tratamento foram atualizadas para refletir os resultados dos estudos START e TEMPRANO, indicando que TARV deveria ser iniciada independentemente da contagem de CD4. Cumpre ressaltar, como discutido adiante, haver sutis, mas importantes, diferenças de linguagem e força da recomendação para o início de TARV para indivíduos assintomáticos e com contagens de CD4 acima de 350 células/mm^3.

Até os resultados dos estudos START e TEMPRANO serem publicados, as evidências para orientar as recomendações para o início de TARV em indivíduos assintomáticos e com contagens de CD4 acima de 350 células/mm^3 provinham de estudos observacionais. Estes estudos produziram resultados algumas vezes inconsistentes pela presença de fatores residuais de confusão, além de se concentrarem particularmente no desenvolvimento de AIDS ou óbito, sem considerar por completo os riscos e benefícios do início de TARV em pacientes com contagens elevadas de CD4, quando morbidade e mortalidade se devem principalmente a eventos em princípio não relacionados à AIDS. Apenas um dos estudos indicou haver associação entre o início imediato de TARV em indivíduos assintomáticos e com contagens de CD4 acima de 500 células/mm^3 e sobrevida. Este estudo, porém, sofreu severas críticas metodológicas por parte dos estatísticos que desenvolveram o método de análise utilizado. Por entenderem que o uso incorreto do método por eles desenvolvido havia levado a um resultado incorreto, os idealizadores do método estatístico iniciaram um grande estudo observacional internacional (HIV-CAUSAL), cujos resultados também foram publicados em 2015.

O estudo HIV-CAUSAL envolve centros na Europa e nos Estados Unidos. Em julho de 2015, foram publicados os resultados de uma coorte envolvendo acompanhamento retrospectivo e prospectivo de 55 mil indivíduos com infecção pelo HIV, assintomáticos e virgens de tratamento à entrada no estudo, acompanhados entre janeiro de 2000 e setembro de 2013 e que não fizeram uso de TARV nos primeiros seis meses de acompanhamento. As curvas de sobrevida até sete anos foram exatamente iguais para os pacientes que começaram TARV com CD4 > 500 células/mm^3 ou aguardaram até que atingisse 350 células/mm^3. Assim sendo, no que toca a sobrevida, o estudo HIV-CAUSAL indicou que, após sete anos de acompanhamento, não havia vantagem em começar TARV antes que a contagem de CD4 atingisse 350 células/mm³. Estes resultados são corroborados por estudos demográficos realizados no Reino Unido e em outros países, onde a expectativa de vida de indivíduos com HIV é igual (mulheres) ou superior (homens) a dos não infectados, caso mantenham a carga viral indetectável e a contagem de CD4 > 350 células/mm³. Ressalte-se que estas últimas projeções foram feitas usando dados de pacientes acompanhados entre 2000 e 2014 quando TARV era indicada apenas após a contagem de CD4 tornar-se < 350 células/mm³.

Em julho de 2015, os resultados de dois grandes estudos clínicos, prospectivos e randomizados, TEMPRANO e START, foram simultaneamente publicados e levaram a modificações em todas as principais recomendações para o início de TARV em indivíduos assintomáticos e com contagens de CD4 > 500 células/mm³.

O estudo TEMPRANO foi realizado na Costa do Marfim e envolveu 2056 indivíduos HIV-positivos, assintomáticos, virgens de tratamento e com contagens de CD4 menores que 800 células/mm³. Os participantes foram randomicamente alocados em um de quatro grupos: (1) iniciar TARV apenas quando a contagem de CD4 atingisse o valor recomendado pela Organização Mundial da Saúde (OMS); (2) adiar TARV pelo mesmo critério e fazer uso de profilaxia primária para tuberculose com isoniazida; (3) iniciar TARV imediatamente; e (4) iniciar TARV imediatamente e fazer uso de profilaxia primária para tuberculose com isoniazida. O desfecho primário estudado foi composto de AIDS, neoplasias não definidoras de AIDS, doenças bacterianas invasivas não definidoras de AIDS ou morte por qualquer causa após 30 meses de acompanhamento.

O início imediato de TARV associou-se com redução de 44% no número de desfechos primários, enquanto o uso de isoniazida com redução de 35%. Quando foram avaliados apenas os 849 participantes com contagens de CD4 ≥ 500 células/mm³ à inclusão, o uso imediato de TARV também se associou com uma redução de 44% no número total de desfechos. Já a profilaxia primária com isoniazida, associou-se com uma redução de 39% no número de desfechos primários. No entanto, o número de óbitos foi exatamente o mesmo (7) nos braços com início imediato de TARV ou quando TARV foi iniciada segundo critérios da OMS (> 200 CD4/mm³ no início do estudo, > 350 a partir da metade do estudo).

O estudo START foi desenhado especificamente para avaliar os possíveis benefícios do início imediato de TARV em indivíduos assintomáticos, virgens de tratamento e com contagem de CD4 > 500 células/mm³ à inclusão; 4.685 participantes, em 215 centros de pesquisa em 35 países nos cinco continentes foram randomizados para iniciar TARV imediatamente ou aguardar até que a contagem de CD4 atingisse 350 células/mm³ ou ocorresse condição definidora de AIDS. O desfecho primário era a combinação de doença grave definidora de AIDS, doença grave não definidora de AIDS ou óbito por qualquer causa. Tendo por base uma análise interina prevista no protocolo, um comitê independente de monitoramento de dados e de segurança determinou que o estudo START já havia respondido à pergunta principal e recomendou, em maio de 2015, que o estudo continuasse, mas com TARV sendo oferecida para todos os participantes. O desfecho primário havia ocorrido em 42 participantes (1,8%; 0,60 eventos/100 pessoas-ano) no grupo de início imediato e em 96 participantes (4,1%; 1,38/100 pessoas-ano) no outro grupo (HR 0,43, IC 95% 0,30-0,62, P < .001). Tuberculose nos participantes africanos e sarcoma de Kaposi em norte-americanos e em europeus foram os eventos mais comuns. A maior parte dos eventos primários (68%) ocorreu em participantes com contagens de CD4 > 500 células/mm³. Entre os 619 participantes incluídos no Brasil, ocorreram eventos graves em quatro (incidência de 0,49 por 100 pessoas/ano) e sete (incidência de 0,85 por 100 pessoas/ano), nos grupos de início imediato e postergado, respectivamente, diferença sem significância estatística. Houve um caso de tuberculose em cada braço.

À semelhança do estudo TEMPRANO, não houve diferença estatisticamente significante no risco de óbito entre os dois grupos, e mais de 99% em ambos os grupos estavam vivos ao final de três anos de seguimento. Violência, acidente ou suicídio foram as causas mais comuns de óbito, representando aproximadamente um terço das mortes em ambos os grupos.

Em outras palavras, no estudo START, embora o impacto do início imediato de TARV tenha sido grande, o risco real de um participante desenvolver qualquer complicação, associada ou não à infecção pelo HIV, foi muito pequeno, além de não ter havido benefício no que tange à sobrevida.

Após a publicação dos resultados iniciais do estudo START em julho de 2015, várias outras análises foram feitas (ou se encontram em andamento) utilizando a mesma base de dados.

Em uma destas análises buscou-se investigar a contribuição das contagens de CD4, CD8 e da carga viral para a vantagem observada para o início imediato de TARV. Os autores deste estudo concluíram que a contagem e o percentual mais recente de CD8 e a relação CD4/CD8 são melhores preditores do desfecho clínico do que a contagem mais recente de CD4. Concluíram, também, que a redução da incidência de desfechos primários associados ao uso imediato de TARV pode ser explicada pela redução da carga viral e, em menor grau, pelo aumento da relação CD4/CD8.

Outra análise buscou investigar se houve diferença entre vários subgrupos quanto ao benefício do começo imediato de TARV. Assim, para oito subgrupos definidos antes do início do estudo, foi estimada a taxa de eventos primários e o número necessário de pessoas que seria necessário tratar por um ano (NNT) para evitar um evento, quando comparado com esperar a contagem de CD4 atingir < 350 células/mm^3. Considerando todos os 4685 participantes do estudo, seria necessário tratar 128 pessoas para evitar um evento. No entanto, em um extremo seria necessário tratar 50 participantes com mais de 50 anos ou 69 com escore de Framingham superior a 10 por um ano para evitar um evento. No outro extremo, seria necessário tratar 992 pessoas com carga viral < 3.000 cópias/mL à entrada ou 276 com escore de Framingham < 1 por um ano para evitar um evento. Em verdade, para participantes com carga viral < 3.000 cópias/mL à entrada no estudo (25% do total de voluntários), o início imediato não se associou com diminuição do número ou da frequência de eventos primários.

A TARV bem sucedida pode também beneficiar parceiros sexuais de indivíduos infectados. O estudo HPTN 052 investigou o impacto de TARV na transmissão sexual do HIV entre casais sorodiscordantes em parcerias estáveis. Em nove países, 1.763 casais, em que um era soropositivo e outro soronegativo, foram incluídos no estudo; 97% dos casais eram heterossexuais e em 50% dos casos o parceiro infectado era o homem. O parceiro infectado tinha que ser assintomático, virgem de terapia antirretroviral e com contagem de CD4 entre 350 e 550 células/mm^3. Os casais foram randomicamente alocados para início imediato de

TARV por parte do parceiro infectado ou apenas após o declínio da contagem de CD4 ou o aparecimento de sinais e/ou sintomas atribuíveis à infecção pelo HIV. O desfecho primário era a transmissão filogeneticamente comprovada de HIV para o/a parceiro(a) soronegativo(a). Quando os resultados iniciais foram publicados, 39 transmissões haviam sido observadas, das quais 28 filogeneticamente associadas ao parceiro(a) soropositivo(a). Dessas 28, apenas uma ocorreu no grupo de começo imediato de TARV (HR 0,04, IC.95% 0.01-0.27, P < .001). Ao final do estudo, os resultados foram confirmados, demonstrando que a transmissão do HIV é muito improvável quando a replicação viral é suprimida. Por outro lado, este estudo também demonstrou que o uso inadequado de TARV pode levar à transmissão de vírus resistentes aos antirretrovirais em uso e que uma parcela significativa das novas infecções é adquirida fora da parceria, mesmo entre aqueles que relatam manterem uma relação estável.

PARTNERS é um estudo observacional europeu, em andamento, multicêntrico que visa avaliar o risco de transmissão sexual do HIV entre casais homossexuais masculinos sorodiscordantes, nos quais o parceiro soropositivo está em uso de TARV. Em particular, o principal objetivo é avaliar o risco de transmissão em parcerias homossexuais masculinas nas quais preservativos não são usados consistentemente. Os resultados preliminares, apresentados em 2014, referiam-se a 767 casais sorodiscordantes em que o parceiro infectado estava em uso de TARV, com carga viral plasmática > 200 cópias/mL, relatavam relações sexuais desprotegidas e o parceiro não infectado não havia feito uso de profilaxia pré- ou pós-exposição. Os resultados iniciais demonstraram não ter havido qualquer transmissão filogeneticamente associada após 45.000 atos sexuais desprotegidos. Devido esses resultados, a segunda fase do estudo foi iniciada e incluiu, até maio de 2016, 1497 casais homossexuais masculinos sorodiscordantes que deverão ser acompanhados até o final de 2017.

Em resumo, após a publicação em 2015 dos estudos TEMPRANO e START, as principais guias internacionais passaram a recomendar o início de terapia antirretroviral para indivíduos assintomáticos independentemente da contagem de linfócitos CD4. No entanto, uma recomendação que parece ser consensual, esconde sutis, porém profundas divergências de interpretação de resultados. Há aqueles que afirmam que os resultados daqueles estudos (e as recomendações internacionais) tornam mandatório o início da terapia antirretroviral para todos os indivíduos infectados pelo HIV. Já outros acreditam que os resultados dos estudos sugerem que CD4 não é um bom marcador para determinar o início de TARV em indivíduos assintomáticos e com contagens acima de 500 células/mm³. Esta interpretação baseia-se na pequena taxa de eventos (a taxa de mortalidade no estudo START foi inferior a 1% em ambos os grupos após 3 anos). Ademais, entre os que adiaram o início de TARV, 95,9% não experimentaram qualquer evento ao final de três anos, enquanto no outro grupo 1,8% experimentaram eventos apesar de terem iniciado TARV. Assim, em nível populacional, ao final de três anos, o início imediato de TARV beneficiou apenas 2,3% (4,1–1,8) da população. Expresso de outra forma, na população total, seria necessário tratar 128 pessoas por um ano para evitar um evento, em sua maior parte tuberculose na África e sarcoma de Kaposi na Europa ou nos Estados Unidos. Ademais, para 25% dos participantes, aqueles com carga viral < 3.000 cópias/mL, não houve benefício em iniciar TARV imediatamente. Isto se reflete, por exemplo, nas recomendações europeias para o início do tratamento, que é "recomendado" para indivíduos com contagens de CD4 > 500 células/mm³ e "fortemente recomendado" para indivíduos com contagens < 350 células/mm³.

No momento, encontra-se em análise o papel de outros marcadores, como IL-6, d-dímero, proteína C-reativa, à inclusão no estudo START para a melhor definição da indicação do início de TARV. Até lá, é possível haver espaço para individualização do tratamento, em particular para jovens, com carga viral baixa e com baixo risco de desenvolvimento de eventos cardiovasculares. O início de antirretrovirais com o intuito de prevenir a transmissão da infecção pelo HIV deve ser discutido com todos os pacientes.

Antes de ser recomendado o início da terapia, médico e paciente devem cuidadosamente pesar riscos e benefícios. Quando e como começar são decisões cruciais. Se um paciente iniciar o tratamento sem estar completamente convencido da sua necessidade ou sem compreender adequadamente o esquema terapêutico proposto, há maior probabilidade de adesão inadequada e, consequentemente, maior risco de desenvolvimento de resistência, o que poderá limitar futuras opções de tratamento.

SÍNDROME DE SOROCONVERSÃO

Durante a fase aguda da infecção pelo HIV, ocorre enorme replicação viral e disseminação do vírus para tecidos linfoides, sistema nervoso central e trato genital. Na vasta maioria dos casos, há o predomínio de uma única cepa de HIV na fase imediatamente após a infecção. Após cerca de duas a quatro semanas, começa a ser detectável diversificação genotípica. Estudos comprovam que a administração de antirretrovirais imediatamente após a exposição ao vírus (p. ex., acidente perfurocortante e exposições sexuais) é capaz de diminuir o risco de aquisição da infecção. Em outras palavras, antirretrovirais administrados muito precocemente podem impedir que se estabeleça a infecção permanente, embora o vírus tenha penetrado no organismo e, provavelmente, atingido tecidos linfoides.

O principal objetivo do tratamento antirretroviral durante a infecção aguda é limitar a destruição de tecido linfático associado ao tubo digestivo, evento central na patogenia da infecção pelo HIV. Outros objetivos incluem a redução do período de doença viral aguda sintomática, redução do número de células infectadas pelo HIV, preservação de imunidade HIV específica e diminuição do nível de estabilização da carga viral (*setpoint*), que é um forte preditor de evolução em longo prazo.

Os possíveis benefícios do tratamento na fase aguda devem ser contrabalançados com os possíveis riscos da terapia em longo prazo, incluindo toxicidade antirretroviral e possibilidade de desenvolvimento de resistência, com exposição prolongada aos medicamentos. Há estudos envolvendo pacientes tratados na fase aguda e com subsequente interrupção do tratamento que demonstraram controle temporário da replicação viral e retardo na evolução da imunodeficiência. Há dados que mostraram que em até 5% dos pacientes tratados nas primeiras doze semanas após a data da infecção e cujo tratamento foi mantido por pelo menos um ano, a carga viral permaneceu indetectável e a contagem de CD4 dentro da normalidade por muitos anos após a interrupção de medicamentos. Assim, vem sendo recomendada a instituição da terapia antirretroviral para pacientes diagnosticados nas doze primeiras semanas após a data provável da infecção.

Para os indivíduos diagnosticados após doze semanas da data provável da infecção, a indicação de terapia antirretroviral deverá ser decidida caso a caso. No entanto, a grande maioria recomenda o uso de antirretrovirais se há manifestações clínicas exuberantes que se associam a um pior prognóstico, como candidíase oral e acometimento do sistema nervoso central.

COM QUE ESQUEMAS COMEÇAR?

São relativamente poucos os estudos randomizados e controlados de longa duração que compararam diretamente os possíveis esquemas terapêuticos iniciais, em especial para pacientes com pequeno risco de progressão em curto prazo. A maioria dos estudos foi de duração relativamente curta e utilizou apenas desfechos virológicos e/ou imunológicos para fins de comparação. Além disso, como a longo prazo, efeitos colaterais e falhas virológicas são relativamente comuns, para uma importante proporção de pacientes será necessário alterar o esquema inicial. Estudos realizados em vários países, incluindo o Brasil, demonstram que proporção significativa dos pacientes precisa alterar o esquema inicial no primeiro ano de tratamento. Assim, para muitos, o somatório da efetividade dos vários esquemas utilizados durante os muitos anos de tratamento provavelmente será mais importante que a eficácia virológica inicial de cada um destes. A falha virológica com qualquer esquema pode comprometer, em grau variável, a resposta aos tratamentos subsequentes. Nem todas as possíveis combinações de medicamentos antirretrovirais são equivalentes, havendo importantes diferenças de potência e toxicidade, além de potenciais interações medicamentosas. A escolha do tratamento inicial deve ser individualizada e levar em consideração comorbidades existentes e medicações concomitantes.

O esquema inicial deve conter dois análogos de nucleosídeos inibidores da transcriptase reversa (ITRN) e uma terceira droga. As combinações de ITRN mais comumente recomendadas, em especial por serem coformuladas em muitos países, são tenofovir-emtricitabina (ou lamivudina) e abacavir-lamivudina. Embora consideradas por muitos intercambiáveis, na maioria dos países é preferencial a combinação tenofovir/emtricitabina. Há dados observacionais que sugerem ser menor a frequência de mutações de resistência em casos de falhas em regimes contendo emtricitabina em comparação com regimes contendo lamivudina.

Em dois estudos em que foram diretamente comparados, esquemas contendo tenofovir foram mais eficazes do que esquemas contendo abacavir, em particular em pacientes com carga viral superior a

100.000 cópias/mL. Tenofovir, na apresentação atualmente disponível, pode causar lesão renal em alguns pacientes, em especial quando há doença renal prévia e/ou uso de outros medicamentos nefrotóxicos, situações em que sua utilização não é recomendada. Além disso, seu uso se associa a diminuição da densidade óssea e maior risco de osteoporose. Já o abacavir pode causar grave reação de hipersensibilidade, que pode ser fatal. A reação de hipersensibilidade não ocorre em indivíduos negativos para HLA*B5701. A eficácia inferior de esquemas contendo abacavir em comparação com esquemas contendo tenofovir em pacientes com carga viral superior a 100.000 cópias/mL parece não ocorrer quando a terceira droga é um inibidor da integrase. O uso recente de abacavir associa-se a aumento do risco de eventos cardiovasculares, predominando nos pacientes que já têm risco elevado. Todos os estudos publicados mostram que esquemas contendo apenas três ITRN são menos potentes e não devem ser mais indicados.

Na maioria dos estudos prospectivos e randomizados até agora publicados, esquemas tríplices contendo efavirenz foram iguais ou superiores aos que foram usados para comparação, exceto os que incluíram inibidores da integrase como terceira droga.

Assim, pelo menor custo, em muitos países, recomenda-se iniciar o tratamento com dois ITRN associados a efavirenz. A coformulação de tenofovir, emtricitabina e efavirenz em um único comprimido utilizado em dose única diária é mais comumente indicado para terapia inicial na maior parte do mundo. Já em países mais afluentes, esquemas contendo inibidores da integrase são, atualmente, os mais utilizados para a terapia inicial.

Embora alguns autores indiquem esquemas contendo inibidores da protease para pacientes que iniciam o tratamento com imunodepressão avançada e/ou com carga viral muito elevada, não há dados que apoiem essa conduta. Pelo contrário, em estudos em que foram diretamente comparados esquemas fundamentados em efavirenz e em inibidores da protease, a eficácia dos primeiros foi igual ou maior mesmo nos casos com contagens muito baixas de CD4 e carga viral elevada.

Em estudos em que foram comparados esquemas contendo inibidores da integrase e esquemas contendo efavirenz, os primeiros foram virologicamente iguais ou superiores, associaram-se a maiores aumentos de linfometria CD4 e menor frequência de eventos adversos. Em um grande estudo comparando início de tratamento com inibidores da protease (atazanavir e darunavir, ambos potencializados com ritonavir) e com raltegravir, apesar de a eficácia virológica ser semelhante entre os três esquemas, houve vantagem para este último quando o desfecho avaliado foi a combinação de eficácia virológica e tolerabilidade. Ademais, o esquema com base em raltegravir associou-se à elevação significativamente menor de colesterol LDL e com menores perdas ósseas. Por essas razões, em locais em que considerações econômicas têm menor importância, esquemas contendo inibidores da integrase são recomendados para terapia inicial.

QUANDO ALTERAR?

As principais indicações para mudança do esquema terapêutico são falha terapêutica, inconveniência posológica, dificuldade de adesão e efeitos adversos. Caso o motivo seja essa última condição e tenha havido resposta virológica adequada, se for possível identificar o medicamento específico responsável, deve-se tentar substituí-lo, se possível mantendo-se o restante do esquema em uso.

Atingir carga viral indetectável deve sempre ser o objetivo da terapia antirretroviral. A carga viral deve ser reduzida em pelo menos 90% após quatro a seis semanas de tratamento e estar indetectável em 16 a 24 semanas após o início da terapia. Caso isso não aconteça, deve-se alterar o esquema terapêutico. Após ser atingido o objetivo inicial do tratamento (isto é, carga viral indetectável), todos os pacientes devem ser monitorizados periodicamente. Isso tem por objetivos a detecção precoce de falha virológica, limitando o acúmulo de mutações de resistência, e avaliar possíveis efeitos colaterais. A periodicidade ideal de acompanhamento não está determinada, devendo ser mais frequente no primeiro ano (intervalo de três ou quatro meses), podendo ser modificada a partir do segundo ano. O principal parâmetro a ser avaliado é a carga viral.

Antes de fazer qualquer modificação do esquema, deve ser considerada a possibilidade de falta de adesão à terapia. Devem ser revistos os fatores relacionados com a dificuldade de adesão, como mudanças no estilo de vida, interferência nos horários das refeições ou do sono, interações medicamentosas, intolerância gastrointestinal e outros.

O desenvolvimento de resistência aos medicamentos antirretrovirais é um processo complexo que, na grande maioria dos casos, depende do acúmulo de mutações. Logo, quanto maior o tempo em que o tratamento for mantido após ocorrer falha virológica, maior a probabilidade de acumularem-se mutações associadas a resistência e menor a probabilidade de resposta a esquemas subsequentes.

A falha virológica deve ser detectada precocemente, antes da repercussão imunológica ou clínica. Detecções transitórias de viremia em valores baixos (chamadas de *blips*) são relativamente comuns. Há dados que indicam que *blips* inferiores a 200 cópias/mL podem não estar associados a falha virológica subsequente. Em um número considerável de pacientes nos quais há retorno para níveis detectáveis ("resposta transitória"), a carga viral pode-se estabilizar em níveis relativamente baixos podendo haver aumento progressivo da linfometria CD4. Há estudos que indicam que, nos três primeiros anos após o início do tratamento, o benefício imunológico, expresso pelo aumento da linfometria CD4, é semelhante para os pacientes que se mantêm com carga indetectável e para aqueles com resposta transitória nos quais a estabilização da carga viral se deu em níveis inferiores a 10.000 cópias/mL. No entanto, em prazo mais longo estes pacientes têm evolução menos favorável do que aqueles com carga viral permanentemente indetectável, além de haver acúmulo de mutações de resistência, o que diminui o número de opções terapêuticas e favorece a progressão para doença e morte.

Em uma proporção variável de casos, embora níveis indetectáveis de carga viral sejam atingidos, não há aumento significativo das contagens de linfócitos CD4. Nestas situações, a modificação do esquema terapêutico não parece se associar a aumento da linfometria, exceto quando zidovudina faz parte do esquema inicial. Foram realizados dois grandes estudos com o uso de interleucina-2, com objetivo de aumentar os níveis de linfócitos T CD4. Este aumento só ocorreu durante o período de utilização da interleucina-2, com queda após a sua interrupção, além de não ter havido redução de morbidade e/ou de mortalidade. Portanto, não há indicação de interleucina-2 com o objetivo de aumentar linfometria CD4.

Pacientes que iniciaram tratamento antirretroviral podem ainda apresentar infecções oportunistas enquanto o número de linfócitos CD4 não atinge nível suficiente para evitar a sua ocorrência, o que não significa que esteja havendo falha terapêutica, não sendo, portanto, indicação de mudança do esquema terapêutico. Isto é particularmente importante nos primeiros meses de tratamento, quando também pode ocorrer a síndrome de recuperação imune (ver adiante), a qual igualmente não é indicação para mudança do esquema antirretroviral.

À semelhança dos pacientes que apresentam resposta virológica sem resposta imunológica correspondente, aqueles que, após experimentarem marcada elevação de linfometria CD4, apresentam queda da mesma e/ou seu retorno aos níveis pré-tratamento apesar da carga viral manter-se indetectável, pouco se beneficiam da troca do esquema em uso.

COMO ALTERAR?

A decisão quanto aos medicamentos a serem introduzidos dependerá do motivo para a alteração, das opções disponíveis tendo em vista aqueles previamente utilizados e de testes de resistência, além de interações medicamentosas.

Os principais preditores de sucesso virológico após a instituição de terapia de resgate são o número de medicamentos potencialmente ativos, tendo por base testes de resistência, a carga viral (quanto menor, maior a probabilidade de sucesso) e a contagem de CD4 (quanto maior, maior a probabilidade de sucesso). Em virtude da diversidade de critérios de inclusão, da heterogeneidade dos antirretrovirais antes usados e das diferenças entre os esquemas de resgate utilizados, é impossível comparar os resultados dos estudos até agora publicados sobre esquemas de resgate após falha terapêutica. No entanto, algumas generalizações são possíveis:

- Deve-se basear a escolha em testes de resistência (genotipagem) quando o motivo da alteração for falha virológica.
- O ideal é que seja introduzido um esquema inteiramente novo ou, pelo menos, dois novos medicamentos a que o vírus seja sensível.
- Deve-se evitar a troca ou a introdução de um único medicamento (exceto em situações em que a troca se deve à intolerância a um medicamento em paciente com resposta virológica adequada).
- A resistência cruzada entre nevirapina e efavirenz é praticamente completa, exceção a raros casos de vírus resistentes à nevirapina que permanecem sensíveis ao efavirenz.
- Dependendo das mutações que tenham sido selecionadas, etravirina pode manter ação contra vários vírus resistentes a efavirenz e nevira-

pina. Embora *in vitro* rilpivirina tenha ação semelhante à etravirina, não há estudos clínicos publicados em que tenha sido utilizada em pacientes com resistência a efavirenz ou à nevirapina.

- O grau de resistência cruzada entre os inibidores da protease depende do tipo e do número de mutações encontradas. Como regra geral, darunavir, lopinavir e tipranavir, por serem os inibidores da protease com maior barreira genética, mantêm atividade contra vários vírus resistentes a outros inibidores da protease.

▶ Interrupções do tratamento

Há vários estudos avaliando interrupções estruturadas do tratamento (*STI, structured treatment interruptions*) em diferentes situações: (A) após instituição de terapia antirretroviral para o tratamento da infecção aguda; (B) em pacientes com carga viral indetectável por prolongado período de tempo; (C) antes de iniciar terapia de resgate em pacientes com falha a múltiplos esquemas antirretrovirais; (D) para pacientes que já fizeram uso de todas as medicações disponíveis e apresentam falha virológica; (E) pacientes que necessitam interromper a medicação por curto período (p. ex., realização de cirurgia).

A) ***Após tratamento da infecção aguda***: caso a terapia seja instituída durante a fase aguda, não há dados que permitam estabelecer recomendações definitivas quanto à sua duração, que deve ser de, no mínimo, um ano para aqueles que iniciaram o tratamento em até doze semanas da data provável da infecção, em virtude da possibilidade de, após a interrupção, haver controle da viremia por período prolongado. De um modo geral, uma vez iniciada, não tem sido mais interrompida.

B) ***Em pacientes com carga viral indetectável por prolongado período de tempo***: foram realizados estudos para avaliar o uso intermitente de medicação (alternância de períodos em uso com períodos sem medicação) visando diminuir o custo e a toxicidade associados ao tratamento e foi estabelecido que o uso intermitente se associa a maior probabilidade de óbito e maior frequência de infecções associadas ao HIV, neoplasias e doenças cardiovasculares. Por essa razão, não devem ser interrompidos os medicamentos quando a carga viral se tornar indetectável e assim se mantiver por longo período.

C) **Antes de iniciar terapia de resgate em pacientes com falha a múltiplos esquemas antirretrovirais**: interrupções de tratamento após falha a múltiplos esquemas foram propostas para possibilitar a reemergência de vírus sensíveis e facilitar a resposta ao tratamento. No entanto, pode haver queda abrupta de CD4, rápida progressão clínica e morte. Além disso, rapidamente há reaparecimento de vírus resistentes a partir de reservatórios teciduais quando a terapia é reinstituída. Desta forma, esta estratégia não é recomendada.

D) **Para pacientes que já fizeram uso de todos os medicamentos disponíveis e apresentam falha virológica**: muitos destes pacientes apresentam imunodeficiência avançada e, apesar de se encontrarem em uso de múltiplos medicamentos, apresentam carga viral elevada, porém estável, havendo dúvida se estão auferindo algum benefício do uso das drogas. Ao ser interrompida a terapia, em geral ocorre aumento da carga viral e queda de CD4, sugerindo que os medicamentos estavam tendo alguma ação benéfica, e, deveriam, portanto, ser mantidos. Por essa razão, houve um tempo em que ao menos era mantido o 3TC para redução do *fitness* viral, mesmo havendo resistência comprovada. Hoje em dia, com o advento de novas classes, é possível compor esquemas terapêuticos eficazes, sendo até mesmo dispensável o uso de análogos de nucleosídeos que já não tenham eficácia.

E) **Pacientes que necessitam interromper a medicação por curto período (p. ex., realização de cirurgia)**: a breve e simultânea interrupção de todos os medicamentos parece não ter efeito deletério, principalmente para pacientes com carga viral abaixo de 50 cópias/mL. Embora não haja dados definitivos, estudos farmacocinéticos indicam que os não análogos de nucleosídeos devem ser interrompidos cerca de sete a quatorze dias antes dos demais medicamentos. Em pacientes que nunca fizeram uso de inibidores da protease potencializados por ritonavir (IP/r) e que estejam em uso de efavirenz ou de nevirapina e tenham carga viral indetectável, alguns sugerem substituir os não análogos por IP/r por pelo menos uma semana e só depois interromper todo o esquema. Antes de se interromper o tratamento, deve-se cuidadosamente avaliar o risco de adoecimento pela queda abrupta de contagens de CD4 que pode ocorrer. Todos os medicamentos devem ser reintroduzidos simultaneamente.

TERAPIA ANTIRRETROVIRAL

PREVENÇÃO DA TRANSMISSÃO DO HIV DA MÃE PARA O FILHO

Vários estudos já foram publicados avaliando o uso de medicamentos antirretrovirais para a prevenção da transmissão do HIV da mãe para o filho. Todos tomaram por base os achados do estudo *ACTG 076*, realizado no período de abril de 1991 a fevereiro de 1994, que comparou o uso de AZT na gestação, durante o parto e no período neonatal com o uso de placebo. A taxa de transmissão foi aproximadamente 70% menor no grupo que utilizou AZT, sendo os efeitos colaterais para a mãe e para o filho toleráveis e reversíveis. O acompanhamento de mães e filhos participantes do estudo *ACTG 076* a longo prazo mostrou não ter ocorrido diferenças importantes em contagens de CD4 e em tempo de progressão para AIDS, ou para óbito entre as mulheres que receberam AZT e aquelas que receberam placebo. Também não houve diferenças de crescimento, desenvolvimento neurológico ou estado imunológico entre as crianças nascidas de mães que receberam AZT ou placebo. Nenhum caso de neoplasia maligna foi observado entre as 727 crianças expostas ao AZT em até seis anos de seguimento. No estudo *ACTG 076* foram incluídas apenas mulheres grávidas, virgens de tratamento, com CD4 > 200/mm3, e que estavam entre as 14^a e 34ª semanas de gestação. Este estudo não permitiu avaliar a eficácia do uso de medicamentos antirretrovirais em outras situações, nem determinar qual (ou quais) componente (pré-, peri- ou pós-parto) do estudo era realmente essencial para a redução da transmissão. Estudos posteriores evidenciaram a importância dos três componentes, tendo sido comprovado que mesmo filhos de mães que não receberam antirretrovirais durante a gravidez podem se beneficiar da sua administração durante o trabalho de parto e/ou uso posterior pelo recém-nato, especialmente quando iniciado nas primeiras 48 horas de vida.

As alterações fisiológicas que ocorrem durante a gravidez podem afetar a absorção, distribuição, metabolismo e eliminação de drogas. Essas alterações, por sua vez, podem afetar as doses necessárias para que níveis terapêuticos sejam atingidos ou modificar a suscetibilidade à toxicidades induzidas pelos medicamentos. Nem sempre há dados consistentes em relação à farmacocinética e segurança dos medicamentos disponíveis para gestantes.

Todos os análogos de nucleosídeos atravessam a barreira placentária. Estavudina (não mais disponível no país) e didanosina não podem ser prescritas. Dados disponíveis sobre o uso do tenofovir (TDF) durante o primeiro trimestre de gestação não demonstraram aumento na frequência de defeitos congênitos quando em comparação com a população geral. Além disso, é bem tolerado durante a gestação. Nos casos de impossibilidade do uso de TDF, a associação zidovudina/lamivudina (AZT/3TC) é a segunda opção. Caso essa associação também não possa ser usada, recomenda-se, então, o uso de abacavir (ABC) associado à lamivudina (3TC). Nestes casos, deve ser avaliada a presença de HLA B5701.

Nevirapina atravessa a barreira placentária e atinge níveis séricos semelhantes na mãe e no feto. Há dados que indicam que mulheres com contagem de CD4 acima de 250 células/mm3, incluindo gestantes recebendo tratamento contínuo com nevirapina, apresentam risco consideravelmente elevado de hepatotoxicidade, a qual pode ser fatal. O risco de eventos hepáticos graves e potencialmente fatais é maior nas primeiras seis semanas de tratamento, podendo, porém, persistir após esse período, sendo necessário ter cautela nas primeiras 18 semanas. Em alguns casos, o dano hepático continua a progredir mesmo após a interrupção da terapia. Considerando-se que há melhores alternativas, nevirapina deve ser evitada ou usada com muita cautela. Embora em símios o uso de efavirenz durante a gravidez esteja associado a malformações fetais e haja relato de quatro recém-natos, filhos de mães que fizeram uso de efavirenz durante o primeiro trimestre da gravidez, que apresentaram graves malformações congênitas, todos os dados disponíveis indicam ser absolutamente seguro o uso desta droga durante a gestação, em qualquer trimestre. Assim, o uso da associação tenofovir/lamivudina/efavirenz (TDF/3TC/EFZ) é permitido.

O uso de inibidores da protease e a gravidez *per se* aumentam o risco de hiperglicemia e é fundamental controlar em intervalos curtos os níveis de glicemia nas gestantes que estejam em uso de inibidores da protease. O uso do inibidor da protease deve ser considerado na impossibilidade de compor esquema com não análogos de nucleosídeos ou com inibidores da integrase. Se forem indicados lopinavir com ritonavir, a posologia deve ser de dois comprimidos de 12/12h (sempre duas tomadas diárias durante a gestação). Outra alternativa é atazanavir/ritonavir, que pode gerar discreto aumento de bilirrubina indireta no recém-nascido. Outra alternativa, não usualmente recomendada para gestantes, exceto quando há resistência a outros inibidores da protease, é o uso de darunavir/ritonavir.

O uso de inibidor da integrase (raltegravir) no esquema se associou com rápida e acentuada queda da carga viral plasmática. Pelos resultados de estudos indicando segurança na gravidez, vários autores recomendam que seja adicionado ao esquema antirretroviral de grávidas, especialmente as que se apresentam para o parto sem tratamento prévio, que tenham exame mostrando carga viral detectável e/ou quando o diagnóstico é feito durante o trabalho de parto. É importante monitorar enzimas hepáticas. Não há dados suficientes sobre o uso de dolutegravir durante a gestação.

Até recentemente, a Organização Mundial da Saúde recomendava manutenção do tratamento antirretroviral após o parto para as mulheres que tivessem indicação para seu próprio benefício. Tendo em vista as novas recomendações para início do tratamento independentemente da contagem de linfócitos CD4 e, em particular, os resultados do estudo "Promise", que comparou manutenção verso interrupção, recomenda-se manter a terapia antirretroviral para todas as mulheres após o parto, não importando a situação clínica ou imunológica pré-parto.

O objetivo da terapia antirretroviral para as mulheres grávidas deve ser sempre alcançar carga viral indetectável. A genotipagem deve ser realizada especialmente se forem indicados não análogos de nucleosídeos pelo aumento da prevalência de resistência primária a essa classe (coletar a amostra de sangue antes de iniciar a terapia e reavaliar, após o resultado, se o esquema indicado foi o mais adequado).

Todas as gestantes que, após seis meses de início ou troca de esquema antirretroviral tenham resultado de dois exames de cargas virais consecutivas detectáveis, com intervalo de duas a quatro semanas, devem ser consideradas como em falha virológica. Nestas situações é necessária a modificação da terapia, sempre que possível tendo por base o exame de genotipagem.

Em países e locais em que todas as mulheres grávidas têm acesso aos cuidados pré-natais e chegam ao trabalho de parto com carga viral indetectável, a taxa de transmissão é virtualmente zero. Nestes locais, não há associação entre tipo de parto (cesariana verso transvaginal) e taxa de transmissão. Em mulheres com carga viral desconhecida ou maior que 1.000 cópias/ml após 34 semanas de gestação, a cesariana eletiva na 38ª semana de gestação diminui o risco de transmissão. Para gestantes em uso de antirretrovirais e com supressão da carga viral sustentada, se não houver indicação de cesariana por motivo obstétrico, a via de parto vaginal é a indicada.

Em relação aos cuidados intraparto, não há mais indicação de AZT endovenoso para mulheres que chegam ao final da gestação e no momento do parto com carga viral indetectável, igual ou abaixo de 1000 cópias/ml. Para mulheres com carga viral acima de 1000 cópias/ml, deve ser mantida a recomendação de cesariana e de AZT venoso iniciado três horas antes da cirurgia. Nessa circunstância, o AZT venoso deve ser feito mesmo em caso de resistência comprovada ao medicamento. A exceção é, evidentemente, para situações de hipersensibilidade à droga, o que impossibilita a sua utilização.

O aleitamento continua não sendo recomendado.

A profilaxia para a criança exposta deve ser iniciada logo que possível. Geralmente, o tempo recomendado de uso de AZT xarope é de seis semanas, porém vem sendo considerada a possibilidade de reduzir para quatro semanas nos casos em que a mãe recebeu o esquema terapêutico completo durante a gestação e manteve carga viral suprimida durante todo o período. O esquema profilático adequado para recém-natos filhos de mães com vírus resistentes a vários medicamentos ainda não está estabelecido.

6

Medicamentos Antirretrovirais

INIBIDORES DA TRANSCRIPTASE REVERSA ANÁLOGOS DE NUCLEOSÍDEOS

Inicialmente usados em monoterapia e, subsequentemente, em terapia dupla, até hoje formam a base dos esquemas antirretrovirais recomendados. Em curto prazo, geralmente são bem tolerados. No entanto, o uso de vários medicamentos dessa classe está associado a sérios e irreversíveis efeitos colaterais após uso prolongado, notadamente os análogos de timidina. Há resistência cruzada entre os antirretrovirais desta classe.

▶ Zidovudina (AZT)

AZT foi o primeiro análogo de nucleosídeo inibidor da transcriptase reversa liberado para uso clínico. Em virtude da alta toxicidade em longo prazo, zidovudina não é mais o ITRN de preferência para o início da terapia antirretroviral. A dose usual para adultos é de 300 mg de 12/12 horas. Estão disponíveis cápsulas de 100 mg e a combinação de 300 mg de AZT e 150 mg de lamivudina para uso de 12/12 horas, o que facilita a adesão ao tratamento. Na apresentação líquida, o xarope de AZT contém 10 mg/mL (frasco com 200 mL); o frasco para uso venoso contém 20 mL, na concentração de 10 mg/mL (200 mg/frasco).

Nos primeiros dias, o sintoma mais comum é cefaleia, podendo haver também dificuldade de concentração, náuseas e insônia, que desapareçam progressivamente no curso de algumas semanas. Alterações de coloração das unhas e mucosas (principalmente língua) não são raras e não têm significado clínico. Os principais efeitos adversos são anemia, leucopenia e plaquetopenia. Elevações de enzimas hepáticas três a cinco vezes acima dos níveis normais podem acontecer, não sendo indicação de interrupção do tratamento. Tardiamente, podem surgir hepatotoxicidade e miosite, sendo esta última mais comum após doze meses ou mais de uso. A miosite (mialgia e aumento significativo de CPK) costuma regredir com a suspensão do medicamento.

Uso prolongado de AZT associa-se a toxicidade mitocondrial e com lipoatrofia periférica. Como pode ocorrer com os demais medicamentos desta classe, há relatos de casos de acidose lática associada ao uso de AZT. O quadro clínico costuma ser de evolução subaguda (dias ou semanas), podendo haver taquidispneia progressiva, fraqueza muscular, mialgias, dormência (em especial no abdome e membros inferiores), náuseas e vômitos. A primeira queixa, em geral, é astenia, que pode ser intensa e, às vezes, ser confundida com depressão. O diagnóstico depende da demonstração laboratorial da presença de acidose metabólica associada a aumento do ânion-gap e a altos níveis de lactato sérico.

No início do tratamento, devem ser solicitados hemogramas quinzenais e depois mensais, de acordo com a evolução clínica. Após dois ou três meses, os intervalos podem ser maiores. Se ocorrer anemia (hemoglobina < 8,0 g/dl) ou neutropenia (< 750 células/mm^3), o AZT deve ser substituído.

▶ Didanosina (ddI)

A dose de didanosina para adultos com 60 kg ou mais é de 400 mg/dia, em uma tomada diária. Quando o peso é menor que 60 kg, a dose recomendada é de 250 mg em dose única diária. Estão disponíveis comprimidos de absorção entérica de 250 e de 400 mg.

Por ser ddI um ácido lábil, deve ser ingerido com o estômago vazio. A ingestão dentro de cinco minutos após uma refeição resulta em diminuição de 50% nos valores de pico de concentração plasmática. Portanto, o ideal é que seja tomado pelo menos 2 horas após ter sido ingerido qualquer alimento e o jejum deve ser mantido durante no mínimo uma hora, sendo apenas permitida a ingestão de água nestes intervalos. O ddI pode ser tomado no mesmo horário que zidovudina, lamivudina, nevirapina e efavirenz, mas deve ser tomado de preferência distante (cerca de duas horas) de inibidores da protease que são mais bem absorvidos junto com alimentos.

Há relatos de acidose lática associada ao uso de ddI. É formalmente contraindicado o uso de didanosina por pacientes em uso de ribavirina, pela frequência com que acidose lática ocorre. Didanosina não deve ser utilizada junto com estavudina. O uso de tenofovir associado à didanosina eleva os níveis séricos desta última em até 60%, o que pode aumentar a toxicidade (essa associação passou a ser considerada inadequada). Em estudos clínicos também foi demonstrada maior incidência de falha terapêutica nos grupos que utilizavam esta combinação, além de queda dos níveis de CD4. Recomenda-se, portanto, não associar tenofovir e didanosina.

Didanosina causa neuropatia periférica (dose e tempo-dependentes) em 5 a 15% dos pacientes. Por isto, deve ser evitado o uso concomitante de outros medicamentos que possam causar neuropatias, como isoniazida, vincristina, fenitoína e outros. Pancreatite ocorre em cerca de cinco a dez porcento dos casos, principalmente quando há história prévia de pancreatite ou de alcoolismo ou uso concomitante de outros medicamentos com toxicidade pancreática, como pentamidina, etambutol e sulfas. Quando ocorre aumento significativo da amilasemia e/ou dor abdominal, os antirretrovirais devem ser suspensos até a reversão do quadro. Outras alterações laboratoriais que podem ocorrer incluem a elevação assintomática de ácido úrico, o aumento de triglicerídeos e de lipase, além de alterações da glicemia, que devem ser avaliados periodicamente. Atualmente, a didanosina é cada vez menos usada por haver melhores opções mais práticas e menos tóxicas.

▶ Zalcitabina (ddC)

Zalcitabina é um análogo de nucleosídeo inibidor da transcriptase reversa que não é mais recomendado tendo em vista sua menor potência e grande toxicidade.

▶ Estavudina (d4T)

Pela forte associação de estavudina com diversos efeitos adversos, como neuropatia periférica, dislipidemias, acidose lática e, especialmente, lipoatrofia periférica, é um medicamento não mais recomendado, que deixou de ser disponível no país.

▶ Lamivudina (3TC)

A dose de lamivudina para adultos é de 300 mg/dia, que pode ser administrada em dose única ou 150 mg de 12/12 horas, quando combinada no mesmo comprimido com zidovudina. Possui ação contra o vírus da hepatite B (HBV), indicação para a qual a dose recomendada é de 100 mg/dia, devendo ser evitado o uso nesta dose e em monoterapia para pacientes coinfectados com HIV e HBV. No Brasil, é apresentada sob a forma de comprimidos de 150 mg e como solução para uso oral contendo 10 mg/mL. Outras apresentações disponíveis no Brasil são as combinações de 300 mg de AZT com 150 mg de lamivudina para uso de 12/12 horas, 300 mg de tenofovir e 300 mg de lamivudina para uso uma vez ao dia e 300 mg de tenofovir, 300 mg de lamivudina e 600 mg de efavirenz para uso também uma vez ao dia.

Embora seja um antirretroviral relativamente pouco potente, possui características que o diferenciam dos demais medicamentos de sua classe, tornando-o um importante componente do arsenal terapêutico: (1) em muitos casos, a mutação que confere resistência ao 3TC restaura ao menos parcialmente a sensibilidade de vírus resistentes ao AZT e ao tenofovir; e (2) há estudos que sugerem que lamivudina aumenta a fidedignidade da transcriptase reversa, diminuindo a possibilidade de surgimento de mutantes resistentes a outros medicamentos.

Lamivudina é muito bem tolerada, sendo raros os efeitos colaterais. Podem ocorrer cefaleia, náusea, diarreia, dor abdominal e insônia. Parestesias e neuropatia periférica são incomuns. Pancreatite é um efeito colateral bastante raro.

▶ Abacavir

O abacavir foi o sexto inibidor da transcriptase reversa análogo de nucleosídeo liberado para uso clínico. A dose recomendada é de 300 mg de 12/12 h ou 600 mg uma vez ao dia. A coformulação com lamivudina, que pode ser tomada em dose única diária, ainda não está disponível no Brasil. Tampouco está aqui disponível a coformulação abacavir, lamivudina e dolutegravir para uso em dose única diária.

Os alimentos não interferem com a absorção. É bem tolerado, sendo incomuns efeitos colaterais que levem à interrupção do medicamento.

A reação de hipersensibilidade, quando ocorre, é grave e potencialmente fatal. É geneticamente mediada, ocorrendo apenas em indivíduos que apresentem o alelo HLA B*5701, mais frequente em indivíduos caucasianos (8,0%) do que negros (< 1,0% de habitantes da África subsaariana). Embora não haja dados populacionais sistematicamente obtidos, a presença do alelo HLA-B*5701 parece ser incomum no Brasil. Abacavir só deve ser utilizado por indivíduos negativos para o alelo HLA-B*5701, o que pode ser determinado por um teste laboratorial relativamente simples e barato. Este teste deve ser realizado por todos os pacientes para quem se considera prescrever abacavir.

A reação de hipersensibilidade ao abacavir, que geralmente ocorre nas primeiras semanas de uso, é uma síndrome caracterizada pela presença de dois ou mais sinais e sintomas dos seguintes grupos:

- *Grupo 1*: febre (presente em mais de 90% dos casos).
- *Grupo 2*: rash.
- *Grupo 3*: gastrointestinal (incluindo náusea, vômitos, diarreia ou dor abdominal).
- *Grupo 4*: sintomas constitucionais (incluindo astenia, cansaço e dores generalizadas).
- *Grupo 5*: respiratório (incluindo dispneia, tosse e faringite).

Em casos em que não é possível afastar o diagnóstico de hipersensibilidade, é prudente interromper o uso de abacavir e jamais reintroduzi-lo, pelo risco de recorrência e até de óbito.

O uso recente de abacavir associa-se a aumento do risco de eventos cardiovasculares. Isto, na prática clínica, parece ter importância apenas para pacientes que já apresentam elevado risco cardiovascular.

Vírus contendo mutações associadas a resistência ao abacavir (K65R, L74V, Y115F e M184V) apresentam resistência cruzada com didanosina, emtricitabina, lamivudina e tenofovir. A mutação K65R, característica de pacientes que apresentam falha com o uso de tenofovir, pode conferir resistência a abacavir, didanosina, emtricitabina, lamivudina e estavudina; a mutação L74V pode conferir resistência a abacavir e didanosina, enquanto a mutação M184V associa-se a diminuição da atividade de abacavir e de didanosina e com resistência à emtricitabina e à lamivudina. Várias mutações associadas à resistência aos análogos de timidina (AZT e d4T), conhecidas como TAMs (M41L, D67N, K70R, L210W, T215Y/F e K219E/R/H/Q/N), associam-se com progressiva redução da sensibilidade ao abacavir.

▶ Emtricitabina

Ainda não disponível no Brasil, a emtricitabina (FTC) foi aprovada para uso clínico em 2003. Sua potência é semelhante a de lamivudina, bem como as mutações que se associam a resistência. No entanto, há estudos que sugerem ser menor a frequência de aparecimento de mutações de resistência a outros antirretrovirais após falhas de regimes contendo emtricitabina.

A dose usual é 200 mg em uma única tomada diária. Embora haja apresentação em cápsulas, é mais comumente utilizada em coformulação com tenofovir, com tenofovir e rilpivirina ou com tenofovir e efavirenz, todas para uso em dose única diária.

Não há restrições em relação aos alimentos. Em caso de insuficiência renal, a dose deve ser reajustada. Não são conhecidas interações medicamentosas clinicamente significantes.

Os efeitos adversos mais comuns são cefaleia, diarreia, náusea e *rash*, que raramente são graves. Foi também observada alteração de coloração da pele, especialmente hiperpigmentação das regiões palmares, plantares ou de ambas, geralmente assintomática e moderada. Não foram, até o momento, relatados casos de acidose lática ou de alterações lipídicas atribuíveis ao uso de emtricitabina.

A resistência é mais comumente associada à mutação no códon 184, o que leva à resistência cruzada com a lamivudina. Ocorrendo apenas esta mutação, não há comprometimento da sensibilidade a tenofovir e à zidovudina.

A emtricitabina possui atividade contra o vírus da hepatite B, indicação para a qual não está ainda aprovada. O uso de FTC como parte de esquema antirretroviral está associado a potente supressão de replicação de HBV. Em um estudo, após um ano, a frequência de resistência genotípica (12%) foi bastante inferior àquela geralmente encontrada com o uso de lamivudina para o tratamento de infecção pelo vírus da hepatite B.

▶ Tenofovir

Tenofovir, antirretroviral aprovado para uso clínico em 2001, é um inibidor da transcriptase reversa análogo de nucleotídeo. Embora estudos iniciais tenham mostrado resultados favoráveis quando usado em terapia de resgate, estudos posteriores demonstraram menor eficácia quando estão presentes três ou mais mutações associadas a resistência a análogos de nucleosídeos inibidores da transcriptase reversa. A resistência ao tenofovir pode ser parcialmente revertida pela presença da mutação M184V, associada a resistência à lamivudina e à emtricitabina. Assim, há autores que recomendam que lamivudina ou emtricitabina sejam sempre associadas ao esquema quando tenofovir for usado.

O uso de tenofovir em combinação com atazanavir associa-se a diminuição dos níveis séricos deste último, que pode ser compensada com baixas doses de ritonavir. Assim, quando utilizado com tenofovir, atazanavir deve sempre ser usado na dose de 300 mg em associação com ritonavir 100 mg/dia.

A dose recomendada de tenofovir é de 300 mg (um comprimido) ao dia, de preferência com alimentos. A tolerância é excelente. Os efeitos colaterais mais comuns são náusea, vômitos, diarreia e flatulência, sendo esta última relativamente frequente.

Há associação entre tenofovir e alterações de função renal, principalmente em pessoas com distúrbios renais prévios, idade mais avançada, maior grau de imunodeficiência, mulheres de baixo peso, pessoas com hipertensão arterial, diabetes melito ou uso de outros medicamentos nefrotóxicos. Recomenda-se avaliar previamente a função renal (*clearance* de creatinina) e monitorá-la cuidadosamente durante o tratamento. Diminuição de níveis séricos de fosfato e presença de microproteinúria são sinais precoces de lesão renal associada ao uso de tenofovir. As lesões renais são, em geral, reversíveis se houver interrupção precoce do tenofovir. Caso não seja suspenso, pode haver evolução para insuficiência renal crônica.

Em animais de laboratório, altas doses de tenofovir associam-se ao desenvolvimento de osteomalacia. Vários estudos demonstraram maior risco de osteopenia e de osteoporose com uso prolongado de tenofovir. Níveis séricos de vitamina D e de cálcio devem ser monitorados, assim como densitometria óssea, em particular em mulheres com mais de 40 anos e homens com mais de 55 anos. Tenofovir pode ser utilizado na gravidez.

Possui potente ação contra o vírus da hepatite B. Até o momento não foram descritos vírus da hepatite B resistentes a tenofovir. Portanto, antes de prescrever tenofovir, é importante confirmar ou afastar coinfecção com HBV. Tal como pode ocorrer com lamivudina, a interrupção de tenofovir em paciente coinfectado pode-se associar a reativação, que pode ser grave, da hepatite B.

Tenofovir Alafenamida Fumarato (TAF) é uma prodroga de tenofovir. Estudos sugerem ser menor a frequência de danos renais e ósseos associados ao uso de TAF, sendo mantida a eficácia contra a infecção pelo HIV e infecção pelo vírus da hepatite B.

INIBIDORES DA TRANSCRIPTASE REVERSA NÃO ANÁLOGOS DE NUCLEOSÍDEOS

Embora inibam a mesma enzima que os análogos de nucleosídeos, agem em sítio diferente. Portanto, não há resistência cruzada entre medicamentos das duas classes. São, em geral, medicamentos potentes, que levam à rápida queda da carga viral. No entanto, apenas uma ou duas mutações são necessárias para o desenvolvimento de resistência de alto grau.

▶ Nevirapina

A nevirapina atravessa a barreira placentária e uma única dose durante o trabalho de parto e outra dose para o recém-nato levam à marcada redução da transmissão mãe-filho do HIV. É apresentada na forma de comprimidos de 200 mg. A dose recomendada é de 400 mg/dia, divididos em duas tomadas diárias. A apresentação de 400 mg de liberação lenta, para uso em dose única diária, não está disponível no Brasil. Os alimentos não interferem com a absorção. O tratamento deve ser iniciado com 200 mg/dia durante 14 dias, o que reduz a probabilidade de ocorrer exantema, que pode ser muito grave, havendo vários relatos de casos de síndrome de *Stevens-Johnson*. O exantema pode ser pruriginoso ou não, geralmente eritematoso e maculopapular, acometendo tronco, face e extremidades, ocorrendo, mais comumente, nos primeiros 28 dias de tratamento.

Por ser metabolizada pelo fígado e excretada por via renal, deve ser usada com cautela quando há disfunção renal ou hepática. Pode ocorrer aumento das enzimas hepáticas, às vezes logo nas primeiras semanas de tratamento, incluindo casos de hepatite, que podem ser graves. Estes parecem ser especialmente comuns em pacientes coinfectados pelo vírus da hepatite C, razão para recomendar-se que não seja usada nesta situação. Outros efeitos colaterais incluem cefaleia, náuseas e febre. Os efeitos colaterais são mais comuns em mulheres do que em homens e a frequência, incluindo exantema e hepatite, que pode ser fatal, é muito maior em mulheres com contagens de CD4 no início do tratamento superiores a 250 células/mm^3, incluindo gestantes. Há, também, dados que indicam serem os efeitos colaterais mais comuns nos homens com contagem inicial de CD4 superior a 400 células/mm^3. O risco maior de eventos hepáticos graves é nas primeiras seis semanas e podem ser fatais. Frequentemente são associados a *rash*. O risco pode persistir mais tempo, e os pacientes devem ser monitorizados cuidadosamente durante pelo menos as primeiras 18 semanas de uso da nevirapina. Em alguns casos, o dano hepático continua progredindo mesmo após a interrupção da terapia.

Nevirapina não deve ser usada com rifampicina, rifabutina e contraceptivos orais. Induz os mesmos sistemas enzimáticos hepáticos que os inibidores da protease. Portanto, a associação destas duas classes de medicamentos exige cautela, pois pode haver redução dos níveis séricos de alguns inibidores da protease, incluindo lopinavir (essa associação não é mais recomendada).

▶ Delavirdina

A delavirdina foi liberada para uso comercial em 1997. Em virtude de inconveniência posológica, excesso de eventos adversos e de interações medicamentosas, deixou de ser disponibilizada para uso.

▶ Efavirenz

O efavirenz é um potente inibidor da transcriptase reversa não análogo de nucleosídeo aprovado para uso clínico em 1998. A dose recomendada é de 600 mg (um comprimido) uma vez ao dia.

Em todos os testes terapêuticos, a combinação de efavirenz com dois análogos de nucleosídeos inibidores da transcriptase reversa sempre foi tão ou mais eficaz que esquemas contendo inibidores da protease, independentemente das contagens de CD4, da carga viral ou do estado clínico ao início do tratamento. Tendo em vista sua eficácia, tolerância e segurança a longo prazo, esquemas fundamentados em efavirenz são indicados para a terapia inicial. A combinação tenofovir, lamivudina e efavirenz, disponível em comprimido coformulado, é o esquema de escolha para o início do tratamento no Brasil pelas recomendações do Ministério da Saúde.

Os alimentos pouco interferem com a sua absorção, embora alimentos com alto teor de gordura possam aumentar efeitos adversos.

Os efeitos adversos mais comuns são relacionados com o sistema nervoso central, predominando tonteira, insônia, sonhos vívidos ou pesadelos, depressão e dificuldade de concentração. Estes paraefeitos, que tendem a ocorrer nos primeiros dias, podem durar duas ou até quatro semanas. Geralmente, são minimizados com a ingestão do medicamento à noite, imediatamente antes de dormir. A ingestão com alimentos pode reduzir a intensidade destes efeitos colaterais. Em caso de depressão grave e persistente, ou se houver impulsos suicidas, deve ser suspenso. Depressão moderada ou leve pode persistir indefinidamente, muitas vezes só sendo percebida quando o medicamento é interrompido por alguma outra razão. História de quadro psiquiátrico não é, *per se*, contraindicação ao uso de efavirenz.

Exantema, embora possa ocorrer, é menos comum do que com nevirapina. Quando ocorre, costuma ser por volta do décimo dia de uso e pode ser controlado, raramente sendo necessária a interrupção. O uso prolongado de efavirenz também está associado a dislipidemias.

Em símios, o uso de efavirenz durante a gravidez está associado a malformações fetais. Há relatos esparsos de casos de graves malformações congênitas, incluindo meningomielocele, em crianças nascidas de mães que fizeram uso de efavirenz durante a gravidez. No entanto, diversos estudos observacionais não confirmaram a associação entre efavirenz e malformações congênitas. Assim, o uso não é mais contraindicado por mulheres grávidas ou em idade fértil.

A resistência ao efavirenz parece desenvolver-se mais lentamente que com nevirapina. Após falha virológica com o uso de efavirenz, nevirapina não deve ser utilizada. Há, no entanto, vírus resistentes a efavirenz que mantêm sensibilidade *in vitro* à etravirina e à rilpivirina. Ademais, estudos clínicos demonstraram a eficácia de etravirina em pacientes com vírus resistentes a efavirenz. No entanto, como mencionado antes, não há estudos semelhantes em que rilpivirina tenha sido utilizada.

Efavirenz pode ser associado a alguns inibidores da protease. No entanto, esta combinação deve ser evitada, em especial em terapia inicial, pois além de limitar opções terapêuticas caso aconteça resistência a três classes de medicamentos, os estudos não demonstraram vantagem de quatro medicamentos para iniciar tratamento. Quando efavirenz é associado a lopinavir/ritonavir, a dose desta última combinação deve ser ajustada para 500/125 mg, ou seja, não é adequada a associação por haver opções melhores. Seriam dois comprimidos de 200/50 com um comprimido de 100/25 mg sempre em duas tomadas diárias.

Por ser indutor do citocromo p450, efavirenz deve ser usado com cautela quando associado a medicamentos de metabolização hepática. Não devem ser coadministrados terfenadina, astemizol, cisaprida, cetoconazol e ergotamina. Não pode ser associado à claritromicina, porque a concentração plasmática deste antibiótico sofre redução de aproximadamente 45%. O uso concomitante com rifampicina leva à diminuição dos níveis séricos de efavirenz em, aproximadamente, 20%. No entanto, como os estudos até agora realizados não demonstraram diminuição das taxas de cura de tuberculose quando a dose usual de 600 mg/dia de efavirenz é utilizada, foi mantida a indicação dessa dose padrão.

▶ Etravirina

Etravirina é um inibidor de transcriptase reversa não análogo de nucleosídeo de segunda geração, que deve ser utilizado em esquemas antirretrovirais de resgate. Apresenta atividade contra cepas portadoras da mutação K103N, a mais frequentemente selecionada após falha virológica em uso de efavirenz. Sua barreira genética é mais elevada que a dos ITRNN de primeira geração, mas sua atividade se reduz à medida que ocorre o acúmulo de mutações de resistência para esta classe. É apresentada em comprimidos de 100 mg, sendo a dose diária de 200 mg, de 12 em 12 horas, via oral, preferencialmente com alimentos. Os comprimidos podem ser dissolvidos em água.

A etravirina é um substrato do citocromo P450, assim como indutora do CYP3A4 e inibidora do CYP2C9. Consequentemente, várias interações podem ser previstas. A etravirina reduz as concentrações séricas do atazanavir, maraviroque e raltegravir e aumenta os níveis de fosamprenavir. Deve ser evitado o uso concomitante de rifampicina, carbamazepina, fenobarbital, fenitoína e erva de São João. Tanto ritonavir como tipranavir reduzem bastante os níveis séricos da etravirina, a qual, por sua vez, aumenta as concentrações plasmáticas do segundo. Esta associação, portanto, é contraindicada. Não há interação significativa com darunavir. A associação com lopinavir causa pequena redução dos níveis séricos de lopinavir, a qual parece não ter relevância clínica. Não há interação com ranitidina nem com inibidores de bomba de prótons (omeprazol e outros similares).

Dentre os eventos adversos, *rash* cutâneo, com exantema geralmente discreto, é frequente, e náusea ocorre raramente. Se ocorrer o que aparece mais comumente na segunda semana, o tratamento, na maioria, pode ser mantido. No entanto, se a farmacodermia for grave, o tratamento deve ser interrompido. Raramente, pode ocorrer síndrome de Stevens-Johnson. Foram descritos raros casos de necrólise epidérmica tóxica.

Rilpivirina

Rilpivirina, ainda não disponível no Brasil, foi aprovada para uso em pacientes virgens de tratamento e com carga viral ≤ 100.000 cópias/mL. A dose aprovada é de 25 mg por dia, com alimento. Também se encontra aprovada, com as mesmas indicações, a coformulação com emtricitabina e tenofovir para uso em dose única diária. Sua absorção requer que seja ingerida com refeição contendo pelo menos 400 kcal e condições de acidez no estômago. Assim, não deve ser coadministrada com inibidores da bomba de próton e deve ser tomada com intervalo de dez a doze horas em relação aos bloqueadores H2.

O evento adverso mais comum é *rash* cutâneo, em geral de pequena monta e que não impede a manutenção. Por ser extremamente bem tolerada, em especial pela ausência de efeitos adversos envolvendo o sistema nervoso central, é comum, nos países em que está disponível, a substituição da combinação de tenofovir, emtricitabina e efavirenz pela combinação dos dois primeiros com rilpivirina.

In vitro, rilpivirina parece ter atividade semelhante à etravirina contra vírus resistentes a efavirenz. No entanto, não há estudos em que tenha sido testada quando há falha virológica prévia.

INIBIDORES DA PROTEASE (IP)

Os primeiros inibidores da protease que foram introduzidos na prática clínica apresentavam vários problemas de absorção e de farmacocinética, o que acarretava a necessidade de grande número de comprimidos e/ou necessidade de manutenção de horários rígidos e/ou restrições alimentares. No entanto, o reconhecimento de que pequenas doses de ritonavir, ao inibir o citocromo p450, sistema enzimático hepático através do qual são metabolizados vários medicamentos, modificam acentuadamente a farmacocinética dos IP, tornou possível a diminuição do número de comprimidos, a redução ou eliminação das restrições alimentares e da necessidade de rigor dos horários. Mais importante, porém, talvez por aumentar os níveis séricos de vale, tornou o desenvolvimento de resistência mais difícil. Assim, os inibidores da protease devem sempre ser associados a ritonavir.

Saquinavir

Em 1996, o saquinavir foi o primeiro inibidor da protease liberado para uso clínico. Seu uso, foi inicialmente limitado pela pequena biodisponibilidade, depois compensada pela associação de ritonavir. Deve ser obrigatoriamente associado a ritonavir, na dose de 1.000 mg associados a 100 mg de ritonavir de 12/12 horas. No Brasil, somente a apresentação de 200 mg está disponível, o que interfere na adesão.

Os efeitos colaterais mais comuns são náuseas, dor abdominal e diarreia. Cefaleia no início do tratamento também não é incomum. Elevação significativa dos níveis séricos de colesterol e de triglicerídeos é menos comum do que com os demais inibidores da protease, à exceção de atazanavir.

Interações medicamentosas são comuns. A rifampicina reduz os níveis séricos de saquinavir em 60% e a rifabutina, em 40%, o que contraindica o uso concomitante destes medicamentos. Outros medicamentos que reduzem os níveis séricos do saquinavir são fenobarbital, fenitoína, dexametasona e carbamazepina. Cetoconazol, itraconazol, fluconazol, claritromicina e todos os medicamentos que inibem o citocromo p450 aumentam os níveis séricos do saquinavir. Por outro lado, saquinavir aumenta os níveis séricos de astemizol, terfenadina, cisaprida, midazolam e triazolam, podendo provocar arritmias cardíacas e sedação prolongada. A ergotamina e a di-hidroergotamina são contraindicadas.

Indinavir

Indinavir não mais é recomendado nem mais distribuído na Rede Pública Brasileira pela grande associação com lipoatrofia periférica, nefrolitíase e outros eventos adversos.

Ritonavir

Ritonavir é um potente indutor de sistemas enzimáticos hepáticos, via de metabolização importante de muitos medicamentos, incluindo a maioria dos inibidores da protease. Embora ritonavir tenha sido inicialmente liberado para uso isolado como inibidor da protease, eram muitas as interações medicamentosas e efeitos colaterais. Atualmente, seu uso é restrito como adjuvante farmacologico de outros inibidores da protease.

O ritonavir é apresentado sob a forma de comprimidos 100 mg e de solução oral contendo 600 mg em cada 7,5 mL. Como tem sabor amargo, a solução oral pode ser misturada com leite achocolatado. Os efeitos colaterais, incluem intolerância gastrointestinal, como náuseas, dor e/ou distensão abdominal e diarreia, parestesia em torno da boca e/ou periférica, aumento dos níveis de transaminases e de creatinofosfoquinase, aumento acentuado dos níveis séricos de colesterol e de triglicerídeos. São bem menos frequentes e menos intensos quando usado em dose baixa como potencializador de outros inibidores da protease. Por ser o ritonavir um potente indutor de sistemas enzimáticos hepáticos, as interações medicamentosas são frequentes. Diversos medicamentos alteram a concentração plasmática do ritonavir, ocorrendo aumento dos níveis séricos com o uso de claritromicina, fluconazol e fluoxetina ou redução dos níveis com rifampicina e alguns anticonvulsivantes, como fenobarbital, carbamazepina e fenitoína. O tabaco reduz em 18% a concentração plasmática do ritonavir. Terfenadina, astemizol e cisaprida não podem ser associados ao ritonavir porque podem provocar arritmias ventriculares. Midazolam, triazolam, alprazolam, diazepam, flurazepam, clorazepato, estazolam e outros similares podem provocar sedação prolongada. Ritonavir reduz a biodisponibilidade do etinilestradiol (contraceptivo oral), da teofilina e, possivelmente, de morfina, codeína, naproxeno e cetoprofeno. Podem ocorrer sérios efeitos adversos se associado à meperidina, piroxicam, propoxifeno, metadona, fentanil, warfarin, derivados do ergot e benzodiazepínicos. São, contraindicados os antiarrítmicos amiodarona, quinidina, encainida, flecainida e propafenona. O bloqueador de canais de cálcio bepridil também não pode ser utilizado. Pode, alterar níveis séricos de desipramina, sertralina, trazodona, alguns neurolépticos, hipolipemiantes, corticosteroides, eritromicina, cetoconazol, itraconazol e outros. São diversas as interações, que devem ser avaliadas antes de indicar as associações. A apresentação líquida de ritonavir pode conter álcool e pode provocar reações quando coadministrada com dissulfiram (antabuse) ou outros medicamentos que produzem reações dissulfiram-símile, como, por exemplo, metronidazol.

Nelfinavir

Nelfinavir foi o único inibidor da protease cuja farmacocinética não era afetada pela associação com ritonavir, sendo esta a possível razão pelo seu desempenho inferior aos demais medicamentos da classe. Nelfinavir não está mais disponível para uso clínico.

Amprenavir

O amprenavir é um inibidor da protease que foi aprovado para uso clínico em 1999, que caiu em desuso após a aprovação de fosamprenavir, uma prodroga que, por ter uma farmacocinética muito mais favorável, permite o uso de número consideravelmente menor de comprimidos e de dose única diária em algumas circunstâncias.

Fosamprenavir

Fosamprenavir é uma prodroga do amprenavir, aprovado para uso clínico em 2003. Em estudo comparativo em que foram incluídos pacientes virgens de tratamento, a eficácia de fosamprenavir potencializado com ritonavir foi comparável a de lopinavir/ritonavir em todas as faixas de CD4 e de carga viral.

Fosamprenavir é apresentado sob a forma de comprimidos de 700 mg. Pode ser usado em dose única diária (1.400 mg + ritonavir 100 mg) para virgens de terapia ou quando houve troca sem falhas prévias. Para quem fez esquemas prévios e evoluiu com falha, são necessárias as duas doses diárias (700 mg de fosamprenavir + 100 mg de ritonavir de 12/12h). Não deve ser utilizado sem ritonavir mesmo para pacientes virgens de tratamento pelo maior risco de falha.

Os principais efeitos adversos são náusea, diarreia e *rash*. As anormalidades laboratoriais, incluindo hiperlipidemia e aumento de enzimas hepáticas, são menos evidentes, especialmente quando usado com apenas 100 mg de ritonavir ao dia.

Não há restrições em relação a alimentos. Não é necessário ajuste de dose em caso de insuficiência renal. No entanto, em caso de insuficiência hepática não se conhece o risco e nem se caberia ajuste de dose por ser metabolizado pelo citocromo p450.

Há várias interações com outros medicamentos, incluindo alguns antirretrovirais. Rifabutina, rifampicina, contraceptivos hormonais, derivados do ergot, benzodiazepínicos, antiarrítmicos, sinvastatina e lovastatina, alguns fitoterápicos e outros medicamentos metabolizados pela mesma via devem ser evitados.

▶ Lopinavir

O inibidor da protease lopinavir, coformulado com ritonavir, foi liberado para uso clínico em 2000. A eficácia e a durabilidade da resposta em pacientes virgens de tratamento estão amplamente demonstradas. A coformulação com ritonavir é, provavelmente, a maior vantagem. Lopinavir é apresentado em comprimidos contendo 200 mg de lopinavir e 50 mg de ritonavir.

A dose preconizada é de 400 mg de lopinavir e 100 mg de ritonavir em cada tomada, o que corresponde a dois comprimidos de 12/12 horas ou podem ser tomados os quatro comprimidos de 24/24 horas para pacientes sem falha prévia. A dose deve ser ajustada quando nevirapina ou efavirenz são coadministrados, porém já não é um esquema adequado e não deve ser mais indicado considerando-se que há novas possibilidades de associações eficazes e mais bem toleradas. Em estudos envolvendo pacientes virgens de tratamento, a eficácia da administração de quatro comprimidos uma vez ao dia foi semelhante a de dois comprimidos de 12/12 horas. No entanto, em alguns pacientes, efeitos adversos gastrointestinais podem ser mais comuns quando em dose única diária. Está disponível a apresentação líquida e em cada 5 mL há 400 mg de lopinavir (80 mg/mL) e 100 mg de ritonavir (20 mg/mL). A solução oral pode conter álcool (lembrar da possibilidade de reação do tipo antabuse com metronidazol, secnidazol e dissulfiram).

Os principais efeitos colaterais são náusea e diarreia. Elevação significativa dos níveis séricos de colesterol e de triglicerídeos é comum. Não é raro o desenvolvimento de resistência à insulina. Pancreatite já foi relatada, especialmente quando há dislipidemia. As interações medicamentosas são as mesmas dos demais inibidores da protease, particularmente por haver ritonavir na formulação.

▶ Atazanavir

Atazanavir foi aprovado para uso clínico em 2003. As principais características são o uso em dose única diária e o menor impacto metabólico em relação aos demais inibidores da protease, exceto darunavir.

No Brasil, atazanavir é apresentado em cápsulas de 300 mg e 200 mg e deve ser administrado em dose única diária, com alimentos. A dose diária recomendada é de 300 mg de atazanavir associado a 100 mg de ritonavir. Se usado sem ritonavir, a dose é de 400 mg/dia (só permitido para virgens de tratamento e são raríssimas as indicações, pois há risco consideravelmente maior de falha).

Há interações entre atazanavir e diversos medicamentos antirretrovirais, incluindo outros inibidores da protease, inibidores da transcriptase reversa não análogos de nucleosídeos e tenofovir. Atazanavir deve ser obrigatoriamente utilizado com ritonavir por pacientes que estejam em uso de tenofovir. Não deve ser associado ao efavirenz nem à nevirapina. Cabe lembrar que se didanosina fizer parte do esquema terapêutico, deve ser administrada separadamente (intervalo de duas horas), por ser necessário jejum. Não é uma associação adequada. Caso usado, o ritonavir é obrigatório nesse esquema.

Atazanavir é um substrato da isoenzima 3A4 do citocromo p450. Logo, podem ser alteradas as concentrações séricas de medicamentos metabolizadas por esta via, como rifabutina, claritromicina (aumento de 50% dos níveis séricos de claritromicina), agentes redutores de lipídeos e outros. Do mesmo modo, medicamentos que induzem ou inibem a ação desta isoenzima podem causar alterações significativas dos níveis séricos de atazanavir. Por exemplo, a coadministração de ritonavir eleva os níveis séricos de atazanavir, enquanto efavirenz os reduz. Tenofovir reduz os níveis séricos de atazanavir. Como já citado, caso sejam coadministrados, deve-se associar ritonavir (100 mg/dia) ao esquema.

A utilização de inibidores de bomba de prótons (omeprazol, pantoprazol, lansoprazol e outros) é contraindicada com atazanavir. Caso seja necessário o uso de ranitidina, cimetidina e similares, o intervalo em relação à administração de atazanavir deve ser de dez ou mais horas.

Os efeitos colaterais mais comumente observados são icterícia (em até 10% dos indivíduos, raramente levando à interrupção do tratamento), náusea e diarreia. As alterações laboratoriais mais frequentes incluem hiperbilirrubinemia indireta e elevação de enzimas hepáticas. Estudos observacionais demonstraram maior incidência de disfunção renal em pacientes que fazem uso da associação tenofovir e atazanavir/ritonavir, quando comparados a outros inibidores da protease.

A resistência ao atazanavir, quando usado sem ritonavir por pacientes virgens de tratamento, ocorre pela seleção da mutação I50L, que não confere resistência aos demais inibidores da protease. Por outro lado, a presença de mutações que conferem resistência a outros inibidores da protease reduz a sensibilidade ao atazanavir, especialmente quando presentes quatro ou mais mutações. Por esta razão, é importante salientar que é baixa a probabilidade de resposta ao atazanavir em terapia de resgate após falha a outros inibidores da protease.

▶ Tipranavir

Tipranavir foi aprovado para uso clínico em 2005, devendo obrigatoriamente ser associado a ritonavir. Sua principal característica é ter atividade contra vírus resistentes a outros inibidores da protease, dependendo do número de mutações primárias e da combinação das mesmas.

Cada cápsula contém 250 mg de tipranavir. A dose padrão são duas cápsulas (500 mg) de 12/12 horas com 200 mg de ritonavir em cada tomada, devendo ser ingerido com alimentos. As cápsulas devem ser mantidas refrigeradas (entre 2 e 8°C) até o frasco ser aberto e depois podem ficar entre 15 e 30°C. Devem ser usadas em até 60 dias.

Os principais efeitos colaterais são diarreia, náuseas, fadiga, cefaleia e vômitos. Pacientes coinfectados com os vírus da hepatite B ou C ou com alteração prévia de enzimas hepáticas têm elevado risco de apresentarem descompensação hepática. Há relatos de acidentes vasculares cerebrais associados ao uso de tipranavir. Deve haver precaução em pessoas com história de alergia a sulfonamida. Exantemas ocorrem em 10 a 15% dos pacientes.

Tipranavir não deve ser coadministrado com amiodarona, bepridil, flecainida, propafenona, quinidina, di-hidroergotamina, ergonovina, ergotamina, metilergonovina, pimozida, midazolam, sinvastatina, lovastatina e erva de São João. Quando coadministrados, a didanosina (ddI) deve ser usada com intervalo de aproximadamente duas horas devido à necessidade de jejum para o ddI. Fluconazol, cetoconazol e itraconazol devem ser evitados ou administrados com precaução e na dose máxima de 200 mg/dia. Cápsulas de tipranavir podem conter álcool, podendo haver reações do tipo antabuse se forem coadministradas com dissulfiram ou metronidazol.

MEDICAMENTOS ANTIRRETROVIRAIS

Darunavir

Darunavir é um inibidor não peptídico da protease do HIV aprovado para uso tanto por pacientes virgens de tratamento como para pacientes com tratamentos prévios.

No Brasil, temos disponíveis para adultos comprimidos com 600 mg e a dose recomendada é de um comprimido de 600 mg associado a 100 mg de ritonavir, ambos de 12 em 12 horas. Darunavir deve ser tomado preferencialmente com alimentos.

Já foram descritas várias mutações associadas à resistência ao darunavir, as mais comuns localizadas nos codons 32, 47, 50 e 87. É necessário o acúmulo de pelo menos três mutações para que a sensibilidade ao darunavir seja reduzida. Para que ocorra completa resistência são necessárias ao menos sete mutações.

Os efeitos adversos mais comuns são queixas gastrointestinais moderadas e dislipidemia. A dislipidemia pode não ser tão pronunciada como a que ocorre com outros inibidores da protease, assim como a elevação de enzimas hepáticas. Pode ocorrer *rash* cutâneo em até 7% dos casos, em geral até a segunda semana de tratamento. Deve ser ministrado com cautela para quem tem alergia às sulfonamidas.

Como darunavir é metabolizado pelo citocromo P450, interações medicamentosas são comuns. Não deve ser combinado com erva de São João, astemizol, terfenadina, pimozídeo, midazolam, triazolam, derivados da ergotamina, cisaprida, rifampicina, fenobarbital, fenitína e carbamazepina. O uso de atorvastatina e de outras estatinas deve ser iniciado com baixas doses (10 mg). Não é adequada a associação a efavirenz (redução dos níveis séricos do darunavir e aumento dos de efavirenz). A rifabutina deve ter a dose reduzida para 150 mg a cada dois dias. Há ainda interações com contraceptivos. As doses máximas, quando em combinação com os inibidores de PDE5 são: 10 mg de tadalafila a cada 72 horas; 2,5 mg de vardenafila a cada 72 horas; 25 mg de sildenafila a cada 48 horas. Há também interações com azólicos, ciclosporina e inibidores da recaptação da serotonina entre outros.

INIBIDORES DE FUSÃO

Os medicamentos dessa classe diferenciam-se dos descritos anteriormente por agirem extracelularmente, interferindo com a entrada do HIV nas células pela inibição da fusão das membranas viral e celular.

Enfuvirtida (T20)

Enfuvirtida, um inibidor de fusão, tem seu uso cada vez mais restrito por ser administrado por via subcutânea e pela disponibilidade de novas opções. É indicado para terapia de resgate após falha às outras classes em esquema contendo, no mínimo, duas outras drogas ativas. É importante destacar que a enfuvirtida não pode o único antirretroviral ativo, situação em que resistência se desenvolve rapidamente. Por ter diferente mecanismo de ação, não há resistência cruzada com nenhum dos demais antirretrovirais.

Enfuvirtida é um peptídeo sintético de 36 aminoácidos lineares, apresentado sob a forma de pó liofilizado branco ou acinzentado, para ser aplicado por via subcutânea.

Cada frasco contém 108 mg de enfuvirtida, para ser usada na concentração de 90 mg/mL. Antes do preparo, os frascos podem ser mantidos em temperatura ambiente (entre 15 e 30°C). Para a reconstituição, devem ser adicionados 1,1 mL de água estéril para obter-se o volume final de 1 mL para a aplicação. Antes de aplicar, o frasco deve sofrer leves batidas durante dez segundos e depois ser gentilmente rodado entre as mãos para retirar espuma e bolhas, além de certificar-se que nada tenha ficado preso às paredes. O frasco deve ser, então, colocado em posição vertical para que todo o pó se misture, o que pode levar até 45 minutos. Rodar entre as mãos mais vezes pode reduzir este tempo. O produto final deve ser incolor, límpido, sem depósito, sem bolhas, sem espuma e totalmente dissolvido. Depois de preparado, o conteúdo deve ser aplicado imediatamente ou mantido sob refrigeração (2 a 8°C) no frasco original até no máximo 24 horas. Caso seja usado após ter sido refrigerado, deve voltar à temperatura ambiente e o conteúdo novamente avaliado antes da aplicação. As aplicações devem ser duas vezes ao dia em locais diferentes, por via subcutânea, no abdome, na face anterior da coxa ou superior do braço. A dose é a mesma independentemente do peso corporal.

Os efeitos adversos mais comuns são as reações no local da aplicação, que podem incluir desconforto, dor, eritema, equimose, prurido, induração, nódulos e cistos. Em vários estudos, pacientes que conseguem ultrapassar o primeiro mês de uso têm baixa probabilidade de interromper a medicação por conta das reações no local de aplicação.

No estudo de fase três que levou à aprovação da enfuvirtida, houve um número significativamente maior de pneumonias bacterianas no grupo que usou o medicamento em comparação com o grupo-controle. Estas pneumonias não pareciam guardar relação com porta de entrada cutânea, nem é sabido se há relação direta com o uso da enfuvirtida. Embora essa associação não tenha sido confirmada em estudos posteriores, alguns autores recomendam que pacientes em uso de enfuvirtida sejam monitorizados, especialmente aqueles com outros fatores de risco para pneumonia (fumo, baixa contagem de CD4, elevada carga viral, história prévia de pneumopatia e uso de drogas intravenosas). Há relatos de reações de hipersensibilidade, incluindo febre, *rash*, náuseas, vômitos, calafrios, hipotensão, distúrbios respiratórios, glomerulonefrite e síndrome de Guillain-Barré. Se diagnosticado um quadro de hipersensibilidade, a enfuvirtida não deve mais ser reiniciada. Outros efeitos adversos descritos incluem elevação de transaminases, trombocitopenia, neutropenia e hiperglicemia, que são raros.

Enfuvirtida só deve ser indicada durante a gravidez se for imprescindível. Estudos de farmacocinética não foram conduzidos em populações com insuficiência hepática nem renal, embora a análise da concentração plasmática tenha mostrado que o *clearance* da enfuvirtida não sofreu alterações em pacientes com *clearance* de creatinina acima de 35 mL/min.

Até o momento não foram descritas interações clinicamente significativas com outros medicamentos, incluindo rifampicina e os demais antirretrovirais.

INIBIDORES DE CCR5

A entrada do HIV em células requer a participação da molécula CD4 e de um correceptor. Infecções primárias em geral, se dão por vírus com tropismo por macrófagos e que utilizam o correceptor denominado CCR5. Já cepas que utilizam o correceptor CXCR4 têm tropismo por linfócitos e, geralmente, são detectadas após a infecção ter se estabelecido. Embora não haja demonstração de uma relação de causa e efeito, cepas que utilizam CCR5 predominam em pacientes assintomáticos e/ou com contagens mais elevadas de CD4, enquanto cepas que utilizam CXCR4 praticamente só são detectadas em pacientes sintomáticos e/ou com contagens mais baixas de CD4. Medicamentos que inibem a ligação do vírus com o correceptor CCR5 diferenciam-se dos demais medicamentos não só por agirem extracelularmente, mas, principalmente, porque sua ação não depende de interferência com uma enzima viral, mas do bloqueio de um receptor humano.

❯ Maraviroque

O "maraviroc" foi registrado no Brasil como maraviroque. É ativo *in vitro* contra HIV-1 resistente a múltiplos medicamentos e com tropismo para CCR5. Ensaios clínicos com pacientes multiexperimentados mostraram que é bem tolerado, isoladamente reduz a carga viral em mais de 1 $\log_{10}$ e aumenta a contagem de linfócitos CD4. No Brasil, seu uso está restrito à terapia de resgate, associado a dois ou mais medicamentos completamente ativos. Maraviroque só deve ser utilizado por pacientes com tropismo exclusivo por CCR5, demonstrado pelo teste de tropismo.

A dose de maraviroque deve ser ajustada de acordo com os outros antirretrovirais em uso (Quadro 6-1).

Quadro 6-1 Ajuste de dose do maraviroque

Medicamento em combinação	Ajuste de dose do maraviroque
Nevirapina, tenofovir e outros ITRN	Nenhum (dose 150 mg 12/12 horas)
Efavirenz ou Etravirina sem IP ou outros inibidores CYP3A4 potentes	600 mg 12/12 h
Rifampicina sem outros inibidores de CYP3A4	600 mg 12/12 h
IP/r (exceto tipranavir/r)	150 mg 12/12 h
Efavirenz + IP/r	150 mg 12/12 h
Rifabutina + administração concomitante de IP (exceção: tipranavir/r)	150 mg 12/12 h
Itraconazol, cetoconazol, claritromicina, telitromicina	150 mg 12/12 h
Tipranavir/r	300 mg 12/12 h

Em relação aos efeitos adversos, é bem tolerado, raramente causa cefaleia, fadiga, tontura e náuseas. Em altas doses, pode ocorrer hipotensão ortostática. Há relatos ocasionais de elevação de creatinoquinase e de miosite. A administração concomitante de maraviroque e rifampicina não é recomendada. Isoniazida deve ser evitada pelo risco aumentado de hepatotoxicidade. Erva-de-são-joão pode reduzir o nível sérico de maraviroque, e o uso concomitante deve ser evitado.

INIBIDORES DA INTEGRASE

A integrase é uma enzima codificada pelo HIV, que atua no núcleo da célula hospedeira, permitindo que o DNA viral seja incorporado ao DNA da célula hospedeira, etapa essencial do ciclo replicativo do vírus. Por ser um sistema enzimático distinto, não há resistência cruzada entre os inibidores da integrase e medicamentos das demais classes ora disponíveis. Por sua eficácia, segurança e relativamente poucas interações medicamentosas, em locais sem restrições orçamentárias os inibidores de integrase são, atualmente, a classe de drogas mais indicada para o início do tratamento.

▶ Raltegravir

Raltegravir foi o primeiro inibidor de integrase do HIV liberado para uso clínico em pacientes virgens de tratamento ou previamente expostos. São comprimidos de 400 mg usados na dose de 400 mg, por via oral, duas vezes ao dia, com ou sem alimentos. Não é necessário ajuste de dose em pacientes com insuficiência renal ou insuficiência hepática moderada.

Os efeitos adversos são pouco frequentes. Pode ocorrer *rash* cutâneo, que raramente requer interrupção do medicamento. Foram relatados casos de rabdomiólise e de ataxia cerebelar em pacientes tomando raltegravir, não havendo, no entanto, associação causal definida.

Raltegravir é eliminado em sua maior parte via glucuronidação mediada pela UGT1A1 e interações significativas com os outros antirretrovirais não são esperadas. Indutores potentes da UGT1A1 reduzem os níveis plasmáticos de raltegravir, razão pela qual houve recomendação de dobrar a dose (800 mg/dia) quando usado em associação com rifampicina. No entanto, em um estudo avaliando o uso em pacientes tomando rifampicina para tratamento de tuberculose, resultados comparáveis foram obtidos com dose usual ou dobrada de raltegravir. Devem ser evitados antiácidos no mesmo horário da tomada do raltegravir.

Mutações de resistência são demonstradas em até dois terços dos pacientes com falha virológica em uso de raltegravir, podendo ocorrer acúmulo de mutações com perda progressiva da suscetibilidade se for mantido após a falha. Vírus resistentes a raltegravir também são resistentes a elvitegravir. A resistência ao raltegravir ocorre através de três vias mutacionais distintas. Dependendo da via mutacional de resistência, vírus resistentes a raltegravir permanecem sensíveis a dolutegravir, que deve, então, ser utilizado na dose de 50 mg duas vezes ao dia.

▶ Elvitegravir

Elvitegravir, ainda não disponível no Brasil, foi o segundo inibidor da integrase aprovado para uso clínico. Nos países onde está disponível, há duas apresentações: como agente único e coformulado com tenofovir, emtricitabina e cobicistat (este último sem ação antirretroviral, mas que, à semelhança de ritonavir, eleva os níveis séricos de várias drogas, incluindo elvitegravir). Ambas as apresentações são usadas em dose única diária. Em uma mais recente formulação o tenofovir (disoproxil fumarato) foi substituido por TAF (tenofovir alafenamida) para reduzir a toxicidade.

Há extensa resistência cruzada entre raltegravir e elvitegravir. O uso de cobicistat está associado a inibição da excreção tubular de creatinina, aparentemente sem afetar a função renal medida por *clearance* de creatinina. No entanto, o uso da coformulação é recomendado apenas para indivíduos com *clearance* de creatinina ≥ 70 mL/min.

À semelhança de ritonavir, são extensas as interações medicamentosas de cobicistat.

▶ Dolutegravir

Dolutegravir foi o terceiro inibidor da integrase aprovado para uso clínico. Em breve estará disponível no Brasil. É usado em dose única diária, sem necessidade de potencialização. Além do comprimido de 50 mg, há outra apresentação coformulado com abacavir e lamivudina também para o uso em dose única diária. A dose deve ser modificada para duas vezes ao dia em casos de resistência comprovada ou suspeita a outros inibidores da integrase, ou quando há a associação a alguns outros antirretrovirais, como fosamprenavir e tipranavir.

In vitro, dolutegravir mantém atividade contra vários vírus resistentes a raltegravir e elvitegravir. Quando as duas drogas foram diretamente comparadas em pacientes virgens de tratamento, a taxa de sucesso virológico foi semelhante (88% no braço dolutegravir, 85% no braço raltegravir), bem como o aumento médio de CD4 (230 células em ambos os braços). Efeitos adversos atribuídos a essas drogas foram incomuns. Entre os pacientes com falha virológica, nenhum apresentava qualquer mutação de resistência no braço dolutegravir. Em estudos envolvendo pacientes virgens de tratamento, dolutegravir mostrou-se superior a efavirenz e ao darunavir com ritonavir. Não foram demonstradas mutações de resistência nos indivíduos com falha virológica a dolutegravir.

Dolutegravir possui importantes interações medicamentosas, incluindo com agentes antiepilépticos e antirretrovirais (já citados antes). Dolutegravir pode aumentar as concentrações séricas de metformina e, portanto, a administração concomitante deve ser feita cuidadosamente pelo risco de hipoglicemia. Deve ser tomado duas horas antes ou seis horas após a tomada de antiácidos catiônicos ou de laxativos, sulcrafatos, suplementos alimentares contendo ferro ou cálcio e medicamentos tamponados. Dolutegravir e suplementos alimentares contendo ferro ou cálcio podem ser tomados juntos se ingeridos com comida. Em relação à interação com rifampicina, ainda não há dados de estudo clínico que permita a associação. Um estudo em andamento sugere que a dose de dolutegravir talvez deva ser dobrada (50 mg 2 vezes ao dia). Portanto, ainda é contraindicada a coadministração. Com rifabutina, utiliza-se as doses usuais de ambas as drogas.

Dolutegravir é uma droga extremamente bem tolerada, eventos adversos são raros. Os mais comumente relatados são insônia, fadiga e cefaleia. Pacientes coinfectados com os vírus das hepatites B ou C apresentam risco maior de elevações de transaminases. Podem ocorrer pequenos aumentos dos níveis séricos de creatinina, sem que a taxa de filtração glomerular seja afetada.

7
PROFILAXIA PRÉ E PÓS-EXPOSIÇÃO

Infecção pelo HIV não é uma consequência inevitável da exposição ao vírus. Quando considerado o conjunto de acidentes perfurocortantes, o risco de infecção após exposição percutânea ao sangue é de aproximadamente 0,3%, sendo proporcional ao inóculo, à extensão e à profundidade da lesão. Estima-se que o risco seja aproximadamente 16 vezes maior em casos de ferimentos profundos, cinco vezes maior se houver sangue visível na agulha/cateter ou se o procedimento envolveu agulha colocada diretamente na veia ou artéria e oito vezes maior se ocorrer morte do paciente-fonte por doença relacionada ao HIV nos dois meses após o acidente. O risco estimado de infecção após exposição de membranas mucosas ao sangue é de 0,09%.

A tabela abaixo apresenta a taxa estimada de aquisição da infecção para cada 10.000 exposições sexuais. O risco de transmissão é maior em presença de outras infecções sexualmente transmissíveis, infecção aguda ou muito avançada pelo HIV e carga viral plasmática elevada. Por outro lado, o risco é menor quando é usado preservativo ou quando o ato sexual envolve indivíduo circuncidado. Na tabela, nenhum destes fatores é levado em consideração. Cumpre ressaltar, também, não haver caso relatado de transmissão sexual a partir de indivíduo com carga viral plasmática comprovadamente indetectável há pelo menos seis meses.

Tipo de exposição	Taxa de aquisição/10.000 exposições
Sexo anal receptivo	138
Sexo vaginal receptivo	8
Sexo anal insertivo	11
Sexo vaginal insertivo	4
Sexo oral receptivo	Baixo
Compartilhamento de "sex toys"	Desprezível

Adaptada de http://www.cdc.gov/hiv/policies/law/risk.html

PROFILAXIA PRÉ-EXPOSIÇÃO SEXUAL (PrEP)

A profilaxia pré-exposição ao HIV (PrEP) consiste no uso de antirretrovirais para reduzir o risco de adquirir a infecção pelo HIV.

Estudos prospectivos, controlados por placebo, randomizados e duplo-cegos demonstraram conclusivamente que o uso da coformulação tenofovir/emtricitabina protege contra a aquisição da infecção pelo HIV após exposição sexual ao vírus, em especial entre homens que fazem sexo com homens. Foi também demonstrado que no caso dos indivíduos com níveis séricos das drogas compatíveis com a tomada de ao menos quatro comprimidos por semana a proteção é de 96%. Já entre os com nível sérico compatível com a tomada de comprimidos todos os dias da semana a proteção é maior que 99%.

Um estudo realizado na França e no Canadá investigou, e demonstrou, a eficácia do uso de PrEP guiado por evento de risco. Neste estudo, randomizado, duplo cego e controlado por placebo, os participantes, homens que relatavam fazer sexo com outros homens, foram instruídos a tomar dois comprimidos de tenofovir/emtricitabina 2-24 horas antes de uma relação sexual, outro 24 horas e mais um 48 horas depois dos primeiros (total, 4 comprimidos). Houve duas infecções no grupo que recebeu a droga: em ambos, os participantes já haviam deixado de tomá-las há várias semanas. A principal dúvida quanto à eficácia desta forma de uso de tenofovir/emtricitabina para PrEP deve-se aos participantes relatarem terem usado comprimidos em média 14 dias por mês, o que os colocaria na faixa do uso de quatro vezes por semana, não sendo possível extrapolar para aqueles que fizerem uso apenas ocasional desta forma de prevenção. No entanto, estudos subsequentes, indicam que esta forma de PrEP chamada de "on demand" (confome demanda) também é eficaz.

Entre as principais questões científicas envolvendo PrEP, incluem-se forma de uso (diário, quatro vezes por semana, guiado por evento etc.), triagem (em todos os estudos, um número pequeno, mas significativo, de participantes foram retrospectivamente diagnosticados como estando no período de "janela imunológica" quando do início de PrEP, monitoramento de potenciais efeitos colaterais, quando parar e se outras drogas (ou combinações de drogas) teriam a mesma eficácia.

O uso de PrEP é recomendado pela Organização Mundial da Saúde para todas as pessoas sob alto risco de aquisição da infecção pelo HIV pela exposição sexual.

No Brasil, a combinação tenofovir/emtricitabina deverá estar disponível na rede pública para PrEP em 2017.

Na rede pública, PrEP estará disponível para homens que fazem sexo com homens, pessoas trans e profissionais do sexo que relatem relação sexual anal (receptiva ou insertiva) ou vaginal, sem preservativo, nos últimos seis meses. Também estará disponível para parcerias sorodiscordantes em que a pessoa infectada tem carga viral plasmática detectável ou desconhecida. Por fim, é possível que usuários de drogas venham a ser elegíveis para receberem PrEP através da Rede Pública caso preencham ao menos um dos seguintes critérios: relação sexual anal (receptiva ou insertiva) e/ou vaginal, sem preservativo, nos últimos seis meses OU injeção de drogas não prescritas por profissional de saúde nos últimos seis meses E compartilhamento de seringas, agulhas ou equipamento de preparação de injeção.

Antes de ser indicado o uso de PrEP deve ser excluída a presença de infecção por HIV, o que pode ser feito por meio de testes rápidos. Pessoas com exposição de risco recente, sobretudo nos últimos 30 dias, devem ser orientadas quanto à possibilidade de haver infecção, devendo o exame ser repetido em um mês. Em caso de suspeita clínica de infecção aguda pelo HIV, deve-se proceder à realização de teste imunoenzimático de quarta geração (que inclui detecção de antígeno p24) ou método molecular para pesquisa de RNA viral em plasma.

Recomenda-se, também, que seja feito exame para sífilis (e investigação de outras infecções sexualmente transmissíveis, a depender de dados epidemiológicos e clínicos).

Deve sempre ser realizada avaliação laboratorial para hepatites B e C. No caso de indivíduos soronegativos para o vírus da hepatite B, está indicada vacinação. Não há, até o momento, relatos de reativação de hepatite B (*flare*) em indivíduos HBsAg+ que interromperam o uso de PreP.

É importante enfatizar que PreP, embora eficaz para a prevenção da infecção pelo HIV, não substitui as demais medidas preventivas, visto não ter ação contra outras infecções sexualmente transmissíveis, em particular hepatite C.

O comprometimento significativo da função renal não foi observado nos ensaios clínicos e nos estudos observacionais publicados. Também é incomum discreta alteração do *clearence* de creatinina, reversível com a interrupção da medicação. Assim, antes do início de PrEP, deve ser feita dosagem de creatinina sérica, calculado o *clearance* [[(140 – idade) × peso × 0,85 para mulheres] ÷ (creatinina sérica × 72)]; idade em anos, peso em kg e Cr sérica em mg/100 mL. Caso o mesmo seja inferior a 70 mg/100 mL, PrEP está contraindicada. Após o início de PrEP, a creatinina sérica deve ser dosada e o *clearance* calculado trimestralmente. Caso haja queda significativa, particularmente para valor inferior a 70 mg/100 mL, PrEP deverá ser interrompida.

PrEP também é contraindicada para indivíduos com histórico de fraturas patológicas.

O esquema recomendado para uso na PrEP é a combinação dos antirretrovirais tenofovir e emtricitabina, coformulados em dose única diária.

Uma vez iniciado o uso de PreP, é conveniente fazer nova consulta após 30 dias para realizar nova sorologia para HIV, avaliar adesão e discutir barreiras para o uso adequado. Daí em diante, as consultas podem ser trimestrais, ou mais frequentes, quando não se tem certeza da adesão ou plena compreensão da necessidade de manutenção das demais medidas preventivas. A cada consulta deve-se repetir a sorologia para HIV, dosar creatinina sérica e estimar *clearance*. Sorologia para hepatite C deve ser realizada uma vez ao ano e VDRL semestralmente, ou mais frequentemente, a depender de critérios clínicos e epidemiológicos.

PrEP deverá ser interrompida após diagnóstico de infecção pelo HIV, quando houver dúvida quanto à adesão, mesmo após aconselhamento adequado, quando houver alteração na situação de risco ou a pessoa não mais queira fazer uso da medicação.

Na suspeita de infecção HIV, deve ser considerada a suspensão de PrEP até a confirmação ou exclusão do diagnóstico, a depender da presença de dados epidemiológicos e clínicos.

Caso, após interrupção por qualquer motivo, haja desejo de reiniciar PrEP, a avaliação inicial deve ser repetida.

PROFILAXIA PÓS-EXPOSIÇÃO (PEP)

Em um estudo do tipo caso-controle realizado no começo da década de 1990, houve diminuição de aproximadamente 80% do risco de infecção com o uso do AZT por profissionais de saúde que haviam sofrido acidentes perfurocortantes. Embora não tenham sido realizados ensaios clínicos randomizados para confirmar essa observação, a sua plausibilidade biológica e os resultados de estudos usando modelos animais fizeram com que a profilaxia pós-exposição (inicialmente só para acidentes profissionais, posteriormente para outros tipos de exposição, incluindo sexual) passasse a fazer parte das medidas de saúde pública rotineiramente recomendadas para a prevenção da infecção pelo HIV. Ressalte-se que nos Estados Unidos houve, desde 1999, apenas um caso comprovado de transmissão após acidente pérfuro-cortante envolvendo profissional de saúde, demonstração indireta da eficácia da profilaxia pós-exposição, rotineiramente utilizada naquele país.

No atendimento a indivíduos com possível exposição sexual ao HIV devem ser avaliadas as circunstâncias da exposição, o risco de transmissão e a frequência de exposição. Os fatores que aumentam a probabilidade de transmissão após contato sexual são magnitude da carga viral plasmática, integridade da mucosa da pessoa exposta, presença de sangramento e de doença sexualmente transmissível.

Embora a duração ideal da terapia pós-exposição seja desconhecida, são recomendadas, com base em modelos animais, quatro semanas (28 dias). O início do tratamento deve ser o mais precoce possível, idealmente dentro da primeira ou até a terceira hora após o acidente, de preferência não ultrapassando 24 a 36 horas. Recomenda-se não ser instituída profilaxia pós-exposição caso já tenham decorrido mais de 72 horas da exposição.

O profissional que tenha sofrido um acidente perfurocortante deve realizar o teste anti-HIV o mais rápido possível para verificar sua condição sorológica. Idealmente, devem ser usados testes rápidos que incluam pesquisa de antígeno e anticorpo. Sempre que possível, deve-se tentar estabelecer o estado sorológico (incluindo hepatites B e C) do paciente-fonte e se faz (ou fez) uso de terapia antirretroviral. Todo acidente de trabalho com material biológico deve ser notificado em formulário específico, onde devem ser incluídos dados referentes ao paciente-fonte (incluindo sorologias para HIV, hepatites B e C e uso de antirretrovirais), à situação sorológica do profissional prévia ao acidente (HIV, hepatites B e C) e à conduta indicada após o acidente.

Caso testes rápidos não estejam disponíveis e houver indicação de uso de PEP, esta deverá ser iniciada imediatamente, devendo ser interrompida se vier a ser determinado que o indivíduo já era soropositivo ou que a fonte era soronegativa.

De acordo com as recomendações do Ministério da Saúde, sangue, sêmen, fluidos vaginais, líquidos de serosas, líquor, líquido amniótico e líquido articular são materiais que conferem risco de transmissão da infecção pelo HIV.

Segundo o Ministério da Saúde, as seguintes exposições associam-se com risco de transmissão da infecção pelo HIV:

- *Percutâneas*: lesões causadas por agulhas ou outros instrumentos perfurantes e/ou cortantes.
- *Membranas mucosas*: exposição sexual; respingos em olhos, nariz e boca.
- *Cutâneas envolvendo pele não íntegra*: presença de dermatites ou feridas abertas.
- *Mordeduras com presença de sangue*: nestes casos, os riscos devem ser avaliados tanto para a pessoa que sofreu a lesão quanto para aquela que a provocou.

Já exposição exclusivamente cutânea a pele íntegra e mordedura sem presença de sangue constituem exposições sem risco de transmissão.

De acordo com as diretrizes brasileiras, a profilaxia pós-exposição sexual é recomendada nas seguintes situações:

- Parceiro sabidamente soropositivo, independentemente do tipo de exposição (anal ou vaginal). No entanto, é importante ressaltar que não há casos comprovados de transmissão da infecção por indivíduos em uso de antirretrovirais e com carga viral plasmática indetectável há pelo menos seis meses.
- Parceiro com sorologia desconhecida, mas com alta probabilidade de ser soropositivo, em situações de exposição anal receptiva.

Ainda de acordo com as diretrizes brasileiras, a profilaxia deverá ser considerada para as seguintes situações:

- Parceiro com sorologia desconhecida, mas com alto risco de estar infectado, no caso de exposição anal ou vaginal insertiva e vaginal receptiva.
- Parceiro com sorologia desconhecida e de população de baixa prevalência, nos casos de exposições anais receptivas.

Nas situações de violência sexual, a profilaxia deve ser recomendada nos casos de penetração vaginal e/ou anal nas primeiras 72 horas após a violência, mesmo que a condição sorológica do agressor seja desconhecida. Não está recomendado o uso de profilaxia para casos de penetração oral sem ejaculação, agressor sabidamente HIV negativo, violência sofrida há mais de 72 horas e abuso crônico pelo mesmo agressor.

Todas as pessoas avaliadas para potencial uso de PEP não ocupacional devem receber orientação e são candidatas a tratamento para outras infecções sexualmente transmissíveis, incluindo infecções bacterianas e por clamídias e hepatites, além de avaliar risco de gravidez, no caso de mulheres em idade fértil.

▶ Esquemas antirretrovirais recomendados

PEP é uma das raras situações em que o início da terapia antirretroviral é uma emergência médica. Assim, PEP deve ser iniciada o mais precocemente possível, idealmente nas primeiras 2 horas após a exposição e, no máximo, até 72 horas após a exposição.

Em 2016, no Brasil, o esquema preferencial para profilaxia pós-exposições sexuais é tenofovir/lamivudina associados com atazanavir 300 mg e ritonavir 100 mg, por 28 dias. Há que lembrar que é contraindicado o uso de atazanavir por pessoas que fazem uso de inibidores de bomba de prótons. Em caso de exposição sexual a indivíduo sabidamente em uso de antirretrovirais e em falha virológica, um especialista deverá ser consultado. Vale lembrar que essas recomendações passam por revisões frequentes e podem ser modificadas em breve, daí a importância de recorrer a profissionais especializados ou a dados disponíveis sobre o assunto para manter a conduta atualizada.

No caso de acidentes perfurocortantes, as mesmas medicações são indicadas caso o estado sorológico do caso fonte seja desconhecido ou não esteja em uso de antirretrovirais. Caso o paciente-fonte esteja em uso (ou já tenha feito uso) de antirretrovirais, a composição do esquema profilático poderá ser alterada, tendo em vista a possibilidade de transmissão de vírus resistentes. Nestas situações, um especialista deve ser consultado.

Em locais sem restrições financeiras, tendo por base sua segurança e seus locais de ação (pré-integração), é recomendado o uso de tenofovir/emtricitabina associado com um inibidor de integrase (raltegravir ou dolutegravir). Espera-se que em 2017, o esquema preferencial no Brasil para a PEP venha a ser tenofovir/emtricitabina associados a dolutegravir. Como alternativa, é indicado o uso de tenofovir/emtricitabina associado a darunavir 800 mg, ritonavir 100 mg, todos em dose única diária.

8

Manifestações Respiratórias

As afecções respiratórias são, segundo vários estudos, as principais causas de morbidade em pacientes com infecção pelo HIV. A etiologia é bastante variável e depende, em parte, da região em que o indivíduo vive, de condições socioeconômicas, de seu estado imunológico e do emprego de medicamentos profiláticos. Nos países desenvolvidos, antes do uso rotineiro de profilaxia para pneumocistose, a pneumonia por *Pneumocystis jirovecii* era a infecção definidora de AIDS em 65% dos casos e ocorria em mais de 80% dos pacientes em algum momento. Na maioria dos países em desenvolvimento e naqueles com amplo acesso à terapia antirretroviral, a incidência de tuberculose é igual ou maior que a de pneumonia por *Pneumocystis jirovecii*.

PNEUMOCISTOSE

Pneumocystis jirovecii causa pneumonite intra-alveolar, cujo efeito clínico mais importante é a hipoxemia. Acredita-se que a transmissão de *P. jirovecii* seja inter-humana e através das vias aéreas. Em indivíduos imunocompetentes, *P. jirovecii* habita as vias aéreas como saprófita desde a primeira década de vida, só provocando doença quando sobrevém déficit imunológico.

Aproximadamente 90% dos casos ocorrem quando a contagem de CD4 é inferior a 200 células/mm^3. Outros fatores preditivos incluem não adesão à profilaxia medicamentosa, candidíase oral, leucoplasia pilosa, perda de peso involuntária, pneumonia bacteriana de repetição e carga viral elevada.

O curso clínico da pneumonia por *P. jirovecii* é, na maioria das vezes, insidioso, estendendo-se por semanas ou poucos meses. Essa evolução é, frequentemente, ainda mais lenta quando ocorre nos pacientes que fazem profilaxia continuamente. Febre, fadiga, tosse seca e dispneia aos esforços são os achados mais comuns. Podem ocorrer sudorese noturna, calafrios e perda de peso. Inicialmente, as manifestações são brandas, porém, gradualmente, se intensificam e alcançam rapidamente franca insuficiência respiratória se não houver tratamento imediato.

Nas fases iniciais, a febre pode ser a única manifestação clínica. Em fase avançada, o exame clínico costuma mostrar um paciente febril, taquicárdico, taquipneico, com encurtamento da incursão respiratória que, se levada até o final, desencadeia acesso de tosse, que em 70% dos casos é improdutiva. A ausculta pulmonar, em geral, é inexpressiva. Em apenas um terço dos casos com sintomatologia respiratória estão presentes estertores ou roncos.

Na maioria dos pacientes com sintomas respiratórios, a radiografia de tórax revela infiltrado intersticial difuso bilateral. Outras apresentações encontradas incluem infiltrado alveolar localizado, consolidações focais, infiltrado nodular e, mais raramente, aspecto miliar, cavitário ou pneumatocele. Nas fases iniciais da pneumocistose, quando há apenas febre, e em até 20% dos casos, a radiografia de tórax pode ser normal. A presença de derrame pleural significativo e/ou adenomegalia intratorácica sugere outras possibilidades diagnósticas, que podem estar associadas, como tuberculose, sarcoma de Kaposi ou linfoma.

A gasometria arterial é muito útil, já que PaO_2 menor que 60 mmHg evidencia grave hipoxemia que, com frequência, é mais intensa do que faz supor o estado clínico do paciente. Hipoxemia grave está mais associada à pneumocistose que a qualquer outra causa de pneumonia. Pode também haver hipocapnia, balanço acidobásico normal ou alcalose respiratória. A dosagem de desidrogenase lática (LDH) sérica deve ser solicitada sempre, já que níveis muito elevados de LDH são bastante sugestivos de pneumocistose. É importante salientar que níveis pouco aumentados ou mesmo normais não afastam o diagnóstico.

É fundamental buscar o diagnóstico definitivo, já que outras entidades podem-se apresentar de forma similar. O primeiro exame a ser realizado deveria ser o de escarro induzido por nebulização ultrassônica com solução salina hipertônica, que é feito em pouquíssimos locais. Esse exame deveria ser sempre incluído na investigação de febre em pacientes com infecção pelo HIV, mesmo quando não há manifestações respiratórias. O preparo para a coleta inclui jejum de algumas horas antes do exame, higiene da cavidade oral e dos dentes. Quando adequadamente realizado (o que inclui imunofluorescência com anticorpos monoclonais), a sensibilidade é superior a 90%. Broncofibroscopia ótica com lavado broncoalveolar (sensibilidade próxima a 100% quando associada à biópsia transbrônquica) deve ser realizada quando não houver resposta à prova terapêutica e/ou quando o diagnóstico não for confirmado pelo exame de escarro induzido. Pneumotórax após biópsia ocorre em até 10% dos casos, dos quais a metade necessitará de drenagem para reexpansão.

Os casos com hipoxemia grave e deterioração clínica progressiva não permitem demora na intervenção terapêutica, que deve ser iniciada sempre que houver forte suspeita diagnóstica, enquanto se prossegue com a investigação diagnóstica, já que não há grande alteração na sensibilidade dos exames específicos nas primeiras 48-72 h após o início do tratamento. No entanto, esse lapso de tempo pode ser fundamental para o prognóstico. O esquema terapêutico de escolha é sulfametoxazol-trimetoprim (SMX-TMP ou cotrimoxazol) na dose de 75 a 100 mg/kg/dia de SMX e 5 a 15 mg/kg/dia de TMP, a cada seis ou oito horas, durante 21 dias, por via oral ou venosa, de acordo com a tolerância gástrica. São comuns os efeitos colaterais como *rash* cutâneo, náuseas, vômitos, leucopenia, trombocitopenia e alterações hepáticas, na maioria das vezes reversíveis e não implicando modificação do tratamento.

Quando não é possível utilizar SMX-TMP (história de hipersensibilidade grave, por exemplo), as alternativas são: (1) dapsona (DDS) na dose de 100 mg/dia, via oral, durante 21 dias, associada ao TMP (5 a 15 mg/kg/dia); (2) clindamicina na dose de 600 mg de 8/8 h por via intravenosa e, após melhora do quadro clínico, por via oral na dose de 300 a 450 mg, a cada seis a oito horas, durante 21 dias, associada à primaquina, na dose de 15 a 30 mg/dia, via oral; (3) atovaquona (não disponível no Brasil), 750 mg, via oral, de 8/8 h, sempre com alimentos; e (4) isotionato de pentamidina, na dose única diária de 4 mg/kg/dia, diluídos em 100 mL de soro glicosado a 5%, infundidos durante 60 a 120 minutos por via venosa durante 21 dias. Os principais paraefeitos da pentamidina são disglicemias, arritmias, pancreatite, hipotensão arterial, nefrotoxicidade e leucopenia.

Vale ressaltar que reações de hipersensibilidade, por vezes sérias, podem ocorrer em até 10% dos pacientes tratados com cotrimoxazol, a mais comum sendo *rash* cutâneo maculopapular ou reação urticariforme. Eritema nodoso, síndrome de Lyell, dermatite esfoliativa, necrólise epidérmica tóxica e síndrome de Stevens-Johnson são raros. Esta última pode ser fatal, principalmente se a droga não for suspensa logo que surgirem as primeiras manifestações (5% comparados com 26% em suspensões tardias). Quando a hipersensibilidade é moderada, o cotrimoxazol pode ser reintroduzido em dose padrão ou pode ser tentada a dessensibilização. Na maior parte das vezes, é possível a reintrodução da droga, especialmente nos casos em que exantema foi a única manifestação.

Até poucos anos atrás, a indicação de corticosteroides era consensual nos casos graves e moderados, para pacientes com PaO_2 abaixo de 70 mmHg, visando à diminuição do processo inflamatório e da fibrose pulmonar. No entanto, porque em um estudo retrospectivo envolvendo grande número de pacientes houve um maior número de óbitos nos 30 dias subsequentes entre aqueles que fizeram uso de corticosteroides, muitos autores reconsideraram a indicação rotineira. Os resultados dependem do uso precoce, até 72 horas após início da intervenção terapêutica específica, reduzindo a possibilidade de evolução para insuficiência respiratória nos primeiros dias e intolerância aos esforços após o tratamento. Embora sejam propostos diferentes esquemas, o mais comum é o uso da prednisona 80 mg/dia, durante cinco dias, seguidos de 40 mg/dia por mais cinco dias e de 20 mg/dia até o fim do tratamento (21 dias).

Alguns pacientes podem apresentar piora nos primeiros dias de tratamento, só ocorrendo melhora clínica e gasométrica em torno do quinto dia. Quando não há resposta terapêutica após uma semana, deve ser considerada a possibilidade de associação de outros patógenos.

O melhor momento para começar terapia antirretroviral após um episódio de pneumocistose não está definido. Um estudo randomizado demonstrou que o uso de antirretrovirais associou-se com significativa redução da mortalidade, sem evidência de aumento na incidência de síndrome de recuperação imune (bastante incomum após pneumocistose) se iniciados nas duas primeiras semanas. Esse estudo, no entanto, não permite definir se o tratamento antirretroviral deve ser iniciado concomitantemente ou se é possível aguardar até haver melhora clínica.

Tendo em vista a frequência da pneumocistose e a taxa de recaída após um episódio tratado com sucesso (35% em seis meses e 60% em um ano), está formalmente indicada a instituição de regime profilático secundário. A profilaxia primária está indicada para todos os pacientes com CD4 < 200/mm³ ou < 14% ou que apresentem sinais/sintomas de progressão da imunodeficiência (candidíase oral, leucoplasia pilosa etc.). Entre os esquemas propostos destaca-se o uso de cotrimoxazol na dose de 800 mg/160 mg, respectivamente, três a sete vezes por semana. O uso de cotrimoxazol diariamente é mais indicada se há soropositividade para toxoplasmose com CD4 < 100. Outra possibilidade é usar dapsona na dose de 100 mg/dia, sete vezes por semana. A pentamidina é usada para a profilaxia por via inalatória, na dose de 300 mg uma vez ao mês, diluída em 6 mL de água destilada, utilizando-se *Respirgard II* ou outro nebulizador que garanta partículas menores que 5 micra, para que os alvéolos possam ser atingidos. As reações mais frequentes à inalação de pentamidina são o broncospasmo e a tosse no decorrer da aplicação, que podem ser evitados com a nebulização prévia de um broncodilatador. O inconveniente da via inalatória é a proteção exclusiva do pulmão, permitindo o aparecimento de infecção por *P. jirovecii* extrapulmonar, além de ser um esquema mais caro e menos eficaz quando comparado ao uso de cotrimoxazol. Outra limitação do uso de pentamidina é ter atividade exclusivamente para profilaxia de pneumocistose.

A profilaxia, primária ou secundária, pode ser suspensa quando, como resultado de terapia antirretroviral eficaz, a contagem de linfócitos CD4 se mantiver acima de 200 células/mm³ durante pelo menos três meses. Cumpre ressaltar que em um estudo envolvendo mais de 20 mil pacientes em uso de terapia antirretroviral, em indivíduos com contagens de CD4 entre 100 e 200 células/mm³ e carga viral indetectável, episódios de pneumocistose não foram mais comuns nos que não faziam uso de profilaxia em comparação com os que faziam. Assim, muitos recomendam que para pacientes com carga viral indetectável pode ser considerada a interrupção de profilaxia mesmo que a contagem de CD4 esteja ainda abaixo de 200 células/mm³.

OUTRAS CAUSAS DE PNEUMOPATIAS

Citomegalovírus (CMV)

Não há consenso se CMV pode ser causa de pneumonite em pacientes infectados pelo HIV, mesmo quando há evidências de alterações histopatológicas compatíveis com citomegalovirose.

Infecções fúngicas

Diversos fungos já foram implicados como causa de pneumonia, sendo *Cryptococcus neoformans* o mais comum, seguido de *Histoplasma capsulatum*. Pode ocorrer envolvimento exclusivo dos pulmões ou pneumonia fazer parte de quadro sistêmico. Os achados radiológicos são inespecíficos. A radiografia de tórax pode ser normal, mas, em geral, há infiltrado pulmonar intersticial ou reticulonodular, podendo ou não haver adenomegalia hilar/mediastinal. Lesões cutâneas podem ser observadas, principalmente na histoplasmose. A febre geralmente está presente e pode haver linfadenopatia periférica, além de hepatoesplenomegalia, quando a doença é disseminada. Um quadro similar à sepse, com hipotensão, insuficiência respiratória e renal, além de disfunção hepática e trombocitopenia, pode ser visto em cerca de 10% dos casos de histoplasmose, sendo péssimo o prognóstico. A pancitopenia ocorre em aproximadamente 30% dos pacientes com histoplasmose, provavelmente pelo envolvimento da medula óssea. Nesses casos, a hemocultura apresenta alta sensibilidade, embora sejam necessários muitos dias para haver crescimento de *H. capsulatum*.

Em casos de criptococose pulmonar, deve ser indicada a punção lombar para determinar se há meningite associada. Em geral, o tratamento é feito com anfotericina B. No entanto, se o exame do liquor for negativo, não houver evidência de acometimento sistêmico, houver apenas infiltrados pulmonares localizados e não houver hipoxemia, o tratamento pode ser feito com fluconazol por via oral (400 mg/dia por 10 semanas, seguido por 200 mg/dia).

O tratamento dos casos graves de histoplasmose e de criptococose deve ser feito com anfotericina-B, preferencialmente na apresentação lipossomal, na dose de 3 a 4 mg/kg/dia. Se essa apresentação não estiver disponível, pode ser usada anfotericina B convencional, na dose de 0,5 a 1 mg/kg/dia, máximo 50 mg/dia, por via venosa, durante sete a quatorze dias e depois em dias alternados (ou 3x/semana), até a dose total de 10 a 15 mg/kg (ou esterilização do liquor quando há envolvimento meníngeo concomitante). Em casos de criptococose, alguns autores sugerem que, após a fase de indução com anfotericina-B, poderia ser instituída terapia supressiva com fluconazol 400 mg/dia, que pode ser reduzido para 200 mg/dia após a décima semana de tratamento e mantido por tempo indeterminado. Para histoplasmose, após a indução pode ser usado itraconazol. Em casos de menor gravidade, o tratamento pode ser iniciado com itraconazol na dose de 600 mg/dia durante três dias, seguidos de 200 mg duas vezes ao dia durante doze semanas.

A manutenção após o término do tratamento é mandatória em virtude do risco de recidivas. Embora não haja consenso sobre quando a terapia pode ser interrompida e a manutenção começada, esta pode ser feita com fluconazol (ou com itraconazol, se envolvimento meníngeo houver sido excluído) por via oral. Alguns autores sugerem que a profilaxia secundária pode ser suspenssa de forma segura se o paciente tem mais de seis meses de terapia antirretroviral com CD4 > 150 e Ag sérico abaixo de 2 unidades. Deve ter completado o tratamento de indução e o mínimo de 12 meses de tratamento.

É importante considerar as possíveis interações medicamentosas com outras drogas nefrotóxicas e hepatotóxicas. O uso concomitante de rifampicina deve ser evitado, porque pode haver redução dos níveis séricos de itraconazol. Cumpre ressaltar que cetoconazol é ineficaz tanto para o tratamento quanto para a profilaxia da histoplasmose. Com base em estudos que sugerem haver falha terapêutica em até 40% dos casos quando fluconazol é usado, deve-se evitar esse medicamento para o tratamento de histoplasmose.

Todos os pacientes devem iniciar terapia antirretroviral após diagnóstico de criptococose e de histoplasmose. Como um estudo prospectivo e randomizado demonstrou aumento da mortalidade em casos de meningite criptocócica em que a terapia antirretroviral foi iniciada nas primeiras 72 horas, recomenda-se iniciá-la apenas após o fim da fase de indução (aproximadamente duas semanas).

Pneumonia por *Candida spp.* é bastante rara, não tendo nenhuma importância a presença desse fungo no lavado brônquico, devendo o diagnóstico ser considerado apenas quando, em material de biópsia, houver evidência de invasão tecidual.

❱ Pneumonia linfocítica intersticial

Embora seja comum em crianças infectadas pelo HIV, a pneumonia linfocítica intersticial é rara em adultos. Caracteriza-se por evolução crônica ou subaguda, com tosse seca, podendo ou não ser acompanhada de febre. As contagens de CD4 estão entre 200 e 350 células/mm^3. Ao exame radiológico, podem ser encontrados infiltrados reticulonodulares difusos ou, menos frequentemente, focais. O diagnóstico deve ser confirmado por histopatologia, geralmente sendo necessária biópsia a céu aberto, pois biópsia por broncofibroscopia é positiva apenas em 30 a 50% dos casos. Além da terapia antirretroviral, recomenda-se o uso de corticosteroides para o tratamento de pneumonia linfocítica intersticial.

▶ Infecção por *Mycobacterium tuberculosis*

A tuberculose é uma das complicações mais comuns no curso da infecção pelo HIV. Um estudo realizado no Rio de Janeiro, envolvendo mais de 500 pacientes soropositivos que não estavam em uso de terapia antirretroviral, mostrou uma incidência anual de tuberculose de 6,5% entre os reatores ao PPD, 3,2% entre os não reatores ao PPD e não anérgicos e 10% entre os anérgicos. Nesse estudo, o uso de quimioprofilaxia por pacientes reatores ao PPD diminuiu em 84% o risco de desenvolvimento de tuberculose após quatro anos de acompanhamento. Dados desse estudo também indicaram que, entre pacientes com imunodeficiência avançada, isto é, com CD4 < 15%, o desenvolvimento de tuberculose aumentou em 6,5 vezes o risco de óbito nos três anos subsequentes. No mesmo estudo, o risco de óbito dos pacientes reatores ao PPD, após quatro anos de acompanhamento, foi 60% menor nos que utilizaram quimioprofilaxia, quando comparados com o grupo controle. Há vários dados que demonstram que o uso da terapia antirretroviral diminui a probabilidade de desenvolvimento de tuberculose em até 80%.

Tuberculose pode ocorrer em pacientes previamente assintomáticos e com contagens relativamente elevadas de linfócitos CD4, quando geralmente se apresenta na forma clássica, com lesão cavitária no ápice pulmonar. Nos pacientes com imunodeficiência avançada, sua apresentação tende a ser atípica, por vezes semelhante à primoinfecção, com presença, ao exame radiológico, de infiltrado difuso, intersticial ou miliar, associado ou não ao comprometimento de outros órgãos. A presença de derrame pleural é relativamente frequente, sendo o líquido pleural serofibrinoso, com predomínio de linfócitos. Em geral, o início é insidioso, com tosse predominantemente produtiva. Febre vespertina é comum, geralmente associada à sudorese noturna. Há queda progressiva do estado geral, com emagrecimento acentuado. Dispneia geralmente só ocorre em fases mais avançadas. A associação com candidíase oral é comum. Também podem ocorrer manifestações decorrentes de infecção concomitante em outros órgãos, como fígado, baço, rins, gânglios, intestinos, medula óssea etc. Não se encontra bem determinada a frequência com que outras micobactérias que não *M. tuberculosis* causam patologia pulmonar em pacientes infectados pelo HIV.

A seguir são apresentadas recomendações para diagnóstico, quimioprofilaxia e tratamento da tuberculose em indivíduos infectados pelo HIV.

A) Soropositivos para HIV e reatores ao PPD: todos deverão submeter-se a estudo radiológico de tórax, independentemente de história de vacinação com BCG:
- *Pacientes sem febre ou tosse e com radiografia de tórax normal*: quimioprofilaxia com isoniazida (INH). Há controvérsias quanto à duração da quimioprofilaxia, variando de seis meses (Brasil), nove meses (CDC) ou 36 meses ou mais (OMS).
- *Presença de febre ou tosse com mais de duas semanas de duração e/ou radiografia de tórax anormal*: baciloscopia (exame direto) e cultura de escarro.
  - Baciloscopia de escarro e cultura negativas: quimioprofilaxia com INH por seis meses (ou nove meses, segundo recomendação do CDC ou 36 meses ou mais, segundo recomendação da OMS) ou tratamento, se a radiografia de tórax for típica.
  - Baciloscopia de escarro ou de material de broncoscopia ou cultura positivas: quimioterapia com rifampicina (RMP, 10 mg/kg, dose máxima de 600 mg/dia) + isoniazida (INH, 5 a 10 mg/kg/dia, máximo de 300 mg/dia) + pirazinamida (PZA, 15-30 mg/kg/dia, máximo de 2 g/dia) + etambutol 15/a 25 mg/kg/dia durante seis meses, sendo dois meses de RMP + INH + PZA +Etambutol e quatro meses de RMP + INH. Em caso de resposta tardia, cultura positiva após dois meses ou doença cavitária, o tratamento deve ser prolongado para nove a doze meses.

B) Soropositivos para HIV, não reatores ao PPD:
  1. Assintomáticos respiratórios:
     - *Radiografia de tórax normal*: acompanhamento clínico.
     - *Radiografia de tórax anormal*: diferenciar lesões cicatriciais daquelas sugestivas de atividade:

- Lesão cicatricial apical sem quimioterapia prévia para tuberculose ou evidência de tuberculose antiga em pacientes sem sintomas respiratórios: quimioprofilaxia com INH por seis meses (ou nove meses, segundo recomendação do CDC ou 36 meses ou mais, segundo recomendação da OMS).
- Radiografia de tórax anormal com lesão compatível com atividade: investigação diagnóstica e, se indicado, quimioterapia.

2. Sintomáticos respiratórios:
   - Radiografia de tórax normal: realizar exame bacteriológico:
     - Se negativo: acompanhamento clínico.
     - Se positivo: quimioterapia.
   - Radiografia de tórax anormal:
     - Com lesões cicatriciais sugestivas de tuberculose anterior (tratadas ou não) e baciloscopia negativa: quimioprofilaxia com INH por seis meses (ou nove meses, segundo recomendação do CDC ou 36 meses ou mais, segundo recomendação da OMS).
     - Com imagem sugestiva de atividade: quimioterapia.

Aos esquemas terapêuticos e profiláticos que incluam isoniazida deve ser acrescentada piridoxina (vitamina B6) na dose de 50 a 100 mg/dia. Em casos de resistência aos quimioterápicos prescritos, de falha terapêutica ou de presença de bacilos resistentes a múltiplas drogas, o esquema terapêutico deve ser individualizado e orientado pelos testes de sensibilidade aos antibióticos.

Estudos utilizando métodos moleculares de caracterização de cepas de *M. tuberculosis* demonstraram que, mesmo em áreas de baixa prevalência, muitos dos casos de tuberculose em pacientes infectados pelo HIV são causados por infecção exógena recente e não por reativação endógena. Esse é mais um motivo para que isolamento respiratório rigoroso seja implementado para todo paciente infectado pelo HIV e com queixas respiratórias até que o diagnóstico de tuberculose seja afastado.

Um dos principais problemas no tratamento da tuberculose é a alta taxa de abandono, que é fator de risco para falha terapêutica, para transmissão continuada de *M. tuberculosis* e para desenvolvimento de resistência a múltiplas drogas. Assim, é recomendada terapia sob observação direta (DOT), especialmente em situações em que há risco de falta de adesão ao tratamento (recidiva, resistência às drogas, usuários de drogas, distúrbios psiquiátricos). DOT deve ser feita em unidade de saúde especializada.

Há importantes interações entre os inibidores da protease e alguns inibidores da transcriptase reversa não análogos de nucleosídeos com rifampicina com rifabutina as infecções são também conhecidas, mas a coadministração é permitida com correção de doses. Convém lembrar que a tuberculose *per se* pode temporariamente diminuir a linfometria CD4 e/ou aumentar a carga viral. Ademais, o desenvolvimento de tuberculose não necessariamente indica falha terapêutica em pacientes em uso de antirretrovirais, podendo refletir apenas reconstituição ainda incompleta do sistema imune ou síndrome de recuperação imune.

As principais decisões diante de pacientes com infecção pelo HIV e com tuberculose referem-se a quando começar a terapia antirretroviral e que esquema utilizar. Como resistência às drogas e falha terapêutica são comuns em ambas as condições, sempre que possível o tratamento deve ser conduzido por profissionais experientes.

Estudos randomizados demonstraram que a terapia antirretroviral deve ser iniciada nas primeiras duas semanas após o início do tratamento da tuberculose se a contagem de linfócitos CD4 for inferior a 50 células/uL (alguns recomendam para pacientes com CD4 inferior a 100 células/uL). Para pacientes com CD4 mais elevado, a terapia deve ser iniciada logo após o término da fase inicial de tratamento. Em casos de meningite tuberculosa, o início precoce não se associou a melhor prognóstico. Assim, muitos recomendam introduzir antirretrovirais após quatro a oito semanas nesta situação.

Há poucos esquemas antirretrovirais que podem ser utilizados por pacientes em uso de rifampicina. O esquema mais comumente recomendado inclui dois análogos de nucleosídeos/nucleotídeos associados a efavirenz. Estudo conduzido no Brasil e na França, que avalia eficácia e dose terapêutica, sugeriu que o uso de esquemas contendo raltegravir são tão eficazes quanto os que incluem efavirenz. Parece que a dose padrão (400 mg de raltegravir de 12/12 h) é eficaz.

Rifabutina é uma droga com demonstrada eficácia para o tratamento da tuberculose. Quando coadministrada com efavirenz, deve-se aumentar a dose de rifabutina (450 ou 600 mg, diariamente, ou 600 mg, duas a três vezes por semana). A rifabutina pode ser usada com alguns inibidores da protease, porém a dose deve ser ajustada. Com nevirapina, não precisa (300 mg/dia) de rifabutina.

Quanto à duração do tratamento, as recomendações não distinguem pacientes com ou sem infecção pelo HIV, sendo sugeridos seis meses de tratamento quando rifampicina e isoniazida são incluídas no esquema, à exceção dos pacientes em que a negativação do escarro seja tardia (> dois a três meses) ou quando a resposta clínica é lenta (> um a dois meses), quando se deve considerar tratamento por nove meses. Embora as taxas de cura sejam semelhantes quando o tratamento é mantido por seis, nove ou doze meses, as taxas de recaída são um pouco menores com os esquemas mais prolongados.

Infecções bacterianas

Um estudo prospectivo, desenhado especificamente para investigar a ocorrência de complicações respiratórias em indivíduos infectados pelo HIV, mostrou que, em todos os estágios da infecção, bronquite é a causa mais frequente de queixas respiratórias. A etiologia, a apresentação clínica e a resposta ao tratamento em nada diferem do que é observado em indivíduos soronegativos para o HIV. Há estudos que sugerem que pneumonia pneumocócica é mais comumente acompanhada de bacteremia em pacientes infectados pelo HIV que em pacientes HIV negativos.

Pneumonias bacterianas são bem mais frequentes em indivíduos soropositivos do que na população geral, sendo mais comuns ainda naqueles com CD4 < 200/mm^3. Um estudo prospectivo realizado nos Estados Unidos antes da disponibilidade de terapia antirretroviral eficaz indicou que, independentemente da contagem de linfócitos CD4, o desenvolvimento de pneumonia bacteriana tem um impacto negativo, em longo prazo, na sobrevida dos indivíduos com infecção pelo HIV. Esse dado é utilizado pelos que acreditam haver indicação de vacina antipneumocócica para todos os pacientes com infecção pelo HIV. No entanto, cumpre ressaltar que, em um estudo realizado na África, em região em que doença pneumocócica é muito frequente, a vacinação não diminuiu a incidência de doença invasiva por *S. pneumoniae*.

As manifestações clínicas geralmente são semelhantes àquelas encontradas em pacientes não infectados pelo HIV. Os agentes etiológicos mais comuns são *S. pneumoniae, S. aureus* e *H. influenzae*. Infecções por bacilos Gram-negativos, incluindo *P. aeruginosa*, não são raras, principalmente nos usuários de drogas injetáveis. A tosse produtiva é frequente e, em geral, o início é agudo, com febre elevada e calafrios. A imagem radiológica de pneumonia lobar pode ser a encontrada. Em alguns pacientes, pneumonia por *H. influenzae* pode ter apresentação semelhante à pneumonia por *P. jirovecii,* com evolução arrastada e presença de infiltrado intersticial ao exame radiológico de tórax. O uso de SMX-TMP como profilaxia para pneumocistose diminui a incidência de pneumonias bacterianas em até 70%.

▶ **Sarcoma de Kaposi**

O comprometimento pulmonar pelo sarcoma de Kaposi tem evolução arrastada, com ou sem febre, geralmente com tosse persistente (que, por vezes, assume um timbre metálico), produtiva ou não. É comum o derrame pleural, que, com frequência, é hemorrágico. A imagem radiológica de opacidades reticulares é bastante sugestiva, principalmente quando estas seguem o trajeto de vasos, mormente em região hilar. O envolvimento brônquico caracteriza-se por lesões violáceas, identificáveis à broncoscopia.

9

Manifestações Dermatológicas

A pele é um dos órgãos mais atingidos no curso da infecção pelo HIV. As afecções cutâneas, em virtude de sua frequência, são importantes marcadores de progressão da imunodeficiência. Algumas alterações surgem precocemente, em fases iniciais da deficiência imune, devendo servir como sinal de alerta para a solicitação da sorologia para HIV e/ou início da terapia antirretroviral. Outras vezes, a recidiva de sinais/sintomas anteriormente controlados pode indicar progressão da imunodeficiência, sugerindo a necessidade de reavaliação do esquema terapêutico em uso. Cabe ressaltar que, após a introdução da terapia antirretroviral, podem surgir afecções decorrentes da recuperação do sistema imune e que podem persistir até ser estabelecido um novo estado de equilíbrio imunológico. Exemplo disso é o prurido persistente que alguns pacientes apresentam pouco tempo após o início ou a modificação da terapia antirretroviral.

As afecções dermatológicas podem ser causadas por fungos, vírus, bactérias, ácaros, neoplasias malignas ou desordens inflamatórias ligadas à desregulação do sistema imune. Algumas, pela maior frequência, são destacadas a seguir:

CANDIDÍASE ORAL

Ver seção "Manifestações do sistema digestório".

HERPES SIMPLES

Geralmente surgem pequenas vesículas dolorosas e recorrentes, agrupadas em forma de cacho de uva sobre base eritematosa. Em pacientes infectados pelo HIV podem aparecer úlceras, tanto na boca como na genitália, às vezes únicas e de grande dimensão, outras vezes menores e múltiplas. Herpes perianal é bastante comum, podendo evoluir com úlceras gigantes na região interglútea, dolorosas ou não, ou tumorações eritematosas recobertas por úlceras rasas, lembrando abscesso perianal. A infecção primária provoca dor anal, tenesmo, constipação, hematoquezia e descarga retal. Pode haver febre e calafrios, mal-estar geral, cefaleia e adenopatia inguinal. Também podem ocorrer dificuldade para urinar, parestesia sacral, neuralgia e impotência, nem sempre proporcionais à extensão das lesões. O diagnóstico é clínico e pode ser complementado pela retossigmoidoscopia, que revela as lesões. Em fase avançada de imunodeficiência, pode haver disseminação, com bolhas isoladas ou pápulas com halo eritematoso, recoberto por vesículas e centro com crosta necrótica, que sangra quando retirada. Nas lesões menos típicas, a realização de biópsia cutânea com exame histopatológico pode ser muito útil no diagnóstico diferencial, sendo observadas células gigantes multinucleadas e a bolha viral.

A presença de lesões herpéticas aumenta o risco de transmissão e de aquisição de HIV em até cinco vezes por ato sexual, em especial se a infecção por herpes simples for recente.

O tratamento pode ser feito com aciclovir, famciclovir ou valaciclovir. Aciclovir deve ser usado na dose de 200 a 400 mg, três a cinco vezes ao dia, VO; famciclovir na dose de 500 mg, duas a três vezes ao dia; e valaciclovir, 500 mg a 1 g, 12/12 h. As doses mais elevadas devem ser utilizadas em infecção recentemente adquirida ou no caso de lesões muito extensas. O tratamento deve durar cinco a sete dias, de acordo com a gravidade do quadro.

Os cuidados tópicos são importantes e incluem higiene local e banho de assento várias vezes ao dia, no caso de lesões perianais. Pode ser usada xilocaína creme para facilitar a higiene e a aplicação da medicação. Aciclovir tópico é desnecessário, mas cremes cicatrizantes à base de sulfadiazina de prata e nitrato cerium podem auxiliar no processo de cicatrização das úlceras. Em virtude de resistência cruzada com os demais antivirais, em caso de resistência ao aciclovir, a droga indicada é o foscarnet, 40 a 60 mg/kg de 8/8 h ou de 12/12 h, por via intravenosa, por 14 a 21 dias.

VARICELA-ZÓSTER

É o agente etiológico de dois quadros clínicos distintos. A varicela (catapora) é a expressão clínica da infecção primária, normalmente com evolução benigna e autolimitada. O quadro clínico, em geral, é semelhante ao habitual, com lesões em diferentes fases de evolução, com vesículas, bolhas e crostas. Alguns estudos indicam que o uso de medicamentos anti-herpéticos pode diminuir a gravidade, extensão e/ou duração do quadro, em especial se introduzidos nas primeiras 48 horas. A recorrência da infecção é traduzida pelo quadro de herpes-zóster, podendo atingir mais de um dermátomo, principalmente torácicos e lombares. O sintoma inicial é a dor, que pode ser intensa, restrita ao dermátomo, precedendo de 48 a 72 h as lesões cutâneas eritematopapulosas que evoluem para vesículas e bolhas. A dor pode persistir por vários meses após o desaparecimento das lesões, caracterizando a neuralgia pós-herpética. O uso precoce (< 72 h após o início do quadro) de medicação anti-herpética, em especial valaciclovir e famciclovir, pode diminuir a gravidade, extensão e/ou duração do quadro, bem como a frequência de neuralgia pós-herpética. Quando a dor é intensa, podem ser prescritos amitriptilina (25 a 75 mg/dia), nortriptilina (10 a 25 mg/dia), gabapentina (300 a 1.200 mg/dia) ou similares.

É potencialmente grave o envolvimento do nervo trigêmeo, já que pode haver comprometimento do ramo oftálmico e acometimento da córnea, levando a uveíte anterior e até perda de visão (ver "Manifestações oftalmológicas").

O tratamento deve ser feito com aciclovir 800 mg, VO, de 4/4 h, cinco vezes ao dia; famciclovir 500 mg, VO, de 8/8 h; ou valaciclovir 1 g de 8/8 h, durante sete dias, associados ou não a analgésicos. Estudos envolvendo pacientes imunocompetentes e com idade superior a 50 anos indicam que o uso de famciclovir ou valaciclovir diminui a frequência, a intensidade e a duração da neuralgia pós-herpética, quando comparados ao aciclovir. Em casos graves, está indicado o uso de aciclovir venoso (10 mg/kg IV 8/8 h por 14-21 dias) ou de foscarnet (40 mg/kg IV 8/8 h ou 60 mg/kg 12/12 h durante 14-28 dias), caso haja suspeita de resistência ao aciclovir.

Não é raro o aparecimento de herpes simples ou de herpes-zóster após as primeiras quatro a seis semanas do início de terapia antirretroviral em razão da recuperação do sistema imunológico. Alguns pacientes continuam a apresentar episódios esporádicos de herpes simples, ou até mesmo mais de um episódio de zóster, durante o processo de reconstituição imune, não significando que o esquema antirretroviral deva ser modificado. Deve-se evitar a mensuração da carga viral plasmática em vigência dessas infecções, respeitando-se um intervalo mínimo de quatro semanas.

MOLUSCO CONTAGIOSO

Caracteriza-se por lesões da cor da pele, com centro umbilicado e massa esbranquiçada no interior, localizadas principalmente na face, no tórax e nos membros superiores. Pode ocorrer em qualquer fase da infecção pelo HIV, sendo frequentemente refratário ao tratamento em pacientes com contagens de linfócitos CD4 < 200/mm[3.] As lesões podem confluir e formar placas hiperceratóticas. Na área de implantação da barba é comum a disseminação pela lâmina de barbear. Em pacientes com imunodeficiência grave, as lesões de molusco contagioso podem se aprofundar pela derme, formando pequenos abscessos frios, ou acometer as mucosas labial e nasal. Os tratamentos de escolha são curetagem, eletrocauterização ou crioterapia com nitrogênio líquido. As recidivas são comuns. O ácido retinoico aplicado uma vez à noite pode reduzir a frequência das recidivas, mas não tem ação contra as lesões já estabelecidas. As lesões de molusco podem regredir espontaneamente com a introdução da terapia antirretroviral. Com a recuperação imune, as recidivas são menos frequentes, e, quando ocorrem, as lesões são pequenas e em menor número. Há relatos de que uso tópico de imiquimode pode ser eficaz.

DERMATITE SEBORREICA

Caracteriza-se por placas eritematodescamativas localizadas na face, couro cabeludo, região retroauricular, tórax, região interescapular, axilas ou região pubiana. Ocorre em 45 a 85% dos pacientes HIV-positivos, em comparação com 3% da população geral. Seu aparecimento pode ser abrupto e intenso, e recidivas são comuns. Pode surgir até dois anos antes do diagnóstico de AIDS, servindo como sinal de alerta para a progressão da imunodeficiência. Por aparecer frequentemente no dorso nasal e regiões malares, semelhante ao lúpus, já foi denominada como "lúpus-símile". A psoríase, que às vezes perde a característica de se manifestar em áreas extensoras e adquire aspecto semelhante à dermatite seborreica (psoríase invertida), é o principal diagnóstico diferencial.

O tratamento pode ser feito com cetoconazol creme, duas vezes ao dia, por cerca de 30 dias, e com xampus (cetoconazol, piritionato de zinco ou derivados do alcatrão). Corticosteroide tópico, preferencialmente não fluorado, pode ser usado por curto período para controle do eritema e do prurido. Seu uso, no entanto, deve ser evitado em presença de lesões concomitantes de molusco contagioso.

ERUPÇÕES PAPULOPRURIGINOSAS

São pápulas milimétricas levemente eritematosas, escarificadas ou não, localizadas inicialmente na face e nos membros superiores e inferiores, mas que podem atingir todo o tegumento. De caráter recidivante, com períodos de piora e acalmia, podem levar ao aparecimento de cicatrizes atróficas e hipercrômicas, ao lado de lesões recentes escoriadas, mostrando o curso crônico da afecção. Altamente pruriginosas e resistentes ao tratamento, devem ser diferenciadas da escabiose e do prurigo estrófulo, principalmente quando as lesões estão escarificadas e recobertas por crostas.

O tratamento inclui o uso de anti-histamínicos sistêmicos e corticosteroides tópicos, além de cuidados gerais, como a hidratação da pele com loções emolientes, já que a xerose é proeminente. Devem ser evitados sabonetes cáusticos, principalmente escabicidas, dando-se preferência àqueles à base de glicerina ou de óleos vegetais. Os banhos devem ser frios e de curta duração, limitando-se o uso de sabonetes às regiões inguinal e perianal, pescoço e axilas.

Sendo a causa desconhecida, existem hipóteses de serem decorrentes do próprio HIV ou por hipersensibilidade a microrganismos da pele. Itraconazol, na dose de 200 mg/dia, por 30 dias, é eficaz em alguns casos. Para controle do prurido persistente, o uso de indometacina (75 mg duas vezes/dia) ou pulso de corticosteroide oral (40 mg/dia por 5 dias) pode ser eficaz.

Durante a síndrome de reconstituição imune, alguns pacientes voltam a apresentar prurido intenso, de difícil tratamento e resolução. Em alguns casos há o aparecimento de áreas liquenificadas nas dobras, semelhantes à dermatite atópica. É comum haver acentuado dermografismo. Esse quadro pode-se arrastar por período prolongado, sendo, por vezes, necessário o uso crônico de anti-histamínicos orais, até a restauração do sistema imune, quando geralmente há resolução do quadro.

SARCOMA DE KAPOSI

Mais comum em homossexuais masculinos e raro em mulheres, caracteriza-se por pápulas eritematovioláceas, que evoluem para placas arroxeadas com halo amarelo-acastanhado ao redor. A distribuição é diferente da que ocorre no sarcoma de Kaposi clássico, que geralmente é restrito aos membros inferiores. Pode ser a condição definidora de AIDS mesmo em pacientes com contagem de linfócitos CD4 elevada. Com o advento de terapia antirretroviral potente, sarcoma de Kaposi tornou-se relativamente incomum. No entanto, com o atual aumento da incidência da infecção pelo HIV, principalmente em jovens homossexuais, há um aparente ressurgimento de sarcoma de Kaposi como primeira manifestação da infecção. Lesões também podem surgir em pacientes em falha terapêutica.

As lesões inicialmente são indolores, mas podem evoluir com a formação de placas papulosas e adquirir grandes dimensões, comprimindo estruturas adjacentes, levando a dor e edema, com limitação de movimentos quando acomete membros. São frequentes lesões no palato, que se associam a comprometimento visceral. O tratamento local é paliativo e tem fins cosméticos. Pode ser feito com radioterapia, cirurgia a *laser*, quimioterapia intralesional com vimblastina (0,1 mL/0,5 cm^2 de solução contendo 0,2-0,3 mg/mL a cada três a quatro semanas, conforme a resposta, administrada com seringa de insulina) e crioterapia com nitrogênio líquido (método simples e com excelente resultado estético, porém restrito para lesões pequenas). A radioterapia (400 rads/semana durante seis semanas) é bem tolerada e pode ser útil para lesões plantares, nos pododáctilos, na glande, no corpo do pênis e linfonodos (principalmente gânglios inguinais) para aliviar a dor e o edema. Um derivado do ácido retinoico, a alitretinoina, na forma de gel, é uma outra opção para lesões iniciais e pequenas, mas o alto custo limita o seu uso. Com a introdução de terapia antirretroviral potente, muitas vezes ocorre regressão das lesões do sarcoma de Kaposi. Na doença disseminada ou rapidamente progressiva e nos pacientes que mantêm lesões ativas mesmo em uso de terapia antirretroviral bem-sucedida, há indicação de quimioterapia sistêmica, devendo o paciente ser encaminhado para um especialista.

ANGIOMATOSE BACILAR

Angiomatose bacilar e peliose bacilar são manifestações de proliferação vascular causadas por infecções por *Bartonella henselae* (mais comum) ou por *B. quintana*. *B. henselae* é o agente etiológico da doença da arranhadura do gato, animal que é o seu principal reservatório. *B. quintana* é o agente etiológico da febre das trincheiras, sendo *Pediculus humanus* (agente etiológico da pediculose) o seu principal vetor. A infecção por *B. quintana* está associada ao baixo padrão socioeconômico e à exposição a pulgas ou piolhos. A infecção por *B. henselae* é mais comum em pacientes que possuem gatos ou relatam arranhaduras por esses animais, especialmente gatos recém-nascidos. Embora ambos os microrganismos possam causar angiomatose bacilar cutânea e envolvimento de tecidos profundos, há dados que indicam que apenas infecção por *B. henselae* esteja associada a doença hepatoesplênica e linfática. Há também associação entre infecção por *B. quintana* e envolvimento ósseo e/ou subcutâneo.

De ocorrência rara, a angiomatose bacilar pode acometer qualquer área do tegumento, manifestando-se por pápulas vasculares friáveis, placas e nódulos subcutâneos, lesões verrucosas e/ou ulcerativas. São geralmente dolorosas. O aspecto é similar ao do sarcoma de Kaposi, sendo imprescindível o exame histopatológico para confirmar o diagnóstico. Pode haver comprometimento hepático (hepatite peliosa), surgindo febre, dor abdominal, perda de peso e hepatoesplenomegalia. Cerca de metade dos pacientes apresenta linfadenopatia. Quando há envolvimento sistêmico, há aumento das enzimas hepáticas, predominantemente da fosfatase alcalina. O agente etiológico pode ser isolado no sangue de cerca da metade dos pacientes com manifestações sistêmicas após cinco a quinze dias de incubação em meio de cultura específico.

Embora não existam estudos que comparem tratamentos para a angiomatose bacilar, a maioria dos autores recomenda o uso de eritromicina 500 mg de 6/6 h, VO ou doxiciclina 100 mg de 12/12 h. As alternativas são a claritromicina 500 mg, VO, de 12/12 h, ou a azitromicina, 600 mg/dia. O tempo de tratamento não está estabelecido, mas, em geral, recomenda-se a manutenção por, no mínimo, oito semanas, conforme evolução clínica e resposta imunológica à terapia antirretroviral. A resposta clínica pode ocorrer em três a quatro dias, mas os parâmetros laboratoriais alterados só se normalizam após várias semanas.

Antes da disponibilidade de esquemas antirretrovirais altamente potentes, recidivas eram comuns, podendo ser evitadas com tratamento por longo período.

INFECÇÃO PELO PAPILOMAVÍRUS HUMANO (HPV)

Após o advento de terapia antirretroviral potente, houve diminuição da frequência e da gravidade da maior parte das afecções dermatológicas, com exceção das lesões causadas por HPV. Estima-se em mais de 20% a prevalência de lesões causadas por HPV em pacientes HIV+.

O condiloma acuminado se caracteriza por pápulas e placas da cor da pele amarronzadas, ou por lesões vegetantes com projeções na superfície, semelhantes à crista de galo. Normalmente são múltiplas, ocorrem mais em homens e localizam-se, principalmente, na glande, no corpo do pênis, nas regiões inguinal e perianal. Assim como as lesões vaginais e de colo do útero nas mulheres, as lesões perianais em homens que fazem sexo com homens apresentam também grande grau de displasia. Apesar de ser baixa a incidência de carcinoma espinocelular na região perianal, as lesões devem ser atentamente acompanhadas, pois podem sofrer malignização.

O tratamento consiste na destruição das lesões pela crioterapia com nitrogênio líquido, pela aplicação tópica de solução de podofilina 10 a 25% (uma vez na semana com intervalos de 15 a 30 dias, conforme critério médico) ou podofilotoxina creme (aplicar com *swab* sobre as lesões duas vezes/dia durante três dias consecutivos na semana, com intervalo de quatro dias) durante quatro semanas. Lesões genitais e perianais também podem ser tratadas com o imunomodulador local imiquimode 5%, um creme que deve ser aplicado sobre as áreas afetadas, à noite, três vezes por semana durante quatro a oito semanas (podendo ser estendido por até 16 semanas). Alguns autores aconselham o uso tópico, semanal, do imiquimode para a profilaxia secundária de lesões perianais previamente tratadas. Lesões recalcitrantes podem ser tratadas com aplicações intralesionais de interferon alfa-2b. Coagulação por infravermelho ou eletrocauterização podem ser indicadas para verrugas genitais ou anais e para displasia cervical ou anal, sob anestesia local. Uma alternativa para esses casos é a terapia com *laser*, que só deve ser aplicada em ambiente hospitalar, sob anestesia local ou geral. Para muitos casos, a biópsia em cone (conificação), sob anestesia, é usada tanto para o diagnóstico como para o tratamento de displasia genital ou anal.

As verrugas planas se caracterizam por pápulas milimétricas, ligeiramente elevadas, de coloração esbranquiçada ou amarelada. Às vezes podem confluir, formando pequenas placas semelhantes à pitiríase versicolor. Localizam-se na face, principalmente na região de implantação da barba, no pescoço e na parte superior do tórax e braços. O tratamento pode ser feito com o uso tópico de creme com ácido retinoico (0,05 a 0,1%).

As lesões da cavidade oral consistem em placas esbranquiçadas, de superfície rugosa, que podem confluir formando grandes placas. Ocorrem em mucosa jugal, gengivas e lábios. Recidivas são frequentes e podem ser tratadas por crioterapia, coagulação com infravermelho, ou raspagem simples com cicatrização por segunda intenção para as lesões gengivais.

Pacientes com lesões extensas e/ou vegetantes ou com epidermodisplasia verruciforme respondem satisfatoriamente ao uso sistêmico da acitretina.

LIPODISTROFIA

Nos primeiros anos após a introdução na prática clínica de terapias potentes, tornaram-se frequentes dislipidemias, hiperglicemia e alterações na distribuição da gordura corporal. As alterações corporais mais comuns estavam associadas tanto a lipo-hipertrofia como a lipoatrofia, que podem ocorrer isoladamente ou em conjunto. As manifestações de lipo-hipertrofia incluem aumento da circunferência abdominal, aumento das mamas e acúmulo de gordura em região dorsocervical (giba ou *buffalo hump*). Também são descritas lipomatoses, que podem ser simétricas ou não. As manifestações de lipoatrofia podem incluir perda de tecido adiposo na região glútea, braços e pernas, acompanhadas de marcada acentuação do desenho vascular nos membros superiores e inferiores, diminuição do coxim de gordura temporal e afinamento da face com surgimento de dupla prega nasolabial. Embora geralmente coexistam, não há necessariamente alterações laboratoriais associadas, como hipercolesterolemia, hipertrigliceridemia e/ou resistência à insulina com hiperglicemia. Com a interrupção do uso de estavudina e de indinavir e a diminuição acentuada do uso de zidovudina, lipoatrofia tornou-se evento incomum.

As alterações metabólicas e a redistribuição de gordura corporal foram inicialmente grupadas em uma única condição denominada de lipodistrofia, a qual foi inicialmente atribuída ao uso de inibidores da protease. Já os inibidores da transcriptase reversa, principalmente os análogos de timidina (estavudina mais que zidovudina), associam-se a toxicidade mitocondrial, hipertrigliceridemia e lipoatrofia periférica. Estas duas últimas condições também estão relacionadas com o uso de inibidores da protease. O uso de inibidores da protease, em especial ritonavir e lopinavir, também leva a aumentos de colesterol LDL e ao desenvolvimento de resistência à insulina. Essas condições fazem parte da síndrome metabólica, a qual, por sua vez, associa-se ao aumento da incidência de doenças cardiovasculares e da mortalidade associada às mesmas.

A substituição da estavudina ou zidovudina por abacavir ou tenofovir pode ser associada à recuperação parcial da gordura perdida. Já a retirada do inibidor da protease do esquema antirretroviral tem pouco impacto, mas pode auxiliar no tratamento de alguns casos de lipo-hipertrofia. Alguns estudos sugerem que o uso de hormônio do crescimento (somatotrofina) leve à redução do acúmulo de gordura abdominal, principalmente visceral, e da giba, mas os resultados são temporários, havendo recidiva do quadro após a suspensão da droga. O uso de alguns anabolizantes, associado a exercícios físicos e à dieta supervisionada, pode minorar alterações físicas. Os exercícios de força (musculação) levam a hipertrofia muscular e consequente melhora da aparência física. Os exercícios aeróbios supervisionados podem auxiliar no tratamento da lipo-hipertrofia, pois melhoram a distribuição da gordura intracavitária, além de reduzir os níveis séricos dos lipídeos. Atrofia facial (perda da gordura de Bichat e dos outros coxins gordurosos das têmporas e regiões pré-auriculares) pode ser tratada com preenchedores temporários ou permanentes. Os mais utilizados são o ácido polilático, o polimetilmetacrilato e o ácido hialurônico de uso profundo. Os resultados podem ser excelentes, mas esses procedimentos devem ser realizados por profissionais experientes. No Brasil, o Ministério da Saúde optou pelo uso do polimetilmetacrilato para o tratamento da lipoatrofia facial e criou centros de tratamento da lipodistrofia facial e corporal que incluem o preenchimento facial e procedimentos cirúrgicos para o tratamento das lipo-hipertrofias.

10

Manifestações Neurológicas

As complicações neurológicas são frequentes e diversas, ocorrendo tanto por ação direta do próprio vírus como em decorrência de afecções oportunistas. A introdução de terapia antirretroviral altamente potente associou-se à redução da frequência destas complicações. Por outro lado, tornaram-se relativamente comuns quadros associados à reconstituição imune promovida por esse tratamento. Os sinais e sintomas de agressão ao SNC variam, com destaque para cefaleia, tonteira, convulsões, alterações da força e sensibilidade, distúrbios de memória, confusão mental e delírio, torpor e coma.

As afecções oportunistas mais frequentes envolvendo o SNC são a neurotoxoplasmose, a meningite criptocócica, a encefalopatia pelo HIV e o linfoma. São também comuns meningite tuberculosa, leucoencefalopatia multifocal progressiva (LMP); e mielopatias, radiculopatias e neuropatias periféricas, situações nas quais o CMV parece estar envolvido. Outras etiologias incluem o próprio HIV, herpes-zóster e herpes simples. No caso das neuropatias periféricas, etiologia medicamentosa, especialmente por antirretrovirais análogos de nucleosídeos (ddI, d4T, 3TC), mas também isoniazida, vincristina e outros, deve sempre ser considerada.

NEUROTOXOPLASMOSE

Toxoplasmose é a principal causa de lesão encefálica com efeito de massa em pacientes com infecção pelo HIV. Sua manifestação clínica representa, quase sempre, o recrudescimento de infecção latente mantida por cistos teciduais. Outras afecções, como linfoma primário ou metastático, leucoencefalopatia multifocal progressiva, criptococose, herpes e tuberculose, podem apresentar-se de maneira semelhante. Desta forma, o diagnóstico presuntivo deve ser feito de modo criterioso, de forma a justificar a instituição de prova terapêutica.

O *Toxoplasma gondii* é um protozoário intracelular obrigatório cujo hospedeiro definitivo é o gato; mais de 300 espécies de mamíferos funcionam como hospedeiros intermediários. No Brasil, estima-se em aproximadamente 70% a soroprevalência em adultos. A transmissão ocorre por via oral. A infecção primária é geralmente inaparente, permanecendo latente, com cistos no cérebro, músculo esquelético e cardíaco, sem qualquer manifestação em indivíduos imunocompetentes.

Estima-se que, se não for instituída profilaxia, 30 a 40% dos indivíduos com infecção pelo HIV, que não estejam em uso de terapia antirretroviral, com imunodeficiência avançada e evidência sorológica de infecção prévia por *T. gondii* desenvolverão neurotoxoplasmose.

Clinicamente, a encefalite por *T. gondii* apresenta-se de forma variada. Em 50 a 90% dos casos ocorrem alterações do nível de consciência (letargia até coma), incoordenação e/ou cefaleia. As anormalidades focais mais sugestivas de processo expansivo intracraniano incluem convulsões, hemiparesia, tremor cerebelar, paralisia de nervos cranianos e diplopia. Febre nem sempre ocorre. Sinais de irritação meníngea estão presentes em menos de 10% dos casos.

A avaliação deve ser iniciada pela tomografia computadorizada (TC) de crânio ou, de preferência, ressonância magnética (RM). São vistas uma ou mais lesões (RM com maior sensibilidade) com reforço de contraste (imagem em anel) e, muitas vezes, necrose central com edema circunjacente, envolvendo preferencialmente o *striatum* (gânglios da base). Com a finalidade de aumentar a sensibilidade da TC, utiliza-se a dupla injeção de contraste. Quando a TC não evidencia lesões, está sempre indicada a realização de RM. Estudos especiais por RM aumentam a certeza de que se trata de processo inflamatório e necrosante, por exemplo, aumento de lactato à espectroscopia (sRM) e redução de fluxo sanguíneo nas áreas de lesão (PWI). O quadro clínico associado aos achados tomográficos ou de RM descritos é indicação para instituição imediata de prova terapêutica. Caso não seja possível a realização de TC ou de RM, o início imediato de prova terapêutica também é mandatório em pacientes com quadro clínico sugestivo de lesões focais expansivas do encéfalo.

Embora o exame de líquido cefalorraquidiano (LCR) não traga subsídios para o diagnóstico de neurotoxoplasmose, deve ser realizado para afastar a presença de outra infecção concomitante, principalmente criptococose. A punção lombar está, porém, contraindicada quando há sinais evidentes de hipertensão intracraniana, pelo risco de herniação e morte. A sorologia tem valor limitado, pois sua positividade não torna o diagnóstico de neurotoxoplasmose mais provável, enquanto a negatividade não o afasta.

A resposta à terapia específica é relativamente rápida e confirma o diagnóstico. Quando não ocorrer evidente melhora após dez a quatorze dias de tratamento, está indicada a realização de biópsia cerebral com fins diagnósticos.

O esquema terapêutico de primeira escolha é a associação de sulfadiazina e pirimetamina, que atuam sinergicamente sobre o metabolismo do ácido fólico, atingindo as formas proliferativas do *T. gondii*. A sulfadiazina deve ser administrada na dose de 100 mg/kg/dia (máximo de 6 g/dia), em quatro tomadas; a pirimetamina, na dose de 200 mg/dia no primeiro dia, seguidos de 50 (25-75) mg/dia. O ácido folínico deve ser utilizado na dose de 10 a 25 mg/dia por via oral. O tratamento primário deve ser mantido por cerca seis semanas, na dependência da resposta clínica e tomográfica. Resposta terapêutica ocorre em 80 a 90% dos casos, geralmente havendo melhora clínica nos primeiros sete a dez dias. Alterações à neuroimagem são também perceptíveis a partir da segunda ou terceira semana. Não são necessárias sucessivas TC de controle. Estas só devem ser realizadas quando não ocorre melhora após cerca de dez a quatorze dias de tratamento, ou, rotineiramente, após três a seis semanas de tratamento, como subsídio para a decisão de interromper o tratamento primário e iniciar a profilaxia secundária. Corticosteroides podem ser usados quando há edema cerebral e hipertensão intracraniana importantes. No entanto, convém lembrar que, pela diminuição do processo inflamatório e pela ação linfolítica dos corticosteroides, pode haver melhora temporária da sintomatologia em pacientes com linfoma primário do sistema nervoso central, o que, por sua vez, pode levar a confusões diagnósticas.

Efeitos colaterais do tratamento ocorrem em pelo menos 40% dos casos, principalmente mielotoxicidade e exantema. Granulocitopenia, trombocitopenia e anemia megaloblástica são relacionadas com a dose e podem ser parcialmente contornadas com o uso de ácido folínico, na dose de 10-25 mg/dia. A sulfadiazina pode ser nefrotóxica em razão da formação de cristais.

Outros esquemas terapêuticos incluem as associações clindamicina (600 mg IV ou VO a cada seis horas) + pirimetamina (50 mg/dia); e DDS (dapsona) 100 mg/dia + pirimetamina (25-75 mg/dia); trimetropim/sulfametoxazol (cotrimoxazol) IV ou VO (2,5-5 mg/kg 4 vezes ao dia); e o uso de atavaquona (VO, 750 mg 4 vezes ao dia). Alguns estudos sugerem ainda o uso de claritromicina (1 g 2 vezes ao dia) ou azitromicina (1,2-1,8 g/dia) associadas à pirimetamina. Recidivas, porém, parecem ser mais comuns com estes esquemas alternativos.

Após completar-se o tratamento primário, deve ser instituída profilaxia secundária por prazo indefinido, com doses menores de sulfadiazina (geralmente 500 mg de 6/6 h) e de pirimetamina (25-50 mg/dia); ou com clindamicina (300-450 mg a cada 6 a 8 h) associada à pirimetamina (25-75 mg/dia). Quando é usada a associação sulfadiazina/pirimetamina, não é necessário utilizar outra droga para profilaxia de pneumocistose. Atovaquona (VO, 750 mg 4 vezes ao dia) pode constituir alternativa neste estágio.

A profilaxia secundária pode ser suspensa em pacientes com contagens de linfócitos CD4 que se mantenham por pelo menos seis meses acima de 200 células/mm^3 em resposta à terapia antirretroviral.

Recomenda-se que indivíduos infectados pelo HIV e com sorologia negativa para *T. gondii* devam evitar comer carnes malpassadas ou cruas e devam lavar bem as mãos após contato com carnes cruas. Frutas e vegetais devem ser bem lavados antes do consumo, e deve ser evitado qualquer contato com materiais contaminados com fezes de gato (usar luvas caso o contato seja imprescindível).

A profilaxia primária está indicada quando a sorologia é positiva para *T. gondii* e a contagem de CD4 está abaixo de 100 células/mm^3, independentemente do estado clínico, e para aqueles com CD4 < 200/mm^3 que já tenham tido qualquer infecção oportunista ou neoplasia maligna. Vários estudos indicam que profilaxia para pneumocistose com cotrimoxazol também é eficaz para neurotoxoplasmose. Entretanto, caso cotrimoxazol não possa ser usado, profilaxia primária pode ser feita com dapsona (50-100 mg/dia) associada à pirimetamina (25-50 mg/dia). Outra opção é o uso de sulfadoxina associada à pirimetamina, embora sejam bastante frequentes efeitos adversos relacionados com o uso contínuo de sulfadoxina. Há estudos que indicam que a profilaxia primária pode ser suspensa quando, em decorrência da terapia antirretroviral, a contagem de células CD4 se mantiver acima de 200/mm³ durante pelo menos três a seis meses.

ENCEFALITE HERPÉTICA

O acometimento sintomático do SNC por herpes simples pode ocorrer sob a forma de meningoencefalite ou de encefalite. Embora não seja condição frequente, pode ser fatal se o diagnóstico e o tratamento não forem precoces. Diferentemente da encefalite em indivíduos imunocompetentes, o início do quadro geralmente pode ser mais arrastado, subagudo e sem sinais focais proeminentes, consistindo principalmente de febre baixa, cefaleia, letargia, confusão mental e convulsões, podendo evoluir para coma e morte. Pode haver envolvimento de gânglios das raízes medulares dorsais, resultando em paralisia quando as células do corno anterior são acometidas. Outra possível manifestação é a mielite transversa, que também pode ser causada por *Varicella zoster*. A alteração mais comum no LCR é a pleocitose, sem grande aumento da proteinorraquia. PCR para o vírus constitui método altamente sensível e importante elemento diagnóstico. O tratamento da encefalite herpética deve ser feito com aciclovir venoso, 30 mg/kg/dia, divididos em três doses, durante 14 a 21 dias. Quando não há resposta, deve ser usado foscarnet (60 mg/kg, a cada oito horas, durante duas a três semanas).

MENINGITE CRIPTOCÓCICA

É causada pelo *Cryptococcus neoformans*, que é facilmente identificado no LCR, através de exame direto com tinta da China; outros métodos diagnósticos incluem a prova do látex para detecção de antígeno criptocócico e o isolamento do fungo em cultura (padrão ouro). Hemoculturas e látex para antígeno criptocócico no soro também são comumente positivos nos casos de meningite criptocócica, condição observada quase que exclusivamente em pacientes com contagem de linfócitos CD4 < 100/mm³.

O quadro clínico inclui cefaleia, febre e letargia, com ou sem rigidez de nuca, de evolução subaguda, instalando-se em uma a duas semanas. Os achados focais são pouco frequentes e raramente pronunciados. O acometimento extrameníngeo é comum. O LCR, em geral, não apresenta características inflamatórias proeminentes, tendo, em média, 4 linfócitos/mm³, glicose normal ou baixa e proteína normal ou pouco aumentada. Permitem o diagnóstico específico o exame direto com tinta da China (sensibilidade de 75-85%) e detecção de antígeno criptocócico por aglutinação do látex (95%) e a cultura positiva para o fungo (> 95%).

Cuidado especial deve ser tomado nas primeiras duas semanas de tratamento da meningite por *C. neoformans*, pelo risco de desenvolvimento de hidrocefalia obstrutiva e hipertensão intracraniana, com amaurose, convulsões e coma. A adição de corticosteroides, punções lombares de repetição e mesmo derivação liquórica externa podem ser necessárias nesta etapa.

O tratamento medicamentoso varia segundo a gravidade clínica e laboratorial. Para os quadros menos graves (estado mental normal, LCR com mais de 20 células/mm³ e título de antígeno criptocócico no LCR < 1:1.024) pode ser feito com fluconazol VO ou IV, 400 mg/dia (alguns autores recomendam uma dose de ataque de 800 mg no primeiro dia), durante oito semanas, seguidos de 200 mg/dia, por tempo indeterminado ou até a reconstituição imunológica persistente (veja acima, em neurotoxoplasmose). Nos casos mais graves (estado mental comprometido, LCR com menos de 20 células/mm³ ou título de antígeno criptocócico no LCR > 1:1.024, ou hiponatremia importante), indica-se a anfotericina-B venosa, 0,7 mg/kg/dia (máximo 50 mg/dia) durante no mínimo duas semanas ou até haver desaparecimento completo de febre, cefaleia, náuseas e vômitos. Flucitosina (25 mg/kg de 6/6 h VO) pode ou não ser associada nas primeiras duas semanas (esterilização mais rápida do LCR). A anfotericina-B lipossomal (5 mg/kg/dia, durante duas semanas, e depois três vezes na semana, por quatro semanas), é alternativa de custo muito mais elevado. Em seguida, pode ser iniciado fluconazol 400 mg/dia VO até completar dez semanas de tratamento e depois profilaxia secundária com 200 mg/dia por tempo indeterminado ou até a reconstituição imunológica persistente (veja acima). A profilaxia secundária pode também ser feita com anfotericina-B venosa, 1 mg/kg, uma a duas vezes por semana, por tempo indeterminado, até haver resposta à terapia antirretroviral, elevação mantida por vários meses de contagens de linfócitos CD4 para valores acima de 200 células/mm³. Dado o risco de grave síndrome de recuperação imune, o início da terapia antirretroviral deve ser adiado por pelo menos 4 semanas após a introdução do tratamento da meningite criptocócica.

MENINGITE BACTERIANA

Meningites bacterianas parecem ser mais comuns em pacientes infectados pelo HIV que na população geral. Um estudo populacional realizado na Espanha indicou que indivíduos com contagens de CD4 maiores que 200/mm^3 têm risco 40 a 50 vezes maior que a população geral; aqueles com contagens inferiores a 200/mm^3 têm risco cerca de 400 vezes maior. No entanto, a etiologia é basicamente a mesma (meningococos e pneumococos são os germes mais comumente implicados) e a resposta ao tratamento é semelhante àquela da população geral.

LINFOMA PRIMÁRIO DO SNC

Antes da disponibilidade de tratamento antirretroviral, entre 2 e 13% dos pacientes com AIDS desenvolviam linfomas primários do SNC. Entretanto, a incidência desses linfomas, associados a infecção pelo vírus Epstein-Barr (EBV) caiu acentuadamente nos últimos 15 anos. Em contraste com os linfomas sistêmicos, os linfomas primários do SNC ocorrem quase exclusivamente em indivíduos intensamente imunodeprimidos, com contagens de CD4 < 50/mm^3. Os sinais e sintomas de apresentação mais comuns são confusão, letargia e perda de memória. Outros sinais e sintomas relativamente comuns são cefaleia, afasia, hemiparesia e convulsões. Lesões únicas ou múltiplas, mais comuns na região periventricular, frequentemente hipodensas/hipointensas e com acentuação por contraste, são observadas nos exames de imagem.

O diagnóstico é dificultado pela necessidade de afastar-se toxoplasmose cerebral. Na prática, tratamento presuntivo desta condição por cerca de duas semanas é geralmente preconizado antes de intervenções diagnósticas invasivas em indivíduos com uma ou lesões cerebrais captantes. O achado à RM de uma lesão solitária (50% dos casos) sugere linfoma. As lesões geralmente nos núcleos de base e substância branca periventricular, com envolvimento frequente do corpo caloso e superfícies ependimárias; circunscritas ou infiltrativas, iso ou hipointensas em T1, com leve edema e captação homogênea ou periférica de contraste. Exibem restrição de difusão (DWI), redução de aspartato (NAA) e aumento de colina à sRM e fluxo preservado ou levemente aumentado (PWI). O SPECT (*"single photon emission computed tomography"*) com tálio-201 (assim como o estudo por PET) geralmente é negativo na toxoplasmose e positivo nos linfomas. O exame rotineiro de LCR é pouco útil (raramente positivo para células neoplásicas). A detecção do DNA do vírus EBV no líquido cefalorraquidiano (LCR) através de PCR apresenta, porém, grande sensibilidade (83-100%) e especificidade (93-100%) para o diagnóstico de linfoma do SNC, podendo reduzir o número de pacientes encaminhados para realização de biópsia cerebral, considerada o procedimento padrão para o diagnóstico.

O tratamento é muito insatisfatório, com sobrevida mediana de dois a seis meses. O óbito resulta com frequência de outras complicações da infecção pelo HIV. HAART pode associar-se a prolongamento da sobrevida e melhora do quadro neurológico. O tratamento deve ser definido pelo especialista.

LEUCOENCEFALOPATIA MULTIFOCAL PROGRESSIVA (LMP)

É causada por infecção de oligodendrócitos e astrócitos pelo vírus JC (um papovavírus, geralmente adquirido até a adolescência). Segundo alguns estudos, atinge cerca de 4 a 7% dos pacientes com AIDS, principalmente aqueles com CD4 < 100/mm^3. Em alguns centros, com o aumento da sobrevida de pacientes com imunodeficiência grave, graças aos novos e mais potentes esquemas de terapia antirretroviral, houve um aumento aparente do número de casos de LMP.

A doença manifesta-se insidiosamente, com sinais e sintomas de comprometimento límbico, ataxia e distúrbios visuais. O nível de consciência está preservado até fases tardias, e não há febre. A RM revela lesões assimétricas, não captantes de contraste, na substância branca subcortical (lesões cerebelares também são frequentes), sem efeito de massa, com alta intensidade de sinal em imagens T_2 e margens mal definidas. O exame básico do LCR é inespecífico, mas o diagnóstico é facilitado pelo achado (por vezes após punções repetidas) do DNA do vírus JC por PCR (sensibilidade e especificidade no primeiro exame de 72 a 100% e 92 a 100%, respectivamente). A biópsia cerebral, embora seja diagnóstica, pode ser dispensada quando os achados à RM e LCR são característicos.

Há poucos estudos em que as duas drogas mais comumente recomendadas, Ara-C (Citosina-arabinosídeo IV, 2 mg/kg/dia, por 5 dias) e cidofovir (5 mg/kg IV a cada semana), foram utilizadas. Na grande maioria dos casos, a resposta foi insatisfatória. A morte geralmente ocorre em até seis meses, porém já foram relatados casos de remissão espontânea (5 a 10%), especialmente após a introdução na prática clínica de esquemas terapêuticos com múltiplas e potentes drogas antirretrovirais. A evolução natural pode ser interrompida ou melhorada e a sobrevivência aumentada em até metade dos casos em que se inicia HAART após o diagnóstico.

ENCEFALOPATIA PELO HIV

A encefalopatia pelo HIV provoca, lenta e progressivamente, o chamado complexo de demência relacionado com a AIDS. Sua incidência diminuiu com o uso sistemático de múltiplas drogas antirretrovirais, porém formas de menor dramaticidade clínica, com disfunção executiva e sutis alterações cognitivas, podem estar, na verdade, tornando-se mais comuns.

A condição caracteriza-se por disfunção cognitiva, manifestando-se de forma subaguda ou insidiosa, com dificuldade de concentração, esquecimento, irritabilidade inicial, posteriormente lentificação psicomotora, apatia, menor participação em atividades diárias, até o desenvolvimento de demência global. São comuns tremores, desequilíbrio, ataxia, dificuldade para realizar movimentos rápidos, hipertonia, hiper-reflexia, nistagmo, além de comprometimento de esfíncteres e convulsões em fase mais avançada.

O diagnóstico baseia-se na presença de alterações cognitivas e motoras características e na exclusão de lesões oportunistas infecciosas ou tumorais em estudos de imagem e LCR. O achado de altos níveis de RNA viral no LCR (> 3 log/mm^3) e de lesões bilaterais, relativamente simétricas ou difusas e não captantes à RM reforça o diagnóstico.

A introdução de terapia antirretroviral e/ou a sua modificação podem reverter, ao menos temporariamente, o quadro demencial. Sugere-se o uso de pelo menos duas drogas com boa penetração no LCR (geralmente análogos nucleosídeos e não nucleosídeos). Há autores que sugerem que, caso não haja reversão do quadro após a introdução e/ou modificação da terapia antirretroviral, AZT em doses altas (1,2 g/dia) seja incluído no esquema terapêutico. O uso de psicoestimulantes, como metilfenidato, pode, em alguns casos, melhorar a atenção e a concentração. Quadros depressivos associados são frequentes. O controle medicamentoso e psicoterápico pode também ser útil.

ENCEFALITE PELO CMV

A encefalite pelo CMV pode provocar confusão mental progressiva (evoluindo para demência), apatia, fraqueza generalizada, alterações de nervos cranianos, espasticidade etc. Clinicamente, diferencia-se da encefalopatia pelo HIV pela progressão relativamente rápida (poucas semanas *versus* poucos meses). O quadro frequentemente está associado a retinite ou outras complicações por CMV (p. ex., úlceras gastrointestinais, radiculomielite). São relativamente comuns anormalidades eletrolíticas séricas, principalmente hiponatremia.

TC e RM, caracteristicamente, mostram captação periventricular e meníngea de contraste. Além disso, o LCR, com alguma frequência, mostra predomínio de polimorfonucleares, e constitui método diagnóstico de escolha, já que caracteristicamente exibe positividade para o DNA viral por PCR (sensibilidade e especificidade de 62-100% e 89-100% respectivamente). Culturas virais no LCR só raramente são positivas. Biópsia cerebral é pouco viável, pela natureza profunda das lesões típicas.

A resposta ao tratamento com ganciclovir (5 mg/kg IV 2 vezes ao dia) ou foscarnet (90 mg/kg IV 12/12 horas) é geralmente precária. As duas drogas podem ainda ser combinadas. A droga escolhida é geralmente dada por três semanas, sendo em seguida indicada manutenção com ganciclovir (5 mg/kg por dia). Ciclofovir pode constituir alternativa (indução por duas semanas com doses semanais IV de 5 mg/kg e manutenção com doses semelhantes a cada duas semanas).

ACIDENTES VASCULARES ISQUÊMICOS E HEMORRÁGICOS

Segundo alguns estudos, acidentes vasculares cerebrais isquêmicos e hemorrágicos, embora pouco frequentes, parecem ser mais comuns em pacientes infectados pelo HIV que na população geral. Pacientes com deficiência de proteína S ou com infecções bacterianas diversas podem ter risco aumentado de desenvolver lesões isquêmicas. As causas mais comuns incluem neurossífilis, hemorragias secundárias a trombocitopenias, endocardite marântica (não bacteriana) e vasculopatia posterior reversível. Vasculites e angeítes também podem ocasionar esses quadros, sendo geralmente multifocais. Entre as causas de vasculite destacam-se o uso de cocaína ou de anfetaminas, toxoplasmose, aspergilose, Varicela-zóster, herpes simples, amebíase e doença de Chagas. O diagnóstico específico depende de avaliação do LCR ou de biópsia cerebral. O acúmulo de fatores de risco clássicos (hipertensão, diabetes, dislipidemia) pelo uso prolongado de HAART deve levar a um aumento progressivo do número de casos relacionados com aterosclerose e aterotrombose de grandes vasos. Não há, em princípio, contraindicação formal para o uso de trombolíticos IV em casos apropriados.

MIELOPATIAS

Embora, antes da existência de terapia antirretroviral potente, fossem encontradas mielopatias em estudos anatomopatológicos em até 50% dos pacientes, clinicamente são bem menos comuns, ocorrendo em 5 a 10% desses indivíduos. Duas síndromes principais são descritas, mielopatia vacuolar e mielite transversa.

▶ Mielopatia vacuolar

Talvez seja a forma mais comum de mielopatia associada à infecção pelo HIV, tendo sido observada em até 10% dos pacientes com AIDS antes da disponibilidade da introdução de HAART. É tipicamente uma manifestação tardia da doença, mas pode ocorrer em várias fases da doença. O estudo patológico revela degeneração esponjosa e vacuolização e edema intramielínico, de predomínio na medula torácica. O achado de vacúolos contendo macrófagos abarrotados de gordura é considerado típico, e atividade de macrófagos é considerada central na patogênese das lesões. O HIV pode ser detectado por técnicas de hibridização ou cultura. Embora lesões histopatológicas sejam semelhantes às encontradas em pacientes com deficiência de vitamina B_{12}, não existem evidências de causas metabólicas ou tóxicas na grande maioria dos casos; até 60% dos indivíduos com mielopatia vacuolar também apresentam encefalopatia pelo HIV.

Suas manifestações incluem paraparesia espástica progressiva, alterações de sensibilidade não segmentares, ataxia sensitiva, distúrbios esfincterianos e disfunção erétil. O quadro pode evoluir para paraplegia em semanas ou até poucos meses, mas alguns têm evolução ainda mais arrastada. Clinicamente distingue-se da mielite transversa viral pela ausência de nível sensitivo preciso e pela evolução mais lenta. O reconhecimento dos sintomas e sinais em pacientes terminais com encefalopatia pode ser difícil. Também os casos com pouco comprometimento motor podem ser confundidos nos muitos pacientes em que coexiste polineuropatia sensitiva.

Mielografia, TC e RM de coluna vertebral geralmente são normais. As alterações no LCR são inespecíficas, semelhantes às encontradas em pacientes HIV-positivos sem manifestações neurológicas. Pode haver aumento da proteinorraquia. O diagnóstico é essencialmente clínico, sendo conveniente medir os níveis de vitamina B_{12} e ácido fólico e excluir sífilis, infecção por vírus herpes e HTLV-1, agente etiológico de paraparesias espásticas. Compressão e lesões expansivas medulares devem sempre ser excluídas por métodos de imagem (RM).

Mielopatia parece ser mais comum em pacientes coinfectados pelo HIV e por HTLV-1. Até três quartos dos indivíduos coinfectados podem exibir alguma evidência de mielopatia. Os pacientes apresentam, frequentemente, anticorpos contra HTLV-1 no LCR. A coinfecção parece também estar associada a frequência aumentada de neuropatia periférica. Dessa forma, coinfecção com HTLV-1 deve ser sempre pesquisada em pacientes com quadro sugestivo de mielopatia, principalmente naqueles sem diagnóstico prévio de AIDS ou com contagens de linfócitos CD4 superiores a 200 células/mm^3.

É pouco conhecido o impacto dos antirretrovirais na evolução da mielopatia vacuolar. De todo modo, se o paciente não estiver em uso de HAART, esta deve ser iniciada. Vitamina B_{12} pode ser prescrita, principalmente para pacientes nos quais os níveis séricos se encontrem baixos ou no limite inferior da normalidade, neste último caso principalmente se houver aumento de ácido metilmalônico e homocisteína sérica. Fisioterapia e drogas contra espasticidade devem ser indicadas conforme cada caso. Corticosteroides não parecem ser úteis em pacientes com mielopatia por HTLV-1 já estabelecida. No entanto, não se conhece o efeito dessas drogas em pacientes com mieolopatia e coinfecção por HIV e HTLV-1.

❱ Mielite transversa

Mielite subaguda autolimitada pode ser complicação da síndrome de soroconversão. O estudo histopatológico revela inflamação e infarto por vasculite. Disfunção sensitivo-motora ascendente de rápida instalação e alterações esfincterianas ocorrem como em outras mielites virais, podendo surgir principalmente em fases de maior imunodepressão. Possíveis agentes etiológicos incluem herpes simples, herpes-zóster e CMV. Contagens de linfócitos CD4 muito reduzidas, a presença de pleocitose polimorfonuclear no LCR e a coexistência de polirradiculite sugerem o diagnóstico de CMV. Quando de etiologia herpética, seja por herpes simples ou herpes-zóster, a mielite transversa pode preceder, suceder ou acompanhar manifestações cutâneas de infecção por esses vírus. Outras causas de mielopatia aguda incluem sífilis, tuberculose, toxoplasmose, hemorragia e infarto medular.

Clinicamente, esses quadros diferenciam-se de mielopatia vacuolar pela rapidez de progressão e pela presença de nível sensitivo nítido. A presença de dor sugere a existência de lesões compressivas. Na investigação diagnóstica, devem ser excluídos processos expansivos intramedulares ou compressões extrínsecas, como, por exemplo, linfoma ou empiema epidural (mais comum em usuários de drogas intravenosas), através de RM, TC ou mielografia (hoje raramente utilizada). O diagnóstico etiológico depende de isolamento viral ou do estudo histopatológico.

A mielite aguda pelo HIV, apesar da evolução clínica geralmente boa, constitui indicação para o uso de terapia antirretroviral. Corticosteroides, ainda que de eficácia não comprovada, podem ser utilizados por curto período, seja em doses rapidamente decrescentes por via oral, seja sob a forma de pulsoterapia (metilprednisolona venosa).

RADICULITES

Cinco a 10% dos pacientes infectados pelo HIV desenvolvem radiculite causada por *H. zoster*. A apresentação clínica pode diferir da encontrada em pacientes HIV-negativos pelo potencial de recorrência e de envolvimento de múltiplos dermátomos, assim como pela maior probabilidade de ocorrer mielite transversa. Radiculites por herpes simples e CMV são descritas com menor frequência, seu diagnóstico dependendo de demonstração de inclusões citomegálicas ou métodos de amplificação genômica (PCR, por exemplo) e hibridização *in situ*.

Em pacientes com imunodeficiência avançada, CMV pode causar grave e progressiva polirradiculopatia lombar e sacral, caracterizada por dor lombar e irradiada aos membros inferiores e perda sensitiva em padrão radicular ou distal, paralisia flácida arreflexa e alterações esfincterianas proeminentes. O diagnóstico pode ser sugerido à RM, mas é estabelecido pelo exame de LCR, que mostra pleocitose polimorfonuclear, hipoglicorraquia e grande elevação proteica. Cultura para CMV é específica, porém muito pouco sensível. PCR é sensível e específico (veja acima, em encefalite por CMV). O diagnóstico precoce é fundamental, já que está associado a maior probabilidade de recuperação com poucas sequelas. O tratamento segue a linha descrita na seção de encefalite por CMV.

NEUROPATIAS PERIFÉRICAS

São extremamente comuns, constituindo importante causa de morbidade em pacientes com infecção pelo HIV. A incidência de diversos tipos de neuropatias cresce com a progressão da imunodepressão. Neuropatias periféricas ou cranianas podem, entretanto, fazer parte da síndrome de soroconversão, associadas ou não a meningite asséptica. Polirradiculoneurite do tipo Guillain-Barré-Ströhl é mais frequente durante a soroconversão. Antes do desenvolvimento de imunodepressão avançada, neuropatia multifocal subaguda de padrão desmielinizante com patologia inflamatória parece ser o tipo mais comum de neuropatia, com LCR normal ou com algum aumento de células ou proteínas. São relatados casos de neuropatia desmielinizante autoimune também em pacientes com graus mais avançados de imunodepressão, após tratamento combinado com múltiplas drogas antirretrovirais, capazes de elevar significativamente as contagens periféricas de linfócitos CD4 (como parte da síndrome de reconstituição imune). Estudos eletrofisiológicos revelam neuropatia sensitiva subclínica em grande número de indivíduos assintomáticos. Em estágios avançados, polirradiculopatia ou mononeurite múltipla podem ser causadas por CMV. Neuropatias predominantemente sensitivas também tendem a ocorrer em estágios mais tardios.

▶ Neuropatias desmielinizantes

Neuropatias desmielinizantes predominantemente motoras ocorrem principalmente nos estágios iniciais. Assumem duas formas principais: aguda, semelhante à síndrome de Guillain-Barré; e crônica (do tipo polirradiculoneurite desmielinizante crônica ou CIDP), de instalação e evolução mais arrastadas, sendo esta possivelmente mais comum. Mecanismos imunes provavelmente estão envolvidos em sua patogênese. Por ocorrerem geralmente em pacientes sem outros estigmas de infecção pelo HIV, as neuropatias desmielinizantes podem ser a primeira manifestação de infecção até então desconhecida. Clínica e eletrofisiologicamente são indistinguíveis de outras neuropatias desmielinizantes não relacionadas com o HIV. No entanto, o diagnóstico pode ser sugerido por pleocitose no LCR (10 células/mm^3), frequente em neuropatias relacionadas com HIV e rara naquelas não relacionadas, onde ocorre a chamada dissociação proteico-citológica. Fatores de risco para o desenvolvimento dessas neuropatias periféricas não são conhecidos.

A maioria dos pacientes pode recuperar-se espontaneamente em semanas ou poucos meses. Acredita-se que a recuperação tenda a ser mais lenta nos pacientes com infecção pelo HIV. O tratamento segue os moldes das neuropatias desmielinizantes em geral, sendo mais comumente utilizados concentrados de imunoglobulinas ou plasmaférese, embora não existam estudos controlados. O uso de corticosteroides é potencialmente útil na forma crônica.

▌ Neuropatia sensitiva

Neuropatia sensitiva ocorre em até 30% dos pacientes com infecção pelo HIV, tipicamente nos estágios mais avançados da imunodepressão. O aumento da sobrevida desses pacientes tende a aumentar a incidência e a prevalência da condição, principalmente porque uma série de drogas antirretrovirais também favorece seu surgimento (ddI, d4T). Sintomas comuns são queimação e dores lancinantes, parestesias e disestesias distais simétricas, afetando, principalmente, as regiões plantares e os dedos dos pés, e desenvolvendo-se ao longo de algumas semanas. Raramente, os pacientes queixam-se de fraqueza muscular distal ou os sintomas avançam até alcançar os tornozelos ou as mãos. Reflexos aquileus estão diminuídos ou abolidos, embora hiper-reflexia patelar possa ocorrer por concomitância de mielopatia vacuolar. Há certa tendência à estabilização espontânea, podendo-se esperar alguma redução evolutiva da dor.

O diagnóstico de polineuropatia sensitiva depende de estudos eletrofisiológicos. Esses revelam comprometimento de fibras sensitivas e motoras, com evidente predomínio distal característico de degeneração axonal. A histopatologia revela perda principalmente distal de axônios e alterações inflamatórias moderadas não ligadas a vasculite. Ao menos nas fases iniciais, ocorre perda predominante de fibras finas e amielínicas (eletroneuromiografia convencional pouco expressiva). A patogênese não está esclarecida, mas, provavelmente, envolve ativação de macrófagos e produção de citocinas como o TNF, quiçá induzida por discretas alterações nervosas ligadas à desnutrição e ao uso de álcool. As células ganglionares sensitivas podem constituir o foco primário de agressão. A maioria dos pacientes recupera-se espontaneamente ou apresenta melhora acentuada do quadro álgico em poucos meses.

Além de possíveis ajustes na medicação antirretroviral, o uso de pomada de capsaicina e de drogas por via oral, que não são muito eficazes, constitui a base do tratamento. Entre esses se encontram os antidepressivos tricíclicos (amitriptilina 25-100 mg/dia) e mexiletina em doses crescentes (150-900 mg/dia). Lamotrigina (25 mg/noite até 300-400 mg/dia em doses divididas) associa-se não raramente a exantema cutâneo mas parece ser eficaz em vários pacientes. Gabapentina em altas doses (até 2.400 ou 3.600 mg/dia) também pode ser eficaz em casos resistentes. A sonolência associada pode ser minimizada pelo uso de doses concentradas à noite. Outras drogas, de eficácia não estabelecida, podem ser empregadas (baclofen, clonazepan, codeína e associações). É importante rever interações medicamentosas com os antirretrovirais antes da indicação. Opioides devem em princípio ser evitados mas podem ser úteis em casos graves (p. ex., tramadol 150 a 400 mg/dia em doses divididas). Alguns autores propõem o uso de imunoglobulinas em altas doses em casos refratários.

Mononeurite múltipla

A mononeurite múltipla é caracterizada por distúrbios motores ou sensitivos, de instalação subaguda, por acometimento sequencial de múltiplos nervos periféricos, algumas vezes acompanhados por neuropatias cranianas e, mais raramente, sinais de envolvimento do SNC. Sua frequência é desconhecida, podendo representar forma comum de neuropatia em pacientes com imunodeficiência mais avançada. No caso típico, o mecanismo é vasculítico (provavelmente associado à infecção por CMV nos pacientes gravemente imunodeprimidos). Outros casos podem evoluir para um quadro mais difuso, semelhante ao da polirradiculoneurite desmielinizante crônica (CIDP). Nesses casos, estudos eletrofisiológicos e histopatológicos indicam neuropatia axonal com elemento desmielinizante, na presença de reações inflamatórias moderadas. Alguns indivíduos com mononeuropatia múltipla desenvolvem neuropatia generalizada, enquanto em outros há estabilização ou até involução do quadro. Estudos relativamente pequenos relatam recuperação espontânea na maioria dos casos. Não existe tratamento comprovadamente eficaz, mas muitos recomendam a infusão de altas doses de imunoglobulinas.

Deficiências vitamínicas e neuropatias compressivas

Em fases avançadas da infecção pelo HIV, são frequentes anorexia, diarreia e desnutrição. Além disso, é comum o uso de isoniazida, que pode alterar o metabolismo da piridoxina (B_6). Desta forma, deficiências vitamínicas, particularmente de vitaminas do grupo B e E, podem contribuir para o desenvolvimento de neuropatias periféricas. Em doentes caquéticos, também, não são raros os casos de neuropatia por compressão, principalmente ulnar, peroneal e mediana no túnel do tarso.

Drogas

Pacientes em fases adiantadas da infecção pelo HIV frequentemente estão em uso de antibióticos e quimioterápicos potencialmente associados a neuropatias periféricas, como isoniazida, etionamida, dapsona, sulfonamidas, metronidazol e cloranfenicol. Doses muito altas de piridoxina (> 200 mg/dia) também podem ser neurotóxicas, assim como o uso de vincristina, vimblastina, fenitoína, amitriptilina e talidomida. O uso de antirretrovirais, especialmente os análogos de nucleosídeos – como estavudina, didanosina e, menos comumente, lamivudina –, pode levar ao desenvolvimento de polineuropatia dolorosa, algo semelhante àquela ligada ao HIV, porém com maior tendência à progressão, caso a medicação seja mantida, e à regressão completa, caso a suspensão seja precoce.

Neuropatias cranianas

São relativamente infrequentes. Paralisia facial pode ocorrer durante síndrome de soroconversão, em vigência de meningite pelo HIV, em pacientes com mononeuropatias múltiplas ou com síndrome de Guillain-Barré. A detecção de neuropatias cranianas, que pode dever-se à vasculite, torna obrigatória a investigação de sífilis, criptococose e leptomeningopatia linfomatosa.

MANIFESTAÇÕES NEUROLÓGICAS ASSOCIADAS À SÍNDROME DE RECONSTITUIÇÃO IMUNE (IRIS)

A reconstituição imunológica resultante do tratamento da infecção por HIV (HAART) associa-se a uma incidência crescente de manifestações sistêmicas (15-35% dos pacientes) e neurológicas (bem mais raras), seja na presença de infecções oportunistas (meningites crônicas, LMP, diversas afecções virais) ou em pacientes sem afecções associadas aparentes. As manifestações neurológicas são variadas (ocasionalmente apenas manifestações neurorradiológicas em indivíduos assintomáticos), mas se caracterizam essencialmente por agravamento ou surgimento de novos sintomas e sinais mal explicados por afecções previamente diagnosticadas ou não. O quadro, por vezes agudo ou mesmo fulminante, surge após um período variável de tratamento antirretroviral (geralmente poucas semanas mas ocasionalmente vários meses, principalmente em indivíduos inicialmente com grave imunodepressão), e sinaliza uma resposta exagerada ou inapropriada de células T de memória ou novas produzidas pelo timo, com aumento do número e infiltração tecidual por células CD4+ circulantes.

Os critérios diagnósticos desse quadro consistem em: **a.** piora neurológica após início de HAART; **b.** deterioração ou novos achados neurorradiológicos sugestivos de inflamação (incluindo captação de contraste, aumento de volume lesional e surgimento de novas lesões); **c.** redução significativa ($\geq 1 \log_{10}$) da carga viral plasmática; **d.** sintomas não explicados por uma nova doença ou pelo curso usual de condições previamente adquiridas; **e.** histopatologia com infiltração por células T.

Não se recomenda a suspensão do tratamento antirretroviral nestes pacientes, já que não há garantia de que o quadro não recrudescerá após sua retomada e a suspensão pode associar-se a risco de novas infecções oportunistas e de progressão da própria infecção pelo HIV. O tratamento básico é com corticosteroides. Estes estão claramente indicados (por vezes até mesmo sob a forma de pulsoterapia IV com metilprednisolona em altas doses) em indivíduos com quadros fulminantes, com herniação cerebral iminente e inflamação maciça e, na ausência de estudos grandes controlados, também na maioria dos casos menos dramáticos. Respostas impressionantes são relatadas em pacientes com encefalite por HIV rapidamente progressiva relacionada à IRIS. Em casos assintomáticos, apenas diagnosticados por exames de imagem, uma conduta expectante e reavaliações frequentes são geralmente recomendadas. O tempo de duração da corticoterapia é controverso, havendo dúvidas sobre o risco potencial de desenvolver novas infecções oportunistas. Em geral, recomenda-se tratamento mais curto em casos relacionados com infecções com tratamento antimicrobiano disponível; maior naqueles sem tratamento eficaz (como LMP) e particularmente naqueles relacionados com o próprio HIV (p. ex., encefalite), nos quais, presume-se, o reservatório viral no SNC jamais poderá ser totalmente erradicado.

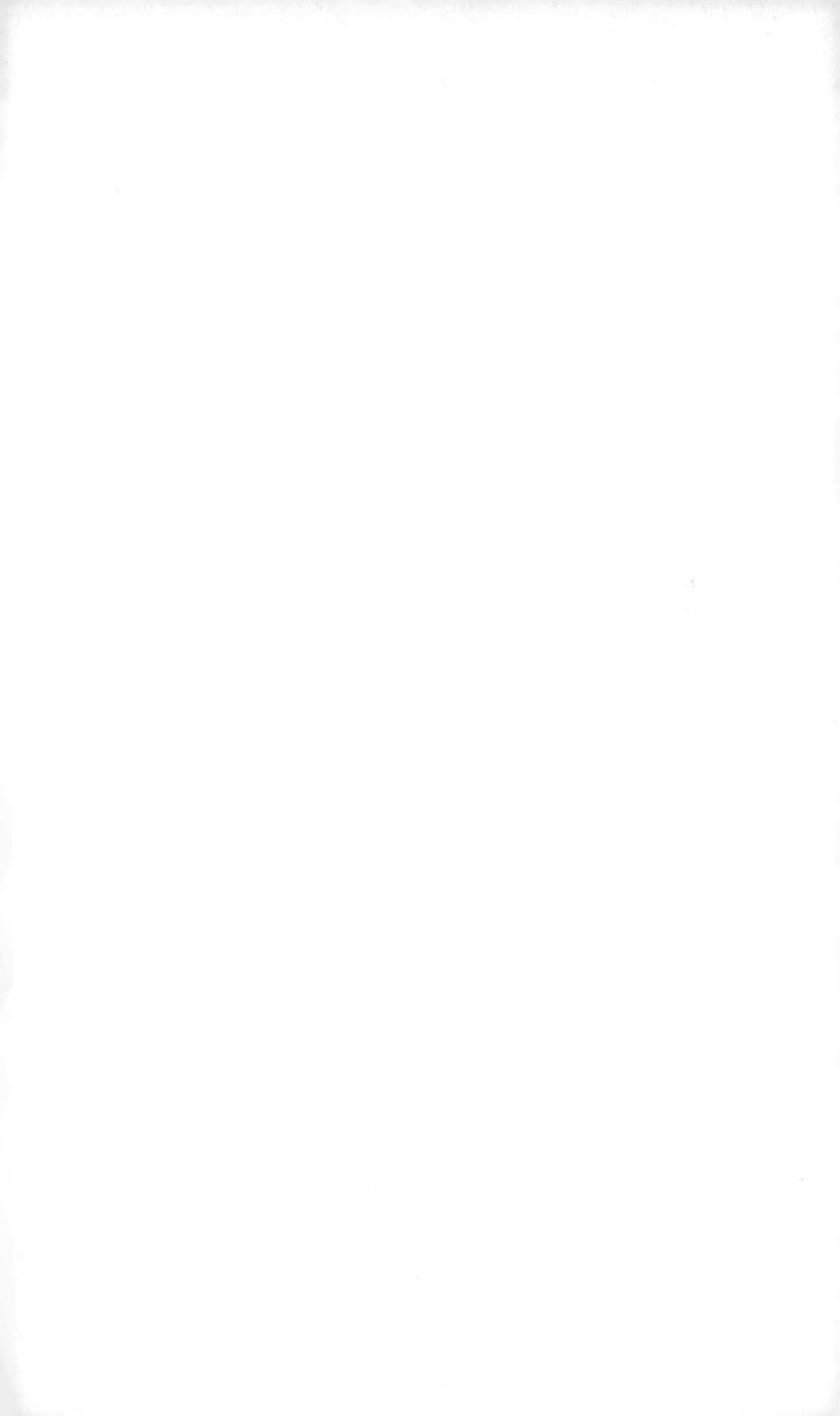

11
Manifestações Neuropsiquiátricas

SÍNDROME DEPRESSIVA

Aproximadamente 85% dos indivíduos exibem sintomas depressivos durante o curso da infecção pelo HIV. O diagnóstico de depressão primária nestes pacientes pode ser dificultado por diversos fatores, incluindo a tristeza por ter uma infecção vista como uma ameaça à vida e que pode levar ao isolamento social. É importante investigar se há depressão prévia, história familiar de depressão, ideia de suicídio e outras alterações psicológicas ou psiquiátricas.

Outra causa de depressão, que pode estar presente em um número significativo de portadores do HIV e é reversível com o tratamento, é o hipogonadismo, que se associa com alterações de libido, perda de apetite, fadiga e diminuição de massa corporal.

A depressão pode ser secundária, decorrente do abuso de substâncias, como álcool, maconha, cocaína ou abuso de ansiolíticos. Costuma ocorrer no dia seguinte, e o relato facilita o diagnóstico. Pacientes com o triplo diagnóstico de transtorno psiquiátrico, uso de drogas e infecção pelo HIV são particularmente predispostos à depressão, sendo que mais de 70% apresentam transtorno depressivo maior (doença depressiva primária).

Algumas infecções oportunistas, neoplasias, como linfoma primário no cérebro, vasculites, infarto ou hemorragias podem também resultar em síndromes depressivas.

Alguns medicamentos, como efavirenz, podem causar depressão, por vezes grave. O uso de interferon-alfa também pode provocar episódios depressivos graves e ideias suicidas.

Efeitos colaterais e interações medicamentosas restringem o número de medicamentos que podem ser usados para o tratamento de depressão em pacientes em tratamento antirretroviral. Devem ser evitados medicamentos que são metabolizados por isoenzimas dos citocromos P450 2D6 ou 3 A4. Todos os agentes antidepressivos não tricíclicos são efetivos e não se associam a efeitos colaterais histaminérgicos, adrenérgicos, anticolinérgicos e cardíacos. No entanto, a maioria inibe a atividade bioquímica de drogas metabolizadas pelas isoenzimas dos citocromos P 450 2D6 e 3 A4 e tem muitas interações medicamentosas. Escitalopram, venlafaxina e mirtazapina são os que têm menor interação e são considerados os mais indicados nesta situação.

SÍNDROME MANÍACA

Episódios de mania e hipomania são caracterizados por humor eufórico, hiperatividade motora, falta de sono, gastos excessivos em compras, tagarelice, aumento de energia para qualquer tipo de atividade, hipersexualidade, comportamento sexual de risco e irritabilidade durante pelo menos uma semana se não forem tratados. Têm sido observados nos pacientes infectados pelo HIV e podem ser decorrentes de doença bipolar preexistente, consequência da própria infecção, de infecções oportunistas ou de neoplasias do sistema nervoso central. Por mania não ser tão comum como depressão nesta população, sua presença implica em investigação clínica para afastar síndrome secundária de etiologia não psiquiátrica.

Em casos de mania ou hipomania menos agressiva, o que é mais comum, lítio é eficaz e bem tolerado. É recomendável realizar avaliação frequente de seus níveis séricos. A faixa desejável é 0,6 a 1,2 mEq/l.

O anticonvulsivante ácido valproico pode ser usado em pacientes cuja função renal e/ou situação eletrolítica não sejam propícias para o uso de lítio. Sua faixa terapêutica é de 50 a 100 mcg/mL e não apresenta interação significativa com os medicamentos antirretrovirais.

SÍNDROME ANSIOSA

Transtorno de ansiedade afeta até 40% dos pacientes infectados pelo HIV. A síndrome ansiosa é caracterizada por apreensão, medo excessivo e/ou antecipatório, pânico, fobias, revivência de situações ameaçadoras, ideias intrusivas e repetitivas, preocupações somáticas e insônia, principalmente inicial. Sinais e sintomas autonômicos são comuns, incluindo taquicardia, sudorese, respiração curta, poliúria, diarreia, náuseas, vômitos, tonteiras e vertigens. Pacientes com história de ansiedade e histórico familiar do transtorno são mais vulneráveis. Como síndromes depressivas frequentemente são acompanhadas de sintomas ansiosos, o diagnóstico diferencial é importante.

A síndrome ansiosa mais comum é decorrente do transtorno de ajustamento de humor, que pode-se iniciar ao ser realizada a sorologia para o HIV, mesmo antes de o resultado ser conhecido, e tornar-se mais frequente depois de notificada a positividade. Pacientes que passaram por episódios em que sentiram suas vidas ameaçadas estão sujeitos à condição conhecida como transtorno do estresse pós-traumático, caracterizado por revivência da situação, pesadelos, comportamento de evitar as situações que lembrem o trauma, *flashbacks*, sintomas de alteração de memória e perplexidade.

Situações frequentemente subestimadas são as síndromes ansiosas secundárias à dor, à pneumonia (insuficiência respiratória) e ao comprometimento neurológico em decorrência da infecção oportunista ou malignidade. Síndrome ansiosa também pode ser decorrente de abstinência de drogas, álcool, benzodiazepínicos ou antidepressivos, sendo mais comum em pacientes internados pela interrupção abrupta do uso.

Ansiedade também pode estar associada ao uso de alguns medicamentos, em particular efavirenz e interferon-alfa.

O tratamento da ansiedade deve incluir farmacoterapia e intervenção comportamental. Os medicamentos mais recomendados para o tratamento da ansiedade são escitalopram, venlafaxina e mirtazapina pela pequena interação com os antirretrovirais. Deve-se iniciar o tratamento com baixa dose, aumentando-a progressivamente, tomando-se o cuidado de alertar o paciente de que efeitos desejados só serão observados pelo menos seis semanas após ser alcançada a dose alvo. Deve-se evitar o uso contínuo de benzodiazepínicos (alprazolam, clonazepam, bromazepam, diazepam e lorazepam) pois, além de causarem dependência, podem acarretar alterações cognitivas e motoras nestes pacientes.

SÍNDROME PSICÓTICA

A psicose é definida pela presença de alucinação, delírio ou ideia fixa inabalável e não partilhada pelos demais. Basta a presença de um destes para definir a síndrome, que ocorre em até 10% dos pacientes com infecção pelo HIV. Síndromes psicóticas podem ser primárias ou secundárias. Muitos apresentam psicose associada a declínio cognitivo, incluindo desordem neurocognitiva ou demência associada ao HIV ou a lesões do sistema nervoso central, como linfoma.

Pessoas infectadas pelo HIV são mais suscetíveis à síndrome maligna por uso de neurolépticos, caracterizada por febre alta, rigidez muscular grave, sudorese abundante, delírio, mutismo, disfagia, tremor, incontinência urinária ou fecal, taquicardia, pressão alta ou instável e leucocitose.

Os antipsicóticos atípicos, risperidona, olanzapina, quetiapina, aripiprazole e ziprasidona são eficazes para o controle de síndromes psicóticas, são bem tolerados e não causam sedação ou alteração cognitiva. Há interações medicamentosas entre os antipsicóticos atípicos e inibidores da protease, podendo haver aumento da frequência de reações parkinsonianas e movimentos anormais hipercinéticos.

DELIRIUM

É uma síndrome neuropsiquiátrica frequente, caracterizando-se primariamente por alterações do nível de vigília e da capacidade de focar, sustentar e mudar a atenção. O paciente em *delirium* pode apresentar deficiência de memória, desorientação, alteração da fala, da escrita ou da compreensão, distúrbios perceptuais, alucinações, principalmente visuais, ilusões (distorções de objetos presentes). Seu início é normalmente agudo (horas a poucos dias) e tende a flutuar ao longo do dia, sendo característica sua piora a partir do pôr do sol.

Podem ocorrer distúrbios psicomotores, incluindo hiperatividade, quando o paciente se torna combativo, agitado e agressivo, ou hipoatividade, que é frequentemente confundida com síndrome depressiva.

Delirium pode estar associado à hipoxemia, hipoglicemia, infecções oportunistas (em particular toxoplasmose e criptococose envolvendo sistema nervoso central), acidente vascular cerebral, distúrbios hidreletrolíticos, neurotoxicidade por abuso de drogas e abstinência de drogas.

Delirium pode ser tratado efetivamente com neurolépticos, sendo haloperidol o mais usado. A dose e a via de introdução da droga dependem da intensidade das manifestações. Em paciente hipoativos ou hiperativos, mas não combativos, 2 mg ou menos de haloperidol por via oral em geral são suficientes. Em casos de maior combatividade, em particular em pacientes internados, haloperidol por via intramuscular (5 mg) é bastante eficaz. Em caso de grande agitação, que coloque o paciente ou a equipe médica em risco, como em quadros maníacos graves, pode-se usar haloperidol intravenoso, devendo o paciente ser monitorizado para arritmias cardíacas, que são raras, mas podem ser graves.

SÍNDROME CATATÔNICA

É uma síndrome neuropsiquiátrica caracterizada por alterações psicomotoras cujos principais sintomas e sinais são mutismo, estupor, posturas (ficar longos períodos em posição desconfortável), flexibilidade cerácea (apesar de resistência inicial, o médico pode colocar o paciente na posição que quiser, mesmo que desconfortável), raro contato ocular, obediência automática, ecofenômeno com ecopraxia (quando o paciente repete os movimentos do entrevistador), andar por horas sem destino como um autômato, estereotipias (movimentos anormais sem finalidade), maneirismos (movimentos estilizados, como andar nas pontas do pé), caretas etc. Sua etiologia mais frequente é o transtorno do humor bipolar, seguida de doenças não psiquiátricas e, por último, esquizofrenia.

O tratamento é feito com benzodiazepínicos, sendo mais usado o lorazepam (2 a 20 mg por dia). Estimulação elétrica cerebral é empregada em casos graves e refratários ao tratamento.

SÍNDROME APÁTICA

Síndrome caracterizada por ausência de motivação em comparação com o nível prévio de funcionamento do indivíduo, podendo ser observada pelo próprio ou por pessoas próximas. Caracteriza-se por diminuição do comportamento dirigido para finalidades, ausência de esforço ou energia para desempenhar as atividades diárias, dependência de terceiros para estruturar seu dia a dia, ausência de interesse em aprender coisas novas ou ter novas experiências, diminuição de interesse em relação aos problemas alheios e afeto embotado, com ausência de resposta a eventos positivos ou negativos. É um quadro que pode persistir por semanas e causar prejuízo social e funcional ao paciente.

A síndrome, frequente em pacientes com encefalopatia pelo HIV, pode estar associada a infecções oportunistas ou ao uso de certos medicamentos, como os antipsicóticos. Raramente está associada ao uso de antidepressivos inibidores da recaptação da serotonina.

O tratamento é realizado com psicoestimulantes, como metilfenidato, modafinil, bromocriptina e selegilina.

SÍNDROME PARKINSONIANA

Caracteriza-se por embotamento afetivo, diminuição da mímica facial e de gestos e pela voz monotônica, além de tremor de repouso. Ao exame, observa-se rigidez e movimentos em roda dentada, que é uma sobreposição do tremor de repouso com rigidez. À marcha, pode haver diminuição do balanceio dos braços, passos mais curtos, retorno em bloco. No teste do empurrão, o paciente cai com facilidade.

Pode ser causada pelo uso dos antieméticos metoclopramida e bromoprida. Outra causa é a maior sensibilidade de pacientes infectados pelo HIV aos efeitos colaterais dos antipsicóticos neurolépticos e de primeira geração ou atípicos (risperidona, olanzapina, ziprasidona, aripiprazole e paliperidona). Os únicos que não estão associados a parkinsonismo são as quetiapinas e a clozapina.

SÍNDROME CAUSADA PELO TRATAMENTO ANTIRRETROVIRAL

O uso de efavirenz está associado à ocorrência de sonhos vívidos em até 20% dos pacientes, em especial nos primeiros dias de tratamento, regredindo após quatro a seis semanas de uso na grande maioria dos casos. Há, também, associação com quadros depressivos, por vezes muito leves, apenas percebidos quando da interrupção da droga. Há relato de outros efeitos neuropsiquiátricos, como ansiedade, depressão, ideação suicida, comportamento agressivo e impulsivo, reações paranoides, mania e psicose. A presença de quadro psiquiátrico não é contraindicação ao uso de efavirenz.

O surgimento de manifestações psiquiátricas, novas ou em paciente que já as apresentava antes do início da terapia antirretroviral, deve levar à revisão de todos os medicamentos em uso, dada as importantes interações medicamentosas, particularmente frequentes em pacientes em uso de inibidores da protease.

12
Manifestações Musculoesqueléticas

Manifestações musculoesqueléticas são relativamente comuns e podem provocar danos funcionais importantes. Com o advento da terapia antirretroviral houve redução da frequência de algumas manifestações e surgimento de outras, como a síndrome inflamatória de reconstituição imune.

Certas doenças e condições musculoesqueléticas são mais comuns em portadores do HIV, incluindo síndrome linfocítica infiltrativa difusa (DILS), miosite, polimiosite, piomiosite, artrites reativas e artrite sépticas. As espondiloartrites soronegativas (EASN), as vasculites e a fibromialgia também são mais comuns em indivíduos infectados pelo HIV e podem ser a primeira manifestação da infecção. Algumas parecem estar relacionadas com a própria infecção pelo HIV, enquanto outras são atribuídas ao tratamento antirretroviral, em particular a perda de massa óssea, que pode acarretar osteopenia e osteoporose.

As alterações musculoesqueléticas relacionadas com HIV/AIDS são classificadas em três grupos:

1. Resultantes da produção irregular de citocinas pró-inflamatórias e da depleção de linfócitos CD4, como artrite infecciosa e osteomielite (por patógenos convencionais ou oportunistas).
2. As que são atribuídas à interação entre o vírus e o hospedeiro, como piomiosite, vasculites e *DILS*.
3. Mediadas imunologicamente (artrite reativa, artrite psoriásica e as espondiloartrites indiferenciadas).

ARTRALGIA/ARTRITE RELACIONADA COM O HIV

Artralgias podem ocorrer em 30 a 40% dos indivíduos com síndrome de soroconversão, sendo geralmente intermitentes. Na maioria, os joelhos e ombros são afetados; o acometimento de pequenas articulações é raro. O quadro é oligoarticular em 50% dos casos. Na fase crônica da infecção pelo HIV, artralgia é a manifestação musculoesquelética mais comum, ocorrendo em torno de 35% dos indivíduos. A síndrome articular dolorosa, caracterizada por dor intensa, por vezes lancinante, de curta duração, afetando menos de quatro articulações, ocorre em até 10% dos pacientes. Menos comumente ocorre artrite autolimitada, que dura aproximadamente seis semanas, envolvendo articulações dos membros inferiores de forma oligoarticular. O líquido sinovial é estéril e a radiografia não apresenta sinais de erosão articular. Esta forma de artrite geralmente responde ao uso de anti-inflamatórios não esteroides. No entanto, em alguns casos, pode ser necessário o uso de corticosteroides em dose baixa, hidroxicloroquina ou sulfassalazina.

ESPONDILOARTRITES

Espondiloartrites soronegativas (EASN), que incluem artrites reativas, artrite psoriásica, espondilite anquilosante e artrite relacionada com as doenças inflamatórias intestinais, podem ocorrer em indivíduos com suscetibilidade genética.

A artrite reativa ocorre em 5 a 25% dos pacientes logo antes ou concomitantemente às manifestações de imunodepressão. O quadro clínico é característico, com envolvimento oligoarticular, assimétrico, de grandes articulações e entesopatia (inflamação nas inserções dos tendões). Afeta, principalmente, grandes articulações de membros inferiores, ocorrendo após quadros diarreicos ou uretrites. O antígeno de histocompatibilidade HLA-B27 está presente na maioria destes pacientes, principalmente nos caucasianos. A tríade clássica de uveíte, artrite e conjuntivite, bem como o envolvimento axial, não são relatadas frequentemente. As manifestações mucocutâneas, como balanite circinada e ceratoderma blenorrágico, são comuns. O tratamento utilizado é o mesmo das artrites reativas não relacionadas com o HIV.

ARTRITE SÉPTICA

A apresentação é similar a dos pacientes soronegativos. Em usuários de drogas injetáveis, infecções graves, como artrite séptica e osteomielite por *S. aureus* ou, menos comumente, por patógenos oportunistas, como *C. neoformans* e *S. schenckii*, podem ser encontradas. É mandatório que a articulação seja aspirada e o líquido semeado em meios de cultura para germes comuns, micobactérias e fungos. Antimicrobiano com ação antiestafilocócica deve ser iniciado, especialmente se o líquido for purulento. O uso de anti-inflamatórios deve ser evitado, pois sua ação pode mascarar a resposta à antibioticoterapia.

SÍNDROME LINFOCÍTICA INFILTRATIVA DIFUSA (DILS)

Acomete 3 a 4% dos pacientes com infecção pelo HIV e se apresenta de forma semelhante à síndrome de Sjögren. Ocorre infiltração linfocítica da glândula parótida, havendo aumento da mesma, além de boca e olhos secos e artralgia. Não há relação entre aparecimento da síndrome com a contagem de linfócitos CD4. Acomete mais os pacientes do sexo masculino. Com o advento da terapia antirretroviral houve diminuição do número de casos observados. Em comparação com a síndrome de Sjögren, envolvimento pulmonar, gastrointestinal, renal e neurológico é mais comum e mais grave. Manifestações gastrointestinais podem incluir hepatite linfocítica, com hepatomegalia, infiltração linfocítica da mucosa gástrica e elevação dos níveis séricos de enzimas hepáticas. A nefrite intersticial linfocítica, sem acometimento glomerular, pode causar insuficiência renal progressiva asséptica e acidose tubular renal tipo IV. O acometimento neurológico pode desencadear meningite linfocítica e neuropatias simétricas. Os pacientes com *DILS* têm maior risco de desenvolver linfomas de células B de glândula salivar de alto grau. O tratamento é sintomático. O uso de imunossupressores deve ser reservado para pacientes com acometimento extraganglionar, em especial de fígado ou de pulmão.

VASCULITES

Há inúmeros relatos de vasculites sistêmicas ou limitadas a determinados órgãos em indivíduos com infecção pelo HIV. As síndromes vasculares descritas compreendem desde o envolvimento de pequenos vasos nas vasculites por hipersensibilidade (leucocitoclásticas) até lesões em vasos de médio calibre, como na poliarterite nodosa, processo granulomatoso sistêmico e angeíte primária isolada do sistema nervoso central.

As lesões em vasos de médio calibre podem ser necrosantes ou não. As necrosantes, que podem afetar músculos e nervos, são características da poliarterite nodosa, enquanto que as não necrosantes normalmente se encontram associadas à *DILS,* à púrpura de Henoch-Schönlein ou vasculite por hipersensibilidade a drogas. Em alguns casos, podem ser encontrados anticorpos anticitoplasma de neutrófilos no padrão perinuclear (p-ANCA). As veias de pequeno calibre são, em geral, mais acometidas que as artérias.

MIOPATIA/MIOSITE

O envolvimento muscular, com presença de mialgia, é relativamente frequente no curso da infecção pelo HIV. As atrofias musculares são comuns em fases avançadas de imunodeficiência. Duas formas principais de polimiosite são descritas. A primeira ocorre em fases relativamente precoces e se caracteriza por evolução subaguda de mialgia intensa e fraqueza muscular, predominantemente proximal. A segunda, que ocorre tardiamente, é provavelmente causada por dano mitocondrial associado ao uso de inibidores da transcriptase reversa análogos de nucleosídeos, em especial estavudina e zidovudina. Ambas as formas são acompanhadas por aumento significativo das enzimas séricas creatinofosfoquinase (CK), aldolase e desidrogenase lática (LDH). Na miopatia associada ao AZT, o desenvolvimento de sintomas está relacionado com o tempo de exposição e o uso de doses maiores do medicamento. Esta miopatia pode ser incapacitante e foi documentada em até 18% dos pacientes que receberam doses elevadas de zidovudina (1.200 mg/dia) por mais de seis meses. O quadro clínico inclui fraqueza e diminuição da resistência muscular periférica, fadiga e mialgia. Miopatia pode ser também uma manifestação da infecção pelo próprio HIV, com sintomas semelhantes à polimiosite idiopática e à miosite associada ao uso de zidovudina A biópsia muscular é o único método capaz de diferenciá-las. O exame histopatológico nos casos de miopatia associada ao uso de zidovudina mostra a presença de fibras vermelhas irregulares (*ragged red fibers*), com mitocôndrias grandes e mal funcionantes. Alterações precoces só são detectadas à microscopia eletrônica. O número de fibras musculares anormais guarda relação com a gravidade. Com a retirada do medicamento responsável, há melhora do quadro em dias ou em poucas semanas e normalização do nível sérico das enzimas. Se necessário, podem ser utilizados anti-inflamatórios não hormonais ou prednisona.

A piomiosite, especialmente no quadríceps, é relativamente comum. O paciente apresenta febre e dor no músculo, que, gradualmente, aumenta de volume e adquire consistência endurecida. Um abscesso único está presente em até 75% dos casos. Os achados de ultrassonografia e de tomografia computadorizada são característicos, e o microrganismo mais comumente implicado é o *S. aureus*.

OSTEOPENIA E OSTEOPOROSE

Com o aumento da sobrevida associado à terapia antirretroviral, houve aumento da frequência com que osteopenia e osteoporose são diagnosticadas em indivíduos com infecção pelo HIV. Há, também, incidência aumentada de fraturas patológicas em relação à população geral. Os fatores de risco, como sexo feminino, tabagismo, etilismo, uso de corticosteroides e menopausa precoce também são importantes em pacientes com infecção pelo HIV. Fatores de risco peculiares ao portador do HIV incluem doença inflamatória crônica, deficiência de cálcio e de vitamina D, perda de peso, má absorção e hipogonadismo, além da própria terapia antirretroviral. Vários estudos indicam haver diminuição da densidade mineral óssea após o início de determinados medicamentos antirretrovirais. A perda é mais acentuada nos dois primeiros anos de tratamento, em especial nos pacientes que fazem uso de tenofovir, tendendo a se estabilizar daí em diante. Pelo maior risco de desenvolverem osteopenia e osteoporose, densitometria óssea está indicado para todos os indivíduos com infecção pelo HIV com história de fraturas espontâneas, mulheres na menopausa e homens com idade superior a 50 anos.

Para prevenção da osteoporose é necessária ingesta adequada de cálcio e de vitamina D. Recomenda-se uma dose total de 1000 mg/dia de cálcio para mulheres na pré-menopausa e para homens, associada a 400 a 600 unidades internacionais de vitamina D. O nível sérico de 25-OH vitamina D3 ideal é acima de 20ng/mL. Se houver osteoporose (escore T < -2,5 na densitometria óssea ou presença de fratura patológica), avaliação de causas secundárias, como hipogonadismo, deve ser feita. O tratamento da osteoporose não difere em pacientes com ou sem infecção pelo HIV, devendo basear-se em modificações do estilo de vida e na terapia farmacológica. O uso dos bisfosfonatos (alendronato, risedronato, ibandronato e zoledronato) está indicado, apesar de não haver estudos de longo prazo envolvendo pacientes com infecção pelo HIV. O uso de outros medicamentos, como raloxifeno, calcitonina, teriparatida ainda está por ser avaliado, pois não há até o momento estudos específicos neste grupo de pacientes.

13
Manifestações Cardíacas

Antes da disponibilidade de antirretrovirais potentes, comprometimento cardíaco era bastante frequente no curso da infecção pelo HIV e ocorria em até 75% dos pacientes. Atualmente, coronariopatias são causa de morbidade e de mortalidade progressivamente mais comuns. Em algumas séries são as mais frequentes causas de óbito em pacientes em uso de terapia antirretroviral bem-sucedida. No Brasil, na última década houve um aumento 10 vezes maior entre os indivíduos com infecção pelo HIV em comparação com a população geral das doenças cardiovasculares como causas subjacentes de óbito.

MIOCARDITE

Raramente confirmada histologicamente ante-mortem, é achado comum em necropsias de pacientes que morreram com imunodeficiência avançada. Na maior parte dos casos, não são identificados os agentes oportunistas. Alguns possíveis agentes etiológicos incluem Toxoplasma gondii, Mycobacterium tuberculosis e Cryptococcus neoformans. Outros menos comumente envolvidos são Mycobacterium avium-intracellulare, Aspergillus fumigatus, Candida albicans, Histoplasma capsulatum, citomegalovírus e herpes simples. Há relatos que sugerem que o próprio HIV pode causar miocardite. Um achado comum é a miocardite linfocítica, com ou sem necrose das fibras miocárdicas. O eletrocardiograma e outros exames da função cardíaca devem ser realizados para o diagnóstico.

CARDIOMIOPATIA IDIOPÁTICA

Há dilatação biventricular com achados patológicos de miocardite. A etiologia é desconhecida, sendo talvez relacionada com os vírus Coxsackie-B, CMV ou HIV. Não há associação com estado nutricional, nem com fatores imunológicos.

CARDIOMIOPATIA ASSOCIADA A DROGAS

Diferentes medicamentos usados para o tratamento da infecção pelo HIV podem, raramente, ser cardiotóxicos, entre eles o AZT e o ddI, que podem levar à insuficiência cardíaca. O tratamento inclui a retirada da droga e medidas de suporte. Com o advento dos inibidores da protease, novas interações medicamentosas foram descritas, algumas associadas ao aumento da frequência de arritmias cardíacas graves, com consequente risco de vida. Também já foi demonstrada associação entre tempo de terapia antirretroviral e coronariopatia, incluindo infarto do miocárdio (ver adiante).

ENDOCARDITE NÃO BACTERIANA, TROMBÓTICA (MARÂNTICA)

Em pacientes com endocardite marântica, são comuns trombos estéreis, que podem-se localizar em qualquer válvula e ocasionar embolia sistêmica. Os exames complementares, principalmente o ecocardiograma, auxiliam no diagnóstico. O tratamento é o mesmo proposto para pacientes sem infecção pelo HIV.

ENDOCARDITE INFECCIOSA

É mais comum entre os usuários de drogas intravenosas. A apresentação clínica e a resposta à terapia específica não diferem do que é observado em pacientes sem infecção pelo HIV.

DOENÇA PERICÁRDICA

Efusão pericárdica é uma manifestação relativamente comum. Frequentemente a efusão é pequena, mas são descritos casos de pericardite constritiva e de tamponamento cardíaco. As causas incluem tuberculose, micobacteriose atípica, *Staphylococcus aureus*, *Cryptococcus aureus*, sarcoma de Kaposi, adenocarcinoma e linfoma. A cultura e a avaliação citológica de material obtido por pericardiocentese são importantes para confirmar o diagnóstico etiológico. Quando não é possível realizar pericardiocentese, além de avaliar a presença de infecções em outros sítios, deve-se considerar a instituição de prova terapêutica para tuberculose, por sua frequência.

SARCOMA DE KAPOSI E LINFOMA

As lesões são silenciosas, mas podem provocar arritmias. São encontradas geralmente no contexto de doença disseminada.

DOENÇA CORONARIANA, HIPERTENSÃO ARTERIAL E ATEROSCLEROSE

A infecção pelo HIV associa-se a estados pró-inflamatório e pró-coagulante sistêmicos que, por sua vez, estão associados à doença coronariana e aterosclerose. A instituição de terapia antirretroviral eficaz leva à diminuição dos níveis séricos dos marcadores sistêmicos de inflamação e coagulação, que, muitas vezes, não retornam aos níveis encontrados na população geral. Assim, a infecção pelo HIV é, por si só, um fator de risco para doenças cardiovasculares, independentemente do uso de medicamentos ou de alterações metabólicas.

Grandes elevações dos níveis séricos de triglicerídeos e de colesterol LDL (com marcada diminuição dos níveis de HDL) são comuns em pacientes usando antirretrovirais, especialmente inibidores da protease e estavudina. Há estudos que mostram que o risco de infarto agudo do miocárdio e de hipertensão arterial aumenta à medida que aumenta o tempo de uso da terapia antirretroviral. O risco é proporcionalmente maior quando há outros fatores de risco associados (fumo, história familiar, obesidade, sedentarismo etc.). O risco relativo de infarto agudo do miocárdio aumenta em 15% por ano de tratamento, após ajuste para diversos outros fatores de risco, incluindo tabagismo. A aterosclerose é outra consequência esperada. Medidas dietéticas e exercícios físicos devem ser estimulados, embora possam ter impacto reduzido. Parar de fumar é fundamental. Para pacientes com aumento importante dos níveis de colesterol sérico é necessário o uso de atorvastatina, rosuvastatina ou pravastatina (ver interações entre estatinas e inibidores da protease). Já para aqueles com aumento predominantemente de triglicerídeos, recomenda-se o uso de fenofibrato, genfibrozila, bezafibrato ou outros fibratos. Sempre que possível, deve-se evitar a utilização simultânea de estatinas e de fibratos pelo aumento do risco de acidose lática e de rabdomiólise. Esse risco aumenta se for associada metformina ao esquema terapêutico para tratamento de resistência à insulina. O tratamento deve priorizar a principal alteração, evitando, se possível, a associação de várias drogas. Ademais, deve ser sempre iniciado com as menores doses terapêuticas possíveis, elevando-as progressivamente, de acordo com a resposta.

Estudos observacionais indicam haver associação entre o uso recente de abacavir e eventos cardiovasculares. No entanto, isto não justifica evitar o uso de abacavir em pacientes com baixo risco de desenvolverem eventos cardiovasculares. Por outro lado, sempre que possível, deve ser evitado o uso de abacavir por pacientes com alto risco de desenvolvimento de doenças cardiovasculares.

14

MANIFESTAÇÕES URINÁRIAS E DISTÚRBIOS HIDRELETROLÍTICOS

Hiponatremia e hipercalemia são comuns em pacientes com infecção pelo HIV, assim como infecções urinárias altas. A insuficiência renal aguda (IRA) geralmente é decorrente de nefrotoxicidade por drogas, enquanto litíase renal está associada ao uso de indinavir e de atazanavir (foram identificados cálculos constituídos pelos próprios medicamentos). Já a insuficiência renal crônica pode estar associada à própria infecção pelo HIV em fases mais avançadas ou ao uso crônico de medicamentos nefrotóxicos, incluindo tenofovir e, menos frequentemente, atazanavir.

HIPONATREMIA E HIPERCALEMIA

A hiponatremia, que é encontrada em até 60% dos pacientes hospitalizados com AIDS, pode ter múltiplas causas, devendo-se, principalmente, à perda extrarrenal de fluidos, sendo facilmente corrigida com hidratação adequada. Pode ser secundária à secreção inapropriada de hormônio antidiurético, especialmente em pacientes com infecção pulmonar ou do sistema nervoso central. Insuficiência suprarrenal também pode ser comum. Qualquer que seja a causa, a presença de hiponatremia associa-se a um pior prognóstico. Hipercalemia é comum em pacientes tratados com doses elevadas de trimetoprima (acima de 20 mg/kg/dia) ou com anfotericina-B lipossomal infundida rapidamente. Em ambas as situações, há normalização dos níveis de potássio com a suspensão das drogas.

INSUFICIÊNCIA RENAL

Nefrotoxicidade e hipovolemia são as principais causas de IRA em indivíduos com infecção pelo HIV. As drogas mais comumente associadas à IRA são tenofovir, cotrimoxazol, anfotericina-B, foscarnet, pentamidina, aciclovir, rifampicina e sulfadiazina. No caso de tenofovir, IRA é mais frequente em pacientes com imunodeficiência avançada, idade acima de 55 anos, baixo peso, doença renal prévia (por diabetes ou hipertensão arterial) e uso concomitante de outras drogas nefrotóxicas. Se a suspensão do tenofovir for precoce, a reversão completa do quadro é a regra. Por isso, recomenda-se avaliação periódica (ao menos duas vezes ao ano) de função renal de pacientes em uso de tenofovir. Da avaliação devem constar dosagem de creatinina e fósforo séricos, além de análise de urina. Queda progressiva de níveis séricos de fósforo e presença de microalbuminúria são sinais precoces de lesão renal causada por tenofovir. A função renal deve sempre ser avaliada antes da indicação de drogas nefrotóxicas, especialmente em pacientes com uma ou mais das condições antes citadas.

Dois tipos principais de lesão glomerular são descritos, podendo levar à proteinúria e síndrome nefrótica. No primeiro, deposição de imunocomplexos leva à glomerulonefrite proliferativa e insuficiência renal. Esta forma, aparentemente, é mais comum em indivíduos com coinfecção pelo vírus da hepatite C. O segundo tipo de lesão glomerular, por alguns denominado nefropatia associada ao HIV, tem por característica histológica a presença de glomeruloesclerose focal segmentar, associada à inflamação, fibrose intersticial e atrofia e dilatação tubulares. A nefropatia associada ao HIV é mais comum em pacientes do sexo masculino e de raça negra. Observa-se proteinúria importante (> 3,5 g/dia), rins de volume normal ou aumentado e insuficiência renal rapidamente progressiva (semanas ou poucos meses). Hipertensão e edema são raros, a despeito da gravidade da insuficiência renal e da magnitude da proteinúria. Há estudos envolvendo pequeno número de pacientes que responderam ao tratamento com prednisona.

INFECÇÕES URINÁRIAS

Alguns estudos publicados sugerem que infecções urinárias altas, causadas por patógenos entéricos, especialmente *E. coli*, ocorrem com maior frequência em pacientes com infecção pelo HIV, especialmente em fases avançadas de imunodeficiência.

ACIDOSE LÁTICA RELACIONADA COM O USO DE ANTIRRETROVIRAIS

Acidose lática, caracterizada por acidose metabólica e altos níveis de lactato sérico, geralmente é classificada como anaeróbia (tipo A) ou aeróbia (tipo B). No tipo A, a hipóxia tecidual e o metabolismo anaeróbio geralmente apresentam causa definida, como edema pulmonar, parada cardiorrespiratória ou choque. Exemplos de acidose lática do tipo B incluem as associadas à malignidade e certas miopatias, situações em que hipóxia tecidual não é evidente. Não são raros os casos de acidose lática do tipo B em indivíduos infectados pelo HIV e em uso de inibidores da transcriptase reversa. O mecanismo, embora ainda não inteiramente elucidado, provavelmente decorre de lesão mitocondrial causada por inibidores da transcriptase reversa análogos de nucleosídeos, em especial estavudina, didanosina e zidovudina. O desenvolvimento de acidose lática é mais comum em indivíduos em uso de estavudina, da combinação estavudina-didanosina ou de ribavirina em associação com didanosina. O uso dessas associações é formalmente contraindicado.

O quadro clínico em geral é de evolução subaguda (dias ou semanas), podendo incluir taquidispneia progressiva, fraqueza muscular, mialgias, fadiga, perda de peso, dormência (em especial no abdome e nos membros inferiores), náuseas e vômitos, disfunção hepática, associação com neuropatia periférica, lipodistrofia e osteopenia. Dor abdominal é comum. A primeira queixa, em geral, é astenia, que pode ser intensa e, às vezes, confundida com depressão.

O diagnóstico depende da demonstração laboratorial da presença de acidose metabólica associada a altos níveis de lactato sérico. Em alguns pacientes há, também, aumento do ânion *gap*. A mensuração dos níveis séricos de lactato é extremamente dependente da coleta adequada de sangue, que deve ser feita, de preferência, de acordo com as recomendações do "*ACTG Mitochondrial Focus Group Guidelines*". Em geral, são pouco reprodutíveis os resultados obtidos em laboratórios de análises clínicas.

Em pacientes assintomáticos ou oligossintomáticos e com lactato entre 2 e 5 mmol/l, raramente há acidose e o risco de evolução para óbito é mínimo. Quando entre 5 e 10, a acidemia em geral é moderada (franca acidose é rara), é comum a presença de sintomas, e também não há risco de morte. Nos pacientes com níveis séricos superiores a 10 mmol/l, a acidose é comum, sempre há sintomas, e a letalidade é de até 80%.

Para pacientes sintomáticos, recomenda-se a suspensão imediata dos antirretrovirais, independentemente dos níveis séricos de lactato. Para pacientes assintomáticos, em que o diagnóstico foi firmado através de avaliação laboratorial de rotina, não há consenso quanto ao limiar para suspensão das drogas. Para esses pacientes, a maioria dos autores recomenda a interrupção da medicação apenas se os níveis de lactato sérico forem superiores a 5 mmol/l. Conduta expectante para os demais pacientes justifica-se por não serem valores pouco elevados de lactato sérico preditivos de evolução para quadros sintomáticos com franca acidose lática. Embora não haja consenso quanto à reintrodução de análogos de nucleosídeos, há dados que sugerem haver maior segurança com o uso de tenofovir e de lamivudina. Não podem ser utilizadas estavudina e didanosina. A zidovudina, se usada, deve ser de forma cautelosa, devendo-se manter o paciente sob observação clínica direta.

15

Manifestações Endócrinas

Já foram descritas inúmeras endocrinopatias associadas ao próprio vírus ou secundárias à invasão por agentes oportunistas, neoplasias, hemorragias, ação de citocinas e toxicidade de drogas.

INSUFICIÊNCIA SUPRARRENAL

Em estudos de necropsias, as suprarrenais são as glândulas mais envolvidas, embora insuficiência suprarrenal com exteriorização clínica seja incomum. Talvez isso se deva à necessidade de destruição de mais de 90% do tecido suprarrenal para que a insuficiência ocorra. Citomegalovírus, o agente mais adrenotrópico associado à infecção pelo HIV, raramente destrói mais de 60% da glândula. Outros microrganismos com tropismo pelas suprarrenais incluem *M. tuberculosis* e *H. capsulatum*. Alguns trabalhos sugerem que a tonalidade acinzentada da pele comumente observada em fases avançadas da infecção pelo HIV deva-se à insuficiência suprarrenal. A investigação da insuficiência dessas glândulas, no entanto, deve ser restrita a pacientes com quadro clínico sugestivo, especialmente se hipotensão postural, hiponatremia e hipercalemia estiverem presentes.

INSUFICIÊNCIA TIREOIDIANA

A maioria dos pacientes com infecção assintomática pelo HIV apresenta função tireoidiana normal. À medida que há progressão da imunodepressão, pode ocorrer diminuição dos níveis séricos de T3 e T4, como já ocorre em pacientes com outras doenças crônicas. No entanto, manifestações clínicas relativas à disfunção tireoidiana são raras. Há relatos de aparente aumento de casos de hipotireoidismo e de hipertireoidismo em pacientes em uso de antirretrovirais. Recomenda-se que seja feita rotineiramente a avaliação da função tireoidiana.

HIPOGONADISMO

Hipogonadismo é, talvez, a manifestação endócrina mais comum, ocorrendo em até 50% dos homens com infecção pelo HIV, manifestando-se por impotência progressiva e diminuição da libido. Manifestações associadas à alteração do eixo hipotalâmico-hipofisário são excepcionais. A reposição está indicada para pacientes com deficiências hormonais documentadas, permitindo o retorno da libido e da potência, assim como ganho de massa muscular, devendo ser monitorizada a função hepática, pelo risco de hepatite medicamentosa, e a próstata, pelo risco aumentado de hipertrofia prostática. Caso sejam indicados sildenafil, tadalafil ou vardenafil para tratamento de disfunção erétil, é necessária a redução das doses e o aumento do intervalo entre as tomadas para pacientes em uso de inibidores da protease (ver interações medicamentosas).

AFECÇÕES PANCREÁTICAS

O pâncreas pode ser envolvido por infecções oportunistas, neoplasias, paraefeitos medicamentosos e, possivelmente, ação direta do HIV. Em séries de necropsias anteriores ao advento da terapia antirretroviral eficaz, estavam presentes anormalidades pancreáticas em até 50% dos casos. As anormalidades mais comuns eram processos inflamatórios inespecíficos, infecção por citomegalovírus e neoplasias. O envolvimento pancreático geralmente é subclínico, embora hiperamilasemia seja comum. Pentamidina, especialmente por via venosa, pode ter efeito citolítico em células-beta, podendo associar-se a disglicemias ou diabetes melito. Cotrimoxazol, didanosina e lamivudina (esta última principalmente em crianças) podem causar pancreatite aguda. O uso de inibidores da protease pode estar associado ao desenvolvimento de resistência insulínica e, posteriormente, diabetes, que tem sido mais observada quando há outros fatores predisponentes. Pacientes com hipertrigliceridemia podem evoluir com pancreatite.

LIPODISTROFIA E SÍNDROME METABÓLICA

No início da epidemia, antes da disponibilidade de drogas antirretrovirais, algumas alterações metabólicas e morfológicas já tinham sido descritas em pacientes com infecção pelo HIV. Após a introdução na prática clínica de terapias potentes, tornaram-se frequentes dislipidemias, hiperglicemia e alterações na distribuição da gordura corporal. As alterações corporais mais comuns estão associadas tanto a lipo-hipertrofia como a lipoatrofia, que podem ocorrer isoladamente ou em conjunto. As manifestações de lipo-hipertrofia incluem aumento da circunferência abdominal, aumento das mamas e acúmulo de gordura em região dorsocervical (giba ou *buffalo hump*). Também são descritas lipomatoses, que podem ser simétricas ou não. As manifestações de lipoatrofia podem incluir perda de tecido adiposo na região glútea, braços e pernas, acompanhadas de marcada acentuação do desenho vascular nos membros superiores e inferiores, diminuição do coxim de gordura temporal e afinamento da face com surgimento de dupla prega nasolabial. Não há necessariamente alterações laboratoriais associadas, como hipercolesterolemia, hipertrigliceridemia e/ou resistência à insulina com hiperglicemia. Cumpre ressaltar que lipodistrofia tornou-se relativamente incomum após o abandono da estavudina, do indinavir e a diminuição acentuada do uso de zidovudina.

As alterações metabólicas e a redistribuição de gordura corporal foram inicialmente grupadas em uma única condição denominada de lipodistrofia, a qual foi atribuída ao uso de inibidores da protease. Estudos posteriores mostraram que a própria infecção pelo HIV se associa a algumas dessas alterações, especialmente com diminuição dos níveis séricos de colesterol HDL. Já os inibidores da transcriptase reversa, principalmente os análogos de timidina (estavudina mais que zidovudina), associam-se a toxicidade mitocondrial, hipertrigliceridemia e lipoatrofia periférica. Estas duas últimas condições também estão relacionadas com o uso de inibidores da protease. O uso de inibidores da protease também leva a aumentos de colesterol LDL e ao desenvolvimento de resistência à insulina. Essas condições fazem parte da síndrome metabólica, a qual, por sua vez, associa-se ao aumento da incidência de doenças cardiovasculares e da mortalidade associada às mesmas.

Pacientes com história familiar de diabetes, obesos ou sem atividade física apresentam maior risco de desenvolvimento de diabetes, assim como aqueles que têm história prévia de distúrbio da glicose, hipertensão arterial, colesterol HDL inferior a 35 mg/dl, LDL acima de 100 mg/dl ou trigliceridemia superior a 250 mg/dl, história de diabetes gestacional e/ou síndrome ovariana policística. Diabetes, assim como outras condições que podem estar presentes, como tabagismo, alcoolismo e dependência química, aumenta o risco de desenvolvimento de doença cardiovascular.

O uso de metformina, uma biguanida de eliminação predominantemente renal, associa-se à redução modesta dos níveis séricos de triglicerídeos, de colesterol total e da fração LDL. Pode haver redução da circunferência abdominal e da pressão arterial diastólica. Embora acidose lática, um efeito colateral associado ao uso de metformina, seja rara, há maior risco para pacientes que recebem análogos de nucleosídeos, que consumam álcool, com insuficiência renal (a dose deve ser ajustada), insuficiência cardíaca, desidratação ou sepse. O uso de metformina deve ser interrompido durante pelo menos 48 horas por pacientes que irão realizar exames com administração de contraste venoso, pelo risco de dano renal. O uso de tiazolidinedionas (pioglitazona e rosiglitazona) costuma ser associado a ganho de peso. Convém lembrar que a biguanida e as tiazolidinedionas, drogas comumente usadas para o tratamento de diabetes, são hepatotóxicas, especialmente em pacientes em uso de terapia antirretroviral e/ou com doença hepática.

Embora níveis extremamente elevados de triglicerídeos não sejam raros, pancreatite não é tão comum como seria de se esperar.

A mensuração dos lipídeos séricos deve ser realizada antes de se iniciar a terapia antirretroviral e depois pelo menos uma vez ao ano, ou mais frequentemente naqueles com níveis alterados. A intervenção medicamentosa está indicada quando os níveis de triglicerídeos encontram-se acima de 500 mg/dl e/ou os níveis de colesterol LDL acima de 100-130 mg/dl, principalmente quando há outros fatores de risco associados ou doença coronariana prévia. Há importantes interações medicamentosas entre medicamentos da classe das estatinas com os inibidores da protease. Podem ser utilizadas a pravastatina, atorvastatina e a rosuvastatina. O tratamento deve ser iniciado com doses mínimas, que devem ser progressivamente aumentadas, de acordo com as respostas clínica e laboratorial. A toxicidade é maior quando os fibratos e a metformina são associados a estatinas, além dos antirretrovirais.

Quando os pacientes estavam em uso de estavudina ou mesmo zidovudina e substituíram por tenofovir ou abacavir, era possível observar recuperação parcial da gordura perdida. Já a retirada do inibidor da protease do esquema antirretroviral costuma ter pouco impacto, mas pode auxiliar no tratamento de alguns casos de lipo-hipertrofia.

Alguns estudos sugerem que o uso de hormônio do crescimento (somatotrofina) ajude na redução do acúmulo de gordura abdominal e da giba, mas os resultados são temporários, havendo recidiva do quadro após a suspensão da droga. Os exercícios de força (musculação) levam a hipertrofia muscular e melhora da aparência física. Os exercícios aeróbios supervisionados podem auxiliar no tratamento da lipo-hipertrofia, pois melhoram a distribuição da gordura intracavitária, além de reduzir os níveis séricos dos lipídeos. Atrofia facial (perda da gordura de Bichat e dos outros coxins gordurosos das têmporas e regiões pré-auriculares) pode ser tratada com preenchedores temporários ou permanentes. Os resultados podem ser excelentes, mas esses procedimentos devem ser realizados por profissionais experientes.

SÍNDROME CONSUNTIVA (OU CONSUMPTIVA OU DEBILITANTE)

Antes do advento da terapia antirretroviral potente, a síndrome consuntiva *(wasting syndrome)* era uma complicação relativamente comum das fases avançadas da infecção pelo HIV. É definida como perda involuntária de 10% ou mais do peso corporal basal (usual), acompanhada de diarreia crônica, fadiga ou febre documentada, na ausência de uma condição ou doença concorrente que justifique o quadro. É considerada manifestação definidora de AIDS desde 1987. No início dos anos 90, fazia parte de mais de 20% dos casos relatados aos *CDC*. Embora de causa não esclarecida, é frequente a concomitância de infecções oportunistas (micobacteriose atípica, criptosporidiose, citomegalovirose) e de tumores. Com a introdução da terapia antirretroviral potente na prática clínica, a incidência de síndrome consumptiva caiu drasticamente, em paralelo com a diminuição de outras condições definidoras de AIDS e da mortalidade associada. O diagnóstico de síndrome consumptiva constitui indicação para a imediata investigação de infecções oportunistas ou tumores.

A patogenia da síndrome consumptiva é desconhecida, porém, provavelmente, inclui alteração de absorção, redução de aporte calórico e aumento de catabolismo. Há dados que sugerem que defeitos na síntese de proteínas musculares talvez também estejam envolvidos. A diminuição da produção de hormônios anabolizantes endógenos, como testosterona, pode ocorrer em pacientes com infecção pelo HIV e poderia, ao menos em alguns casos, ter participação na perda de massa muscular. A deficiência androgênica pode ser encontrada também em mulheres com infecção pelo HIV.

A investigação laboratorial deve incluir, além das possíveis afecções oportunistas associadas, completa avaliação endócrina, com dosagem dos níveis séricos de testosterona (total e livre), prolactina, progesterona, estrogênios, hormônios da tireoide, glicose, outros.

16
Manifestações Hematológicas

Uma ampla gama de anormalidades hematológicas está associada à infecção pelo HIV. Podem ser encontradas em qualquer fase da infecção e envolver a medula óssea, elementos celulares do sangue periférico e as vias de coagulação. Entre as causas incluem-se o efeito supressivo do próprio HIV sobre a hematopoese, doenças infiltrativas da medula óssea, consumo periférico secundário à esplenomegalia ou desregulação imune, deficiências nutricionais e efeitos colaterais de medicamentos.

Anemia, linfopenia e neutropenia são mais frequentes e mais graves nos estágios mais avançados da infecção pelo HIV: estão presentes em 10 a 20% dos pacientes nas fases iniciais de imunodeficiência e em 70% ou mais daqueles com AIDS. As citopenias tendem a ocorrer simultaneamente, embora não sejam necessariamente de magnitude comparável. Anemias imuno-hemolíticas são pouco comuns. As trombocitopenias assintomáticas, como parte de síndrome de pancitopenia, são mais comuns nos estágios mais avançados da infecção pelo HIV. Duas síndromes merecem consideração especial: púrpura trombocitopênica imune (PTI) e púrpura trombocitopênica trombótica (PTT). A PTI geralmente ocorre em pacientes em estágios iniciais de imunodeficiência, enquanto a PTT ocorre em estágios avançados.

ANEMIA

As manifestações da anemia não diferem das encontradas nos pacientes sem infecção pelo HIV. Sua exteriorização clínica, no entanto, pode ser mascarada ou ampliada pela concomitância de outras doenças. Em pacientes assintomáticos, queda progressiva de hemoglobina ou do hematócrito podem indicar progressão da imunodeficiência.

Na maioria dos casos, a etiologia é multifatorial. Embora sejam múltiplas as possibilidades etiológicas, a maioria dos pacientes apresenta anemia de doença crônica, que é geralmente normocítica e normocrômica, com anisopoiquilocitose. Macrocitose está presente na maior parte dos indivíduos que usam zidovudina ou estavudina. De qualquer forma, causas usuais de anemia, como sangramentos, infecção por patógenos oportunistas, neoplasias e efeitos colaterais de drogas devem ser cogitados. Quando a anemia está associada a outras citopenias e a sintomas constitucionais, deve-se investigar a presença de infecção oportunista, situação na qual a avaliação da medula óssea deve ser realizada. As infecções oportunistas que estão mais frequentemente associadas à infiltração da medula óssea são *Mycobacterium avium complex* (MAC), *Mycobacterium tuberculosis* e *Histoplasma capsulatum*. A leishmaniose visceral deve ser lembrada em áreas endêmicas. A infiltração medular por *M. avium* causa geralmente anemia profunda e isolada, isto é, sem acometimento de outras linhagens celulares, sendo em geral acompanhada de febre e diarreia.

Embora o teste de Coombs seja positivo em até 40% dos pacientes hospitalizados, a anemia imuno-hemolítica é incomum. Já a hemólise induzida por drogas, notadamente dapsona e sulfas, não é rara. Parvovirose B_{19} é diagnosticada com alguma frequência em pacientes com anemia grave e refratária. O diagnóstico é feito por meio de exames sorológicos e pelo aspirado da medula óssea, que evidencia a presença dos característicos pronormoblastos gigantes. Também pode ser feita hibridização *in situ*.

O tratamento da anemia deve ser dirigido à etiologia, sempre que possível. Infecções e o efeito iatrogênico de medicamentos devem ser sempre cogitados. O nível sérico de eritropoietina é variável em indivíduos com infecção pelo HIV e somente aqueles com níveis < 500 UI/L se beneficiam da administração de eritropoietina recombinante. Para os demais, há que se considerar transfusões de repetição, além de reavaliação do tratamento antirretroviral, pois anemia progressiva pode ser evidência de toxicidade ou de falha terapêutica. Nesses casos, após a instituição de novo regime antirretroviral, geralmente ocorre melhora da anemia.

LEUCOPENIAS

A infecção pelo HIV comumente está associada a alterações de linfócitos, neutrófilos e monócitos. Eosinofilia também é bastante frequente.

Linfopenia progressiva, especialmente envolvendo os linfócitos CD4, é a principal característica da infecção pelo HIV. Nas fases iniciais da infecção, pode ocorrer aumento transitório de linfócitos CD8.

Granulocitopenias isoladas, não relacionadas com o uso de drogas, são relativamente comuns, embora raramente atinjam níveis críticos (neutrófilos < 500 células/mm^3). Embora anticorpos antineutrófilos já tenham sido descritos, o mecanismo aparentemente mais comum é a granulopoiese ineficaz. Também é comum a neutropenia induzida por medicamentos, especialmente zidovudina, sulfas, dapsona e ganciclovir. Outros análogos de nucleosídeos e os inibidores da protease têm menor relação com toxicidade medular.

Independentemente da causa, neutropenia grave (< 500 células/mm^3), se associada a episódio febril, deve ser avaliada e tratada com G-CSF + antibioticoterapia empírica, tal como em pacientes sem infecção pelo HIV.

TROMBOCITOPENIAS

▶ Púrpura trombocitopênica

PTI em pacientes infectados pelo HIV geralmente assemelha-se à forma crônica de púrpura trombocitopênica idiopática do adulto, com evolução lenta. As manifestações hemorrágicas – equimoses espontâneas, epistaxes, gengivorragias, púrpuras petequiais – são pouco comuns e, em geral, de pequena monta, ocorrendo apenas nos pacientes com menos de 25.000 plaquetas/mm^3. Acidentes hemorrágicos graves (hemorragias digestivas ou cerebrais) são raros. Diferentemente da PTI não relacionada com o HIV, pequena esplenomegalia, especialmente em pacientes com linfadenopatia persistente generalizada, é relativamente comum. Quando a primeira manifestação de infecção pelo HIV é a trombocitopenia, devem ser afastadas outras etiologias, como lúpus eritematoso e neoplasias hematológicas. O estudo citomorfológico da medula óssea evidencia números normais de megacariócitos, indicando destruição periférica de plaquetas por mecanismo imune.

Quando a trombocitopenia é moderada (> 30.000/mm^3) e sem evidências de sangramentos, justifica-se a conduta expectante, com monitoração continuada da contagem de plaquetas. A trombocitopenia geralmente regride com a instituição de terapia antirretroviral. Naqueles com trombocitopenia grave e/ou sintomática, justifica-se conduta relativamente agressiva, pelo risco de hemorragias viscerais, que embora incomuns, podem ser fatais.

Diversas alternativas terapêuticas para PTI estão disponíveis para pacientes que não respondem à terapia antirretroviral ou quando se opta por não introduzi-la. Os tratamentos são em grande parte baseados na experiência acumulada no tratamento da PTI no paciente não infectado pelo HIV. Não há consenso quanto à melhor forma de terapia.

A) ***Corticosteroides***: prednisona é administrada inicialmente na dose de 1 mg/kg/dia, VO, durante três a quatro semanas. Ocorrendo elevação no número de plaquetas, inicia-se a redução progressiva da dose, visando à retirada completa em quatro a seis semanas. Resposta satisfatória inicial (> 50.000 plaquetas/mm^3) ocorre em 60 a 70% dos casos, mas se sustenta em apenas 10 a 15% quando da suspensão do corticoide. Como em qualquer paciente em uso de prednisona, nessas doses por mais de três a quatro semanas, candidíase oral e reativação de herpes simples podem ocorrer, assim como outras infecções associadas à imunodepressão por corticoterapia, particularmente tuberculose.

B) ***Imunoglobulinas***: o uso de imunoglobulina humana polivalente, na dose de 400 mg/kg/dia, IV, por dois a cinco dias consecutivos produz um rápido incremento nas contagens plaquetárias na maioria dos pacientes. A resposta é, em geral, transitória e permanece como opção para situações que requerem uma rápida correção das contagens, como, por exemplo, no preparo pré-operatório. Vários regimes de manutenção foram propostos, embora sua eficácia tenda a diminuir em aplicações subsequentes.

C) ***Imunoglobulina anti-D***: é especialmente eficaz em pacientes não esplenectomizados. A imunoglobulina se liga ao antígeno anti-D dos eritrócitos, que são, em seguida, depurados pelos macrófagos esplênicos, limitando a sua capacidade de fagocitar plaquetas, o que leva ao aumento das contagens plaquetárias.

D) ***Interferon-alfa***: alguns poucos estudos indicam haver alguma eficácia associada ao uso de interferon, especialmente em fases precoces da infecção pelo HIV. A dose preconizada é de 3 milhões de unidades, SC, três vezes por semana.

E) **Danazol**: hormônio androgênico sintético, é eficaz em até 30% dos adultos com PTI crônica. Em pacientes com infecção pelo HIV, estudos realizados, utilizando dose de 600 mg/dia durante quatro a seis semanas, foram pouco encorajadores, havendo aumento moderado no número de plaquetas em menos de 15%.
F) **Esplenectomia**: sua indicação restringe-se àqueles com trombocitopenia grave, sintomática e resistente à terapia medicamentosa. Caso recomendada, há reversão da plaquetopenia em 80 a 90% dos pacientes. Apesar do risco teórico, não existem estudos que indiquem desenvolvimento mais precoce de AIDS em pacientes esplenectomizados.

Púrpura trombocitopênica trombótica

PTT é uma síndrome rara caracterizada por anemia hemolítica microangiopática, manifestações neurológicas, alterações de função renal (retenção de escórias nitrogenadas) e febre. A hemólise microangiopática geralmente domina o quadro e se caracteriza por icterícia, fragmentação eritrocitária e trombocitopenia. Hemorragias de monta não são comuns. Os frequentes sintomas constitucionais devem-se ao aparecimento da doença nas fases avançadas da infecção pelo HIV. Nos quadros mais arrastados, envolvimento renal e do sistema nervoso central passam a dominar o quadro, o qual se caracteriza, então, por progressiva insuficiência renal e manifestações neurológicas (alterações do nível de consciência ou sinais focais, como convulsões, hemiparesia, afasia, alterações visuais etc.). Em virtude da raridade da doença e da apresentação polimórfica, um alto grau de suspeição é necessário para o diagnóstico de PTT. No entanto, esta hipótese deve ser levantada em todo paciente HIV-positivo que apresente anemia hemolítica. Achados característicos em sangue periférico incluem reticulocitose, presença de esquizócitos e trombocitopenia. A avaliação bioquímica geralmente sugere hemólise intravascular, com aumento de desidrogenase láctica e bilirrubina indireta.

Em razão da gravidade do quadro e do pequeno número de casos relatados, não há estudos controlados sobre o tratamento da PTT. Em geral, utiliza-se a associação de aspirina (2 g/dia), dipiridamol (100 mg 4×/dia) e corticoterapia; em caso de falha terapêutica, indica-se a esplenectomia.

AVALIAÇÃO DA MEDULA ÓSSEA

O aspirado e a biópsia de medula óssea devem ser realizados na investigação de anemia ou outras citopenias em pacientes com infecção pelo HIV. A medula óssea é hipercelular em mais de 50% dos pacientes, apesar das citopenias, e graus variados de mielodisplasia são encontrados. A displasia se torna mais grave com a progressão da infecção pelo HIV, e pode-se associar, então, a hipocelularidade da medula óssea. Em muitas séries, há plasmocitose moderada. Ademais, maturação megaloblástica pode ser encontrada nos pacientes que tratados com AZT ou que apresentam deficiência de vitamina B12 ou de ácido fólico.

Em uma série de 178 pacientes brasileiros com infecção por HIV cuja medula óssea foi biopsiada para avaliação de febre, os achados mais frequentes foram hipercelularidade (53%), mielodisplasia (69%), evidências de bloqueio de ferro reticuloendotelial (anemia de doença crônica, 65%), achados megaloblásticos (38%), fibrose (20%), plasmocitose (25%), agregados linfoides (36%) e aumento da reticulina. O aspirado de medula óssea forneceu informação diagnóstica útil em 20 a 30% dos casos em pacientes com febre e citopenia. Não há evidências suficientes para recomendar o exame de medula óssea sistemático de todo paciente HIV-positivo com anemia.

COAGULOPATIAS

Anticorpos antifosfolipídicos, assim como outros fatores anticoagulantes lúpicos, são descritos com alguma frequência em indivíduos infectados pelo HIV. Alguns estudos sugerem haver uma incidência maior de tromboses venosas profundas em pacientes com HIV, algumas vezes em associação com a presença desses fatores.

17
MANIFESTAÇÕES DO SISTEMA DIGESTÓRIO

O sistema digestório é acometido na grande maioria dos indivíduos infectados pelo HIV. Existem múltiplas possibilidades causais que, em parte, refletem o contexto epidemiológico do indivíduo e seus hábitos.

AFECÇÕES DA BOCA E DO ESÔFAGO

O surgimento de candidíase oral e/ou de leucoplasia pilosa na cavidade oral pode ser um alerta importante de início ou progressão de imunodeficiência previamente existente. Pode significar que está havendo falha do esquema antirretroviral em uso. A progressão de infecções da boca para o esôfago é comum.

▶ Candidíase oral e esofagiana

Embora a candidíase oral não seja critério diagnóstico de AIDS, costuma ser a primeira infecção oportunista. Na ausência de terapia antirretroviral e de profilaxia para pneumocistose, considerável parcela dos pacientes com candidíase oral desenvolverá uma infecção definidora de AIDS em prazo relativamente curto. Por isso, sua presença é indicação de instituição de terapia antirretroviral e de profilaxia para pneumocistose, independentemente da linfometria CD4. Nos pacientes já em tratamento antirretroviral, o ressurgimento de candidíase oral pode sugerir falha terapêutica, sendo indicação de reavaliação da situação clínica e também laboratorial.

Em fase inicial, a candidíase oral pode ser assintomática e depois evoluir com desconforto, alteração do paladar, áreas hiperemiadas ou pontos eritematosos (candidíase eritematosa) e, algumas vezes, dor. São comuns placas esbranquiçadas na superfície de mucosas, principalmente na região ventrolateral da língua, facilmente removíveis com uma espátula. Ao microscópio, podem ser vistas hifas características. Não é necessária a cultura para confirmação diagnóstica. Pode haver extensão para o esôfago.

A candidíase esofagiana pode ou não estar associada à candidíase oral. Embora possa decorrer da progressão de lesões da cavidade oral, são relatados inúmeros casos de candidíase esofagiana sem candidíase oral prévia, por vezes como a primeira manifestação da infecção pelo HIV. A dor retroesternal é a queixa mais frequente e é descrita como queimação, que geralmente se acompanha de disfagia e/ou odinofagia. Pode haver sangramento quando as lesões são extensas. O diagnóstico é clínico, confirmado pela resposta terapêutica ao uso de antifúngicos. A endoscopia digestiva alta está indicada quando não há melhora após instituição de terapia empírica. O achado endoscópico mais comum é o aspecto de "requeijão". O estudo citológico demonstra leveduras e pseudomicélios de *Candida spp*. O exame histopatológico demonstra invasão de mucosa. Quando é realizado exame contrastado do esôfago, observam-se alterações da peristalse, espasmo e edema, geralmente associados a ulcerações da mucosa, lembrando o aspecto de "pedras de pavimentação".

Caso não seja extensa, o tratamento da candidíase oral pode ser exclusivamente tópico, com nistatina suspensão para bochechar e gargarejar (5 mL na boca três a quatro vezes ao dia), higiene com água e bicarbonato de sódio (1 colher de café para meio copo d'água) ou água oxigenada 10 volumes diluída em água (1:3). Não havendo resposta ou nos casos de lesões extensas, está indicado o tratamento sistêmico com Fluconazol. O Cetoconazol é contraindicado em associação com antirretrovirais e diversos outros medicamentos, incluindo rifampicina. Não deve mais ser recomendado. Fluconazol deve ser prescrito na dose de 100 ou 150 mg/dia, via oral, por sete a quatorze dias, conforme evolução. A absorção do fluconazol independe de alimentos. Se, por alguma razão, não for possível a administração oral ou a absorção estiver prejudicada, recomenda-se o uso de fluconazol venoso. Itraconazol pode ser eficaz (200 mg/dia, via oral, durante 14 dias), mas há diversas interações medicamentosas com antirretrovirais e outros medicamentos (inclui rifampicina).

Para tratar a candidíase esofagiana, são usadas as mesmas drogas que para a candidíase oral, sendo algumas vezes necessário alterar doses e tempo de uso dos medicamentos. O fluconazol é a melhor opção, na dose de 100 ou até 200 mg/dia durante sete ou até quatorze dias. Quando há impossibilidade de deglutição, indica-se o fluconazol venoso ou a anfotericina-B (0,3-0,7 mg/kg/dia, uma vez ao dia ou anfotericina-B lipossomal, 4 a 5 mg/kg/dia, ambas durante sete a dez dias). Recidivas de candidíase oral e esofagiana são comuns e guardam relação direta com o grau de imunodeficiência, pela progressão da doença ou pela perda de eficácia dos antirretrovirais.

Leucoplasia oral pilosa, tricoleucoplasia e verrugas

A leucoplasia oral pilosa caracteriza-se por espessamento esbranquiçado da língua, aderente, não removível com espátula, predominando nas bordas lateral e inferior, com superfície enrugada. Confunde-se, clinicamente, com candidíase oral e, muitas vezes, a suspeita diagnóstica decorre da ausência de resposta ao tratamento antifúngico. Comumente é assintomática. Histologicamente, há projeções fibrilares que se estendem para o exterior da lesão, daí o nome pilosa. Há evidências que sugerem ser o vírus de Epstein-Barr o agente causal. A confirmação diagnóstica depende de biópsia e estudo histopatológico. Embora não seja condição definidora de AIDS, sua presença sugere progressão da imunodeficiência. Como ocorre com candidíase oral, está associada ao aparecimento de infecções definidoras de AIDS nos dois anos subsequentes. A tricoleucoplasia é mais extensa e com aspecto mais enrugado, sendo geralmente bilateral, acometendo as bordas da língua.

Não há tratamento específico.

O papilomavírus (HPV) pode causar verrugas na cavidade oral, verrugas planas na pele e verruga vulgar, que podem ser sexualmente transmissíveis, quando, então, passam a ser chamadas de condiloma acuminado. As lesões da cavidade oral consistem de placas esbranquiçadas, de superfície rugosa, que podem confluir formando grandes placas. São comuns na mucosa jugal, gengivas e lábios. Recidivas são frequentes e têm sido também observadas em pacientes em uso da terapia combinada em fase inicial da reconstituição imunológica. Para o tratamento, podem ser indicados crioterapia, coagulação com infravermelho ou *shaving* simples com cicatrização por segunda intenção para as lesões gengivais.

Hiperpigmentação oral

São manchas castanho-escuras localizadas principalmente na mucosa jugal, podendo atingir a língua em toda sua extensão. Podem ser decorrentes do uso do AZT, mas podem ser encontradas em pacientes com disfunção adrenocortical.

Herpes simples (HSV)

Os vírus HSV-1 e HSV-2 são responsáveis por manifestações cutâneomucosas, infecções do sistema nervoso central e, mais raramente, infecções viscerais. O HSV-1 é transmitido primariamente por contato com secreções orais e HSV-2 com secreções genitais de pessoas infectadas, sintomáticas ou não.

As manifestações clínicas da infecção primária pelo HSV podem incluir febre, mal-estar geral, mialgia, irritabilidade, cefaleia, adenopatia regional e, posteriormente, surgimento de vesículas, pústulas ou ulcerações orais, genitais ou retais, dolorosas e recorrentes, que, ocasionalmente, podem disseminar-se e provocar doença visceral. O mais frequente é o surgimento de lesões na mucosa oral (principalmente labial) com evolução autolimitada. No entanto, pode haver extensão para o esôfago, provocando odinofagia, disfagia e dor retroesternal.

O diagnóstico geralmente é clínico, pela presença de lesões características, mas sempre que possível deve ser confirmado pelo raspado da base da lesão corado por Wright, Giemsa (Tzanck) ou Papanicolaou, isolamento viral por cultura ou demonstração da presença de antígeno ou de DNA viral. As técnicas moleculares, em especial PCR, parecem ser melhores para o diagnóstico de lesões ulceradas em fases mais tardias.

O tratamento pode ser feito com aciclovir, na dose de 200 mg, via oral, cinco vezes ao dia, com intervalo de quatro horas ou 400 mg três vezes ao dia (8/8 h), todos durante cinco dias. Outras opções são famciclovir 500 mg de 8/8 h durante cinco dias ou valaciclovir 500 mg a 1 g de 12/12 h durante cinco dias. Quando há grande extensão ou gravidade, as doses podem ser aumentadas ou deve ser utilizado aciclovir por via intravenosa, na dose 10 mg/kg de 8/8 h durante 14 a 21 dias. Em casos de resistência ao aciclovir, há resistência cruzada com famciclovir e valaciclovir. Nesses casos, deve ser usado o foscarnet, via intravenosa, 60 mg/kg de 8/8 h, durante 14 a 21 dias.

Para pessoas com recidivas frequentes (mais de seis episódios por ano), pode ser feita profilaxia com aciclovir, 600 a 800 mg/dia, famciclovir, 250 mg duas vezes ao dia, ou com valaciclovir, na dose de 500 mg a 1 g ao dia.

Pacientes que fazem uso de ganciclovir para tratamento ou para profilaxia de citomegalovirose não necessitam de profilaxia secundária com outros medicamentos. Quando o ganciclovir é usado como alternativa para tratamento de herpes simples, a dose recomendada é de 5 mg/kg IV a cada 12 h, durante 7 a 10 dias. A dose recomendada de foscarnet para profilaxia secundária é de 40 mg/kg/dia, dose única diária.

▶ Varicela-zóster

Mais comumente as vesículas ocorrem no trajeto do quinto par craniano (trigêmeo), com localização preferencial no palato, gengiva e lábios, podendo comprometer o ramo oftálmico e levar à infecção da córnea. Em virtude da gravidade das lesões nesta situação, deve ser dada preferência a tratamento por via endovenosa (aciclovir ou foscarnet).

No caso de lesões cutâneas em outras regiões, pode ser indicado Valaciclovir 1 g de 8/8 horas durante sete dias. Pode ser necessário o uso de corticosteroides para neurite herpética.

▶ Úlceras aftosas

Diferentes fatores causais podem estar envolvidos. Muitas vezes são múltiplas, extensas e, por serem muito dolorosas, podem impedir a alimentação, acarretando perda progressiva de peso e, algumas vezes, tornando necessária a alimentação enteral, enquanto se estabelece o diagnóstico e aguarda-se resposta à terapia.

Os agentes etiológicos mais comuns são herpes simples, citomegalovírus, papilomavírus, *Candida sp.*, *Histoplasma sp.* e o próprio HIV mediando um fenômeno imunológico responsável por lesões ulcerativas semelhantes àquelas da doença de Behçet. Qualquer que seja a etiologia, as úlceras podem atingir o esôfago, simultaneamente ou não à cavidade oral.

O tratamento deve ser específico e variar conforme a extensão e a gravidade do quadro clínico. Medidas que podem amenizar os sintomas incluem xilocaína gel ou *spray* (aplicada e deglutida cerca de 10 a 15 minutos antes da ingestão de qualquer alimento) e bochechos com água oxigenada 10 volumes diluída em água (1:3) ou água bicarbonatada. A talidomida (100 a 200 mg/dia), via oral, cerca de sete ou dez dias pode ser eficaz. Quando a etiologia é inespecífica e a evolução arrastada, há relatos de melhora com o uso de corticosteroide.

▶ Citomegalovírus

Citomegalovírus (CMV) é um vírus da família *Herpesviridae* comumente encontrado na população adulta, principalmente entre usuários de drogas intravenosas e homens que praticam sexo com homens (70 a 100% desses apresentam evidência sorológica de infecção por CMV). Reativação da infecção por CMV pode ocorrer em indivíduos com imunodeficiências graves, incluindo infecção pelo HIV. Antes da terapia antirretroviral se tornar disponível, um terço dos pacientes com imunodeficiência grave consequente à infecção pelo HIV, expressa por contagens de linfócitos CD4 inferiores a 50 a 100 células/mm^3, apresentava recidivas da infecção por CMV, em especial retinite, que ainda é a manifestação mais comum. Outras manifestações incluem doença gastrointestinal alta, colite, encefalite, pneumonia, polirradiculopatia, adrenalite e colangite esclerosante.

Na cavidade oral, podem surgir lesões ulceradas, inclusive nos lábios. Pode haver comprometimento isolado ou simultâneo do esôfago, com quadro clínico semelhante ao da esofagite herpética. O diagnóstico definitivo depende da biópsia das lesões e do estudo histopatológico. A endoscopia digestiva alta em geral evidencia lesões ulceradas múltiplas, de diferentes tamanhos, que por vezes coalescem. O estudo histopatológico revela as inclusões virais.

O tratamento com ganciclovir por via endovenosa, na dose de 5 mg/kg de 12/12 h, durante 14 a 21 dias, geralmente é eficaz. A dose de manutenção é de 5 mg/kg/dia, cinco a sete vezes por semana, por tempo indeterminado. Mais recentemente, foi aprovado o valganciclovir (ativo contra CMV, herpes simples, varicela-zóster, herpes-vírus 6 e 8), na dose de 900 mg (dois comprimidos), duas vezes ao dia, via oral, sempre com alimentos (absorção de 60%), durante duas a três semanas, seguidos de 900 mg/dia (manutenção). Em caso de insuficiência renal, a dose deve ser corrigida. Assim como o ganciclovir, valganciclovir é uma droga mielotóxica. Quando não há resposta, está indicado o uso de foscarnet, 180 mg/kg/dia, divididos em três aplicações diárias, via intravenosa, em infusão lenta (> 2 horas), durante 14 a 21 dias, conforme resposta. Após esse período, deve ser indicada a profilaxia secundária, na dose de 90-120 mg/kg/dia, em uma única aplicação diária.

▶ Sarcoma de Kaposi

Sempre que sarcoma de Kaposi (SK) acomete a mucosa oral, deve ser considerada a possibilidade de envolvimento visceral. São frequentes lesões no palato e/ou gengivas, nem sempre associadas a lesões cutâneas. Sarcoma de Kaposi oral comumente é assintomático, podendo ser um achado do exame clínico. Quando há progressão, pode haver interferência com a mastigação e/ou com a deglutição ou haver ulceração das lesões, o que pode provocar sangramento e dor. O SK esofagiano pode ser um achado endoscópico, já que em fases iniciais é assintomático. Posteriormente, podem surgir disfagia e/ou odinofagia, relacionadas ao estreitamento da luz, e dor retroesternal e/ou sangramento, caso ocorram ulcerações esofagianas. Por razões ainda pouco conhecidas, observou-se diminuição do número de novos casos de sarcoma de Kaposi nos últimos anos. No entanto, alguns estudos recentes sugerem que pode estar havendo um recrudescimento do número de casos, ao menos em alguns locais.

O vírus denominado HHV-8 *(Human Herpesvirus 8)* é o agente etiológico do sarcoma de Kaposi. No entanto, as drogas atualmente utilizadas para o tratamento de infecções por *Herpetoviridae* são ineficazes para o tratamento de sarcoma de Kaposi. O tratamento varia com a extensão das lesões e com o quadro clínico geral, considerando-se o comprometimento sistêmico e a associação de infecções oportunistas. O emprego de quimioterapia sistêmica deve ser considerado, mesmo para pacientes com poucas lesões. Recomenda-se que o paciente seja encaminhado ao especialista para avaliação do melhor esquema quimioterápico. Convém lembrar que, com frequência, a instituição (ou alteração) de terapia antirretroviral associa-se a regressão, ao menos parcial, das lesões.

▶ Linfomas não Hodgkin

Na ausência de tratamento antirretroviral, até 5% dos indivíduos com infecção pelo HIV podem desenvolver linfoma não Hodgkin, em geral de células-B, sendo o envolvimento extraganglionar característico. As áreas mais comumente envolvidas são a medula óssea, o trato gastrointestinal, o fígado e o sistema nervoso central. Todo o trato gastrointestinal pode ser acometido, da cavidade oral à região anorretal, com manifestações clínicas tão diversas como sangramento, disfagia, dor abdominal, dor retal, abscesso perianal e queixas digestivas inespecíficas e crônicas. Há vários relatos de apresentações extraganglionares atípicas, envolvendo tecido subcutâneo, seios paranasais, gengiva, espaço peridural, coração e pericárdio. Febre, sudorese profusa e emagrecimento estão presentes em até 65% dos pacientes.

O diagnóstico deve sempre ser confirmado por estudo histopatológico.

Com o advento de tratamentos antirretrovirais mais eficazes, a incidência desses linfomas diminuiu e o espectro patológico vem-se estreitando, com redução dos casos de linfomas de pequenas células não clivadas e predomínio de linfomas de grandes células difusos e imunoblásticos. No entanto, não houve alteração da sobrevida mediana, que permanece em torno de seis meses.

Os efeitos imunossupressores do tratamento antineoplásico limitam as alternativas terapêuticas. Os pacientes devem ser encaminhados para profissionais especializados.

▶ Mucosite pós-radioterapia ou quimioterapia

Pode envolver a mucosa bucal e labial, incluindo palato mole, orofaringe, assoalho da boca e superfície da língua. Pode haver ulceração e formação de pseudomembrana entre o quarto e o sétimo dias do início da quimioterapia/radioterapia, quando a taxa de destruição do epitélio basal excede a proliferação de células novas. A dor e o desconforto são queixas importantes. Pode haver infecção bacteriana secundária. Auxiliam no tratamento os anestésicos locais (xilocaína gel), os analgésicos e a talidomida (100-200 mg/dia). A higiene oral é importante e pode ser feita com água oxigenada 10 volumes (diluída em água 1:3) ou água bicarbonatada.

▶ Hemorragias bucais espontâneas

Em geral, são decorrentes de trombocitopenia e manifestam-se por sangramentos gengivais espontâneos, petéquias e/ou hematomas.

AFECÇÕES GÁSTRICAS

As queixas relacionadas com o estômago são frequentes e podem incluir náuseas, vômitos, plenitude e/ou epigastralgia. São várias as etiologias possíveis, incluindo o uso continuado de medicamentos.

) Gastrite medicamentosa

Entre os medicamentos que podem provocar intolerância gástrica destacam-se, pela frequência com que são usados, sulfametoxazol e outras sulfas. Outros medicamentos, como cetoconazol, rifampicina, pirazinamida e aciclovir, também são responsáveis por queixas gástricas, dificultando a sua manutenção por tempo prolongado, principalmente nos casos em que há uso associado de várias drogas. Os inibidores da protease também provocam comumente dor abdominal, náuseas, vômitos e diarreia. É possível haver progressão para gastrite aguda ou crônica. Embora rara, pode ocorrer hematêmese.

) Infecções

A citomegalovirose era muito comum antes do advento da terapia antirretroviral. Os sintomas variam desde discreta dor epigástrica até dor intensa, que não responde aos analgésicos comuns. O sangramento pode ocorrer, desde leve e imperceptível até franca hemorragia digestiva. Há relatos de casos de abdome agudo por CMV. O tratamento é o mesmo já citado para a esofagite.

) Neoplasias

Entre os tumores malignos que podem acometer o estômago, o sarcoma de Kaposi é o mais observado, embora, como já citado, tenha havido diminuição do número de novos casos após a introdução de terapias antirretrovirais mais potentes na prática clínica. Comumente, está associado a lesões cutâneas e/ou de mucosas. Geralmente é assintomático, podendo evoluir com náuseas, plenitude e dor. Hemorragia digestiva pode ocorrer em fases mais avançadas, não raramente sendo causa de morte nos pacientes com sarcoma de Kaposi disseminado. A endoscopia pode revelar lesões violáceas sugestivas, cuja etiologia deve ser confirmada pelo exame histopatológico.

O linfoma mais frequente é o não Hodgkin, que, em fase inicial, é habitualmente assintomático. Quando atinge maior volume, os sintomas são relacionados com a obstrução e a dificuldade de esvaziamento gástrico. Como citado anteriormente, recomenda-se que o tratamento seja conduzido por um especialista.

AFECÇÕES HEPATOBILIARES

Em diferentes fases da infecção pelo HIV podem ser encontradas alterações hepáticas e do sistema biliar. A mais comum é a esteatose hepática, de etiologia ainda pouco esclarecida, talvez relacionada com o uso prolongado de diversos medicamentos hepatotóxicos ou em decorrência da toxicidade mitocondrial de alguns análogos de nucleosídeos. Por vezes, especialmente em pacientes que experimentaram rápido e acentuado aumento de peso após o início da terapia antirretroviral, pode ocorrer quadro de esteato-hepatite, caracterizado por náuseas, vômitos e aumento de transaminases, associados ou não a dor à palpação do quadrante superior direito.

Podem estar presentes lesões prévias pelos vírus da hepatite B (HBV) e C (HCV), por injúria alcoólica ou por ação direta do próprio HIV. O aumento dos níveis de enzimas hepáticas de até três vezes os valores normais é comum, não sendo, por si só, indicação de investigação diagnóstica. Hepatites medicamentosas associadas ao uso de antirretrovirais, especialmente estavudina, nevirapina e inibidores da protease, em particular tipranavir, são mais comuns em pacientes com coinfecção por HCV e/ou por HBV.

As infecções oportunistas que mais acometem o fígado são a tuberculose e as micobacterioses atípicas, podendo, ainda, ocorrer a citomegalovirose, que é mais comum no contexto de infecção de outros sítios, principalmente intestinos. Outras causas mais raras incluem leishmaniose, histoplasmose, criptococose, adenovirose e as infecções pelos vírus Epstein-Barr e herpes simples. Infecção hepática por *P. jirovecii* pode ocorrer, particularmente, quando o paciente está em uso de profilaxia com pentamidina por via inalatória. *Bartonella henselae* pode ser causa de hepatite peliosa, uma infecção hepática proliferativa vascular, na ausência de lesões cutâneas. Ocorre em fases muito avançadas de imunodeficiência e o quadro clínico pode incluir febre, perda de peso e hepatoesplenomegalia, com elevação da fosfatase alcalina sérica.

Casos de colecistite acalculosa, colangite esclerosante e de estenose papilar podem estar relacionados com a infecção por citomegalovírus,

Cryptosporidium spp. ou *Microsporidia*. A apresentação clínica inclui dor pós-prandial no quadrante superior direito, febre e astenia. É frequente a elevação dos níveis de fosfatase alcalina sérica, desproporcional às alterações de transaminases. A ultrassonografia (US) e a tomografia computadorizada abdominal podem revelar achados característicos de colecistite, obliteração do lúmen da vesícula, aumento da espessura de sua parede mucosa, dilatação dos ductos intra e extra-hepáticos e estreitamento papilar.

Com a melhora do prognóstico da infecção pelo HIV após a introdução de terapia antirretroviral potente, doenças hepáticas crônicas tornaram-se causas importantes de morbidade e de mortalidade em pacientes coinfectados pelos vírus HCV e HBV. Em relação ao vírus da hepatite C, vários estudos sugerem que a coinfecção por HIV está associada à maior viremia do HCV e modificação da história natural da hepatite C, que tende a ter progressão mais acelerada. Fatores associados a maior fibrose hepática e pior prognóstico incluem baixa contagem de linfócitos CD4, consumo de álcool e ausência de inibidores da protease no esquema terapêutico. A toxicidade hepática dos antirretrovirais pode ser maior nos indivíduos com coinfecção por HCV, principalmente dos inibidores da protease, em particular, tipranavir, e da nevirapina. Pela potencial gravidade e boa resposta à terapia, o tratamento da infecção por HCV deve ter prioridade nos pacientes com contagens de linfócitos CD4 mais elevadas. Já para pacientes com contagens inferiores a 200 células/mm^3, sempre que possível, deve-se dar prioridade ao tratamento da infecção pelo HIV. É formalmente contraindicado o uso concomitante de ribavirina e didanosina pelo elevado risco de acidose lática. Não devem ser associados interferon e zidovudina. Todas as possíveis interações medicamentosas devem ser consideradas.

Com a progressão da imunodeficiência, pode haver reativação da infecção por HBV ou reinfecção por outro subtipo. Alguns estudos, não confirmados por outros, indicam que a coinfecção pelo HBV poderia acelerar a progressão da infecção pelo HIV. Em um estudo, lamivudina, nas doses usuais para tratamento da infecção pelo HIV, foi capaz de levar à negativação de HBV-DNA em mais de 95% dos pacientes. O tenofovir e a emtricitabina possuem ação anti-HBV e são mais eficazes que adefovir e lamivudina, respectivamente. Há relatos de reativação de hepatite B pouco após o início da terapia antirretroviral, provavelmente como parte da síndrome de regeneração imune, bem como após interrupção de terapia antirretroviral com esquemas contendo drogas com ação anti-HBV, como tenofovir, lamivudina e emtricitabina.

Mais recentemente, tem sido relatado aumento da incidência de tumores hepáticos (hepatocarcinomas) em pacientes coinfectados com HBV ou com HCV, com prognóstico sombrio e progressão para morte em prazo curto, mesmo em pacientes com contagens elevadas de células CD4. Pacientes com infecção pelo HIV submetidos a transplante hepático por hepatopatia associada à infecção por HCV ou HBV parecem ter prognóstico semelhante àqueles sem infecção pelo HIV.

Por ser potencialmente mais grave a infecção pelo vírus da hepatite A (HAV) em pacientes com infecção prévia por HCV, recomenda-se a vacinação anti-hepatite A para pacientes HIV/HCV positivos, HAV negativos.Outra causa de lesões tumorais hepáticas é o sarcoma de Kaposi, no contexto de doença sistêmica. A dor abdominal e a hepatomegalia são os achados mais comuns. O risco de sangramento é grande quando se busca a confirmação diagnóstica através de biópsia. Embora linfoma não Hodgkin possa ser primário, comprometendo apenas o fígado, o mais comum é fazer parte do quadro de envolvimento de linfonodos e de outros órgãos. Manifestações gerais, como sudorese noturna, emagrecimento, febre e dor abdominal, podem estar presentes. Icterícia ocorre se houver obstrução intra ou extra-hepática de ductos biliares. A imagem radiológica pode revelar um ou múltiplos tumores, além de envolvimento ganglionar. A biópsia hepática ou dos linfonodos é importante para o diagnóstico.

COINFECÇÃO HBV E HIV

A hepatite crônica causada pelo vírus B (HBV) é definida pela persistência da detectabilidade do antígeno de superfície da hepatite B (HBsAg) por mais de seis meses após a infecção, com ou sem a presença de antígeno e (HBeAg). De 7% a 15% dos indivíduos infectados pelo HIV no mundo têm hepatite B crônica. No Brasil, segundo o Ministério da Saúde, cerca de 0,37% da população tem hepatite B crônica, sendo alguns coinfectados pelo HIV. A coinfecção pelo HIV modifica a história natural da infecção pelo HBV, se associando a taxas mais elevadas de persistência e de recidiva.

A gravidade da doença e o risco de morte atribuídos à hepatite são substancialmente maiores em indivíduos coinfectados pelo HIV, em especial naqueles com contagens mais baixas de CD4. Os efeitos da infecção pelo HBV na história natural da infecção pelo HIV são menos aparentes, mas podem incluir maior frequência de elevação de enzimas hepáticas em pacientes em uso de terapia antirretroviral.

Durante o curso da infecção por HBV, a perda do HBeAg e a produção de anti-HBe são, geralmente, associadas à redução dos níveis de DNA do HBV no soro e a um prognóstico favorável (portador crônico inativo). Nestes pacientes, não ocorre progressão da doença. No entanto, a perda do HBeAg também pode estar associada com a emergência de vírus com mutações que alteram a sua síntese. Nessa situação, a replicação do HBV se mantém ativa, como indicado pela detecção de DNA do HBV em níveis elevados no soro. Em consequência, pacientes com HBsAg positivo e HBeAg negativo devem ser avaliados quanto à replicação ativa do HBV através de ensaios que quantifiquem a carga viral (Quadro 17-1).

Quadro 17-1 Marcadores imunológicos da infecção pelo HBV

Marcador	Hepatite B aguda	Resolução espontânea da hepatite B	Hepatite B crônica HBeAg positivo	Hepatite B crônica HBeAg negativo	Vacinação contra hepatite B
HBsAg	+ (pode não estar presente)		+	+	
Anti-HBs		+			+
Anti-HBc IgM	+				
Anti-HBc IgG	+	+	+	+	
HBeAg	+		+		
Anti-HBe		+		+	

Todo paciente com hepatite B crônica deve ser submetido à investigação de carcinoma hepatocelular pela realização periódica de ultrassonografia abdominal e dosagem de alfafetoproteína no soro.

Vacinação é a principal medida para prevenir a infecção pelo HBV em adultos, crianças e adolescentes. A vacina contra a hepatite B faz parte do calendário vacinal brasileiro, sendo recomendada para todas as crianças ao nascer e aos 2 e 6 meses de idade. Adolescentes e adultos não vacinados na infância devem ser vacinados o mais precocemente, em especial os com maior risco de contrair hepatite B, incluindo portadores do HIV, indivíduos com múltiplos parceiros sexuais, homens que fazem sexo com homens e usuários de drogas ilícitas.

A vacina mais comumente utilizada é composta de HBsAg recombinante expresso em leveduras, resultando em resposta considerada protetora em mais de 95% dos adultos. A pesquisa de anticorpos após a vacinação é recomendada um a dois meses após a última dose para indivíduos com alto risco de exposição. Em pacientes infectados pelo HIV, a vacina contra o HBV é segura, porém sua imunogenicidade é menor, especialmente quando a contagem de células CD4+ é baixa. Melhora da resposta vacinal em portadores do HIV tem sido observada quando se usa o dobro da dose e quatro aplicações, tal como vem sendo recomendado no Brasil.

Atualmente, existem sete fármacos aprovados para o tratamento da hepatite B. Os critérios para seu uso em pacientes coinfectados com HIV diferem dos utilizados para indivíduos com infecção isolada por HBV. Independentemente da terapia escolhida, todos os pacientes devem ser monitorados regularmente (mínimo a cada seis meses), avaliando-se DNA HBV, sorologia e enzimas hepáticas.

Poucos estudos avaliaram a eficácia do interferon, convencional ou peguilado, em indivíduos com coinfecção HBV-HIV. As diretrizes americanas e europeias restringem o uso de interferon peguilado para o tratamento em situações específicas. O interferon convencional é raramente utilizado.

Adefovir é um análogo de nucleotídeo que inibe a DNA polimerase. Por sua menor potência e maior toxicidade, tem seu uso restrito a pacientes com vírus resistentes à lamivudina, não sendo recomendado para uso em monoterapia e nem como primeira linha no tratamento da hepatite B crônica. O uso de adefovir por pacientes coinfectados com HIV pode, teoricamente, levar à seleção de vírus com resistência a tenofovir, o que, até o momento, não foi relatado. A emtricitabina é um análogo de nucleosídeo com atividade contra o HIV e HBV, havendo resistência cruzada com lamivudina e entecavir. Essa droga não está disponível no Brasil. Entecavir é um análogo de guanosina que inibe três funções da polimerase do HBV: *priming* de bases, transcrição reversa da fita negativa e síntese da fita positiva de DNA. A presença de mutações de resistência à lamivudina causa redução da sensibilidade ao entecavir e, em consequência, há a recomendação de uso oral de 1 mg/dia para aqueles com uso prévio de lamivudina e de 0,5 mg ao dia para pacientes sem uso prévio de lamivudina. Apesar de parcialmente ativo contra cepas resistentes à lamivudina, o entecavir não deve ser usado em monoterapia nestes casos. Por sua atividade contra HIV, o entecavir só pode ser usado por indivíduos coinfectados por HBV-HIV que estejam em uso de terapia antirretroviral completamente ativa.

Lamivudina é um análogo de nucleosídeo que inibe a polimerase do HBV e a transcriptase reversa do HIV. A lamivudina não é considerada para primeira linha de tratamento da hepatite B e, sempre, deve ser usada em associação com outro antiviral ativo.

Telbivudina é um análogo de timidina capaz de inibir a ação da polimerase do HBV, sem ação contra o HIV. Uma limitação importante para o seu uso é haver resistência cruzada com lamivudina e emtricitabina. Essa droga não está disponível no Brasil.

Tenofovir é um análogo de nucleotídeo, estruturalmente relacionado com o adefovir, que apresenta ação contra HBV e HIV. Em metanálise recentemente publicada, tenofovir foi considerado mais efetivo que entecavir, adefovir ou lamivudina, após um ano de tratamento, em pacientes HBsAg positivos, previamente virgens de tratamento. Não há, até o momento, relato de resistência ao tenofovir.

▶ Indicações para tratamento da coinfecção HBV-HIV

Em pacientes coinfectados e com indicação de tratamento para a hepatite B, a terapia antirretroviral deve ser recomendada, independentemente da contagem de CD4. A combinação de tenofovir e lamivudina (ou emtricitabina), por ser ativa contra ambos os vírus, deve ser sempre usada, em combinação com um terceiro antirretroviral. Se tenofovir não puder ser usado, outro agente com ação contra o HBV deve ser associado à lamivudina (ou emtricitabina).

Para pacientes com infecção crônica pelo HBV para os quais não seja desejável instituir terapia antirretroviral (como no caso de toxicidade ou intolerância ao tenofovir), as diretrizes internacionais recomendam evitar medicamentos que tenham ação antirretroviral (emtricitabina, lamivudina, entecavir e tenofovir).

COINFECÇÃO HIV E HCV

A coinfecção HCV-HIV ocorre frequentemente, pois ambos os vírus são transmitidos por vias semelhantes (parenteral, sexual e vertical). Mais de 90% dos indivíduos coinfectados apresentam HCV RNA detectável no plasma, ou seja, têm hepatite C crônica. Nos Estados Unidos, estima-se que cerca de 240.000 indivíduos (30% dos pacientes infectados pelo HIV) estejam infectados pelos dois vírus. São altas as taxas de coinfecção em vários países europeus. Por exemplo, na Espanha, a coinfecção ocorre em cerca de 50% dos infectados pelo HIV, dada a frequência de uso de drogas injetáveis como principal fator de risco. Há poucos dados sobre a prevalência de coinfecção no Brasil, que ocorre em 5-10% dos homossexuais masculinos infectados pelo HIV.

Estima-se que, por via sanguínea, HCV seja até dez vezes mais transmissível que HIV. A probabilidade de transmissão por acidente ocupacional com agulha contaminada com sangue é de aproximadamente 2%.

Embora, por via sexual, HCV seja significativamente menos transmissível que HBV e HIV, surtos de casos de hepatite C aguda entre homens homossexuais infectados pelo HIV são relatados com frequência. O risco de transmissão provavelmente depende do número de parceiros e de práticas sexuais que possam gerar lesões mucosas e sangramento.

Assim, todos os indivíduos adultos com infecção pelo HIV devem ser testados para hepatite C. Pacientes com práticas sexuais de maior risco devem ser retestados anualmente. Hepatite C aguda deve sempre ser investigada em casos compatíveis com o diagnóstico.

A transmissão mãe-filho da hepatite C é rara em indivíduos imunocompetentes (< 1%). A taxa de transmissão é inversamente proporcional ao grau de imunodeficiência das mães coinfectadas com HIV, podendo atingir 20%. Por outro lado, parece não haver aumento significativo do risco de transmissão quando a mãe é tratada efetivamente com antirretrovirais e é realizado parto cesáreo eletivo.

Em vários centros na Europa e nos Estados Unidos, falência hepática é a causa mais frequente de morte em pacientes infectados pelo HIV.

São crescentes os relatos de casos de hepatite C aguda em homens que fazem sexo com homens. Os pacientes mais afetados são aqueles que praticam sexo anal sem preservativo, usam artefatos intranais e/ou praticam "fisting". O diagnóstico de hepatite aguda é feito pela elevação de enzimas hepáticas e carga viral (HCV RNA) elevada em indivíduos com quadro clínico compatível com doença aguda e com sorologia negativa para HCV.

Não há consenso quanto à melhor conduta frente a casos de hepatite C aguda, visto serem altas as taxas de cura espontânea. Cumpre ressaltar que há menor chance de resolução espontânea da infecção aguda pelo HCV em pacientes com infecção pelo HIV. O curso clínico da hepatite C em pacientes coinfectados com HIV é determinado pelo grau de imunossupressão associado ao HIV. Estima-se que o período até haver falência hepática ou desenvolvimento de carcinoma hepatocelular em pacientes coinfectados seja de dez a vinte anos, em comparação com 30 a 40 anos em pacientes monoinfectados. Por outro lado, não parece haver influência significativa da hepatite C sobre a progressão da imunodeficiência associada à infecção por HIV.

O tratamento antirretroviral efetivo pode retardar o desenvolvimento da falência hepática. No entanto, pode ser pior a resposta à terapia antirretroviral em pacientes coinfectados, possivelmente pela maior frequência de reações adversas a algumas drogas, em especial, didanosina, nevirapina e tipranavir. O uso destas três drogas deve ser evitado em pacientes coinfectados. Por outro lado, os benefícios da terapia antirretroviral em muitos suplantam os potenciais riscos, devendo sempre ser considerada em pacientes coinfectados, independentemente de qualquer outro parâmetro.

Alguns pacientes coinfectados apresentam aumento transitório de transaminases após o início da terapia antirretroviral, o que não é, *per se*, indicação de interrupção da terapia.

Testes diagnósticos indicados em pacientes coinfectados não diferem daqueles utilizados nos casos de monoinfecção pelo HCV. Detecção de anticorpos contra o HCV apenas comprova exposição ao HCV. Hepatite C crônica é diagnosticada pela detecção de RNA de HCV no plasma.

Pacientes com coinfecção têm níveis significativamente maiores de viremia do HCV quando comparados com pacientes monoinfectados (cerca de 1 log a mais). Embora haja dados indicando que o nível de viremia do HCV não se relaciona com o risco de progressão da fibrose, dados da coorte EuroSIDA mostram que em indivíduos coinfectados há correlação entre o nível de viremia e alguns desfechos, como morte associada às causas hepáticas.

O tratamento, as indicações e os fatores prognósticos são semelhantes naqueles com monoinfecção ou coinfectados HIV/HCV. As principais diferenças talvez tenham relação com a progressão mais rápida da fibrose hepática e/ou surgimento de câncer hepático em portadores do HIV, assim como maior problema relacionado com as interações medicamentosas com antirretrovirais.

O objetivo do tratamento da hepatite C é atingir resposta virológica sustentada (RVS), atualmente definida como carga viral (RNA HCV) indetectável 12 semanas após o término do tratamento utilizando drogas com ação direta contra o vírus. A RVS associa-se com regressão da fibrose hepática e resolução das manifestações extra-hepáticas. A probabilidade de recidiva é maior nos primeiros meses após o término do tratamento e decresce ao longo do tempo.

Novas drogas e novas combinações capazes de alcançar a cura do vírus da hepatite C (HCV) foram aprovadas para uso clínico e outras estão sendo esperadas. Mais recentemente, foram disponibilizados os medicamentos Sofosbuvir e Daclatasvir, inclusive no Brasil, permitindo o tratamento oral com altas taxas de sucesso. Nos pacientes com coinfecção HIV/HCV devem ser considerados alguns fatores específicos, especialmente o risco maior de progressão para fibrose e cirrose, independentemente da terapia antirretroviral potente (HAART) e as interações medicamentosas ao serem definidos os tratamentos. Por serem sempre modificadas e atualizadas tanto as recomendações como as interações medicamentosas, podem ser consultados sítios ou aplicativos: www.aidsinfo.nih.gov (*Department of Health and Human Services Treatment Guidelines*); www.hep-druginteractions.org (*University of Liverpool website*); aplicativo *Liverpool hep ichart*. São incluídas as interações não só com antirretrovirais, mas também com diversos outros medicamentos comumente utilizados.

Ajustes devem ser feitos, porém em nenhuma circunstância é indicada a interrupção da terapia antirretroviral para permitir o tratamento da hepatite C.

Se for usado daclatasvir com efavirenz ou etravirina, é necessário aumento da dose para 90 mg/dia. Com atazanavir/ritonavir deve ser reduzida a dose para 30 mg ao dia. O sofosbuvir não pode ser usado com tipranavir. Com emtricitabina, lamivudina, abacavir, rilpivirina, raltegravir, dolutegravir, tenofovir e maraviroque não há interações.

PANCREATITE

O sintoma clássico é a dor abdominal, de leve a agonizante, localizada na região epigástrica e no quadrante superior esquerdo. Com a progressão, torna-se difusa, havendo irradiação para a região dorsal, quando a flexão do tronco pode determinar alívio sintomático parcial. Vômitos são comuns, assim como febre, taquicardia e hipotensão.

Medicamentos são as causas mais frequentes de pancreatite, especialmente pentamidina e didanosina, que são pouco utilizadas atualmente. Pancreatite associada ao uso de lamivudina é muito rara em adultos. Outras possibilidades incluem sulfas, isoniazida e metronidazol. Há relatos de pancreatite associada ao uso de lopinavir, principalmente pela hipertrigliceridemia.

A avaliação dos níveis séricos de amilase e de lipase deve ser realizada antes do início da terapia antirretroviral, principalmente naqueles com história de pancreatite ou de uso crônico de álcool. Quando os níveis séricos de amilase e/ou de lipase estiverem elevados, especialmente se maiores que cinco vezes o limite superior da normalidade, as drogas suspeitas devem ser interrompidas até a resolução clínica e laboratorial do quadro. Após a normalização dos níveis séricos de amilase e de lipase, pode ser considerada a reintrodução da terapia antirretroviral, procurando evitar as drogas possivelmente responsáveis pelo quadro.

Infecções também podem ser responsáveis por pancreatite, incluindo citomegalovirose, tuberculose, micobacteriose atípica, pneumocistose, candidíase, criptococose, toxoplasmose e, possivelmente, o próprio HIV.

O uso crônico de álcool e a colelitíase são agravantes de todas as condições citadas.

AFECÇÕES INTESTINAIS

O envolvimento do intestino no curso da infecção pelo HIV é de enorme importância não só pela frequência, mas, principalmente, pela morbidade associada. Embora as diversas etiologias acarretem quadros clínicos semelhantes, algumas características auxiliam no diagnóstico diferencial.

▶ Enterite aguda

Caracteriza-se por três ou mais evacuações por dia ou pelo aumento súbito do número de evacuações no caso de existência de diarreia crônica prévia. Os principais agentes etiológicos são *Shigella spp.*, *Salmonella spp.*, *Campylobacter jejuni*, *Yersinia enterocolitica*, *Entamoeba histolytica*, *Giardia intestinalis*, *Cryptosporidium spp.*, citomegalovírus, *Clostridium difficile* e herpes simples, sendo alguns desses mais relacionados à diarreia crônica.

Antes de iniciar a investigação diagnóstica, convém lembrar que vários dos medicamentos comumente utilizados por indivíduos com infecção pelo HIV podem causar diarreia, em especial os inibidores da protease. A investigação diagnóstica deve incluir exame microscópico de fezes para pesquisa de sangue oculto, leucócitos e parasitos, além de coprocultura e hemocultura, quando há febre. Nos casos mais graves, enquanto se aguarda os resultados dos exames, deve ser iniciada prova terapêutica com metronidazol (500 mg de 8/8 h) associado à ciprofloxacina (500 mg de 12/12 h), durante sete dias.

O uso rotineiro de sulfametoxazol/trimetoprim para a profilaxia de pneumocistose diminuiu, consideravelmente, a frequência de infecções por *Shigella spp.*, *Salmonella spp.*, *Campylobacter jejuni*, *Yersinia enterocolitica*, *Isospora spp.*, *Shigella spp.* e *Campylobacte*r jejuni.

Na shigelose, a diarreia geralmente é de pequeno volume, com sangue e muco, várias vezes ao dia, com cólicas, tenesmo e febre em 40% dos casos. Na diarreia por *C. jejuni* podem ocorrer febre, cefaleia, mialgia e astenia, cerca de dezoito a vinte e quatro horas antes ou coincidindo com o início da diarreia. São comuns dor abdominal, náuseas e tenesmo. As fezes variam de pastosas até líquidas, com ou sem sangramento em fases iniciais e francamente sanguinolentas em fases mais avançadas.

Se a opção for realizar prova terapêutica, deve ser prescrita a ciprofloxacina 500 mg de 12/12 h durante três a cinco dias, que é eficaz tanto para infecções por *Shigella spp.* como por *C. jejuni*. Em casos confirmados de shigelose, a alternativa é o cotrimoxazol (800/160 mg), caso antibiograma mostre sensibilidade, durante pelo menos três dias. Azitromicina e fluoroquinolonas (p. ex., ciprofloxacina) são comumente prescritas, embora resistência às últimas seja relativamente comum. Os antidiarreicos que diminuem o peristaltismo devem ser evitados, já que pode haver invasão bacteriana da mucosa e dilatação tóxica do cólon.

Salmonelose

A maioria das salmoneloses é causada por *Salmonella typhimurium*, vindo a seguir *S. enteritidis*. Em áreas onde pré-tratamentos com antibióticos e/ou profilaxia primária para pneumocistose com cotrimoxazol são comuns, salmoneloses são menos frequentes.

Com alguma frequência salmonelose cursa com bacteremia, sendo o prognóstico reservado na ausência de tratamento. Os sinais e sintomas mais comuns são febre, dores abdominais, cólicas e diarreia líquida. Bacteremias recorrentes por *Salmonella spp.* constituem critério para o diagnóstico de AIDS. O tratamento deve ser guiado por antibiograma, as drogas de escolha sendo fluoroquinolonas, cefalosporinas de terceira geração e ampicilina. O tratamento deve ser feito por pelo menos sete dias. Em pacientes com contagem de CD4 < 200/mm^3 ou em caso de bacteremia documentada, o tratamento deve ser mantido por quatro a seis semanas.

▸ Enterite crônica

A diarreia é considerada crônica quando dura mais de um mês, podendo persistir por vários meses, levando a emagrecimento progressivo e comprometimento do estado geral.

Convém lembrar que diversos medicamentos utilizados por indivíduos com infecção pelo HIV podem causar diarreia, especialmente os inibidores da protease. A investigação clínica deve incluir os exames já citados para as diarreias agudas. A etiologia das diarreias crônicas pode ser semelhante a das agudas.

Exames de fezes repetidos e prova terapêutica devem ser realizados antes de serem indicados procedimentos mais invasivos, como retossigmoidoscopia e colonoscopia, que, muitas vezes, não permitem estabelecer o diagnóstico.

Giardíase e amebíase

Geralmente, os pacientes são assintomáticos, mas podem ocorrer cólicas, flatulência, náuseas, azia, plenitude gástrica e diarreia, muitas vezes alternadas com períodos de constipação. As fezes podem ser líquidas ou pastosas. Raramente há mais de cinco ou seis episódios diários. Em fases mais avançadas podem ocorrer vômitos, desconforto abdominal, sangramento intestinal e má absorção de vitaminas A e B_{12}, proteínas e D-xilose, com evolução para desnutrição, quando é comum esteatorreia.

Na amebíase, o quadro clínico varia desde a forma assintomática até diferentes manifestações intestinais e extraintestinais. A forma intestinal pode cursar com diarreia moderada até grave disenteria. Pode haver cólica e, algumas vezes, somente alteração do hábito intestinal. Retocolite é frequente, havendo inflamação e ulceração do cólon distal. Em fases avançadas podem surgir febre, perda de peso, desconforto abdominal e sangramento intestinal com presença de muco. Os sítios extraintestinais que podem estar comprometidos incluem fígado, pleura, pericárdio e cérebro. Um único exame de fezes tem pequeno valor preditivo negativo, devendo ser repetido usando-se métodos diversos ou pesquisar-se presença de antígeno amebiano em fezes. O tratamento para a forma intestinal inclui tinidazol, 2 g/dia via oral durante três dias **ou** secnidazol 2 g via oral em dose única. Em formas invasivas, o tratamento deve ser feito com metronidazol, 500 a 750 mg, via oral, três vezes ao dia, durante cinco a dez dias. Os efeitos adversos mais associados a tinidazol e metronidazol são gosto metálico na boca, tonteiras e cefaleia. Podem ocorrer náuseas e desconforto abdominal. Deve-se orientar o paciente para evitar a ingestão de álcool durante e até quatro dias após o uso de metronidazol, tinidazol e secnidazol (efeito antabuse).

Para a giardíase, deve-se utilizar tinidazol ou secnidazol (para ambos, 2 g VO em dose única) ou metronidazol, 250 mg a 500 mg, a cada oito horas, via oral, durante cinco a sete dias. O paciente deve ser orientado para evitar a ingestão de álcool durante e até quatro dias após uso de metronidazol, tinidazol e secnidazol (efeito antabuse).

Cabe lembrar que pode haver interação medicamentosa entre metronidazol, secnidazol e tinidazol com medicamentos que contêm álcool em sua fórmula.

A nitazoxanida é uma droga com ação contra vários dos agentes etiológicos das diarreias crônicas, como *E. histolytica*, *G. lamblia* e *intestinalis*, e helmintos. A nitazoxanida também está indicada no tratamento de diarreia causada por *I. belli*.

Criptosporidiose

Por ocorrer em pacientes com imunodeficiência avançada, houve grande diminuição da frequência com que formas graves de criptosporidiose são descritas após a introdução da terapia antirretroviral altamente ativa.

As formas mais graves de criptosporidiose se caracterizam por diarreia líquida com perda de 1 a 25 litros por dia, dor abdominal, perda de peso acentuada, anorexia, flatulência e mal-estar, podendo também haver náuseas, vômitos, febre e mialgia. São comuns a dor abdominal e a diarreia imediatamente após a ingestão de alimentos. Pode ocorrer evolução para desidratação, com presença de importantes distúrbios eletrolíticos. Podem ocorrer esteatorreia e má absorção de D-xilose e vitamina B_{12}. O diagnóstico é feito pelo exame microscópico de fezes (direto), que revela os oocistos. Não é comum presença de sangue e leucócitos na microscopia de fezes. O hemograma pode mostrar eosinofilia. O estudo radiográfico pode mostrar floculação de bário, espessamento de mucosa, dilatação do delgado e alterações de motilidade. Quando há comprometimento da vesícula biliar, pode haver dor no quadrante superior direito, epigastralgia, náuseas e vômitos. Nesta situação, em geral os níveis séricos de fosfatase alcalina e gama-glutamil-transpeptidase encontram-se elevados, enquanto que os de aminotransferases e de bilirrubinas estão normais. À ultrassonografia, encontra-se dilatação da vesícula, com aumento da espessura da parede mucosa e dilatação dos ductos biliares, com irregularidades do lúmen, sugerindo colangite esclerosante. O exame de maior sensibilidade para o diagnóstico de comprometimento de vesícula biliar, caso a ultrassonografia seja normal, é a colangiopancreatografia retrógrada endoscópica, que revela estenose papilar associada ou não a colangite esclerosante intra-hepática ou somente colangite sem estenose.

Não há terapia eficaz. Antidiarreicos como caulim/pectina, loperamida, difenoxilato, opiáceos ou salicilato de bismuto podem ser úteis para o tratamento sintomático até haver resposta imunológica decorrente da terapia antirretroviral.

Nenhum medicamento é eficaz para o tratamento de doença biliar ou de colangiopatia. Quando há dor abdominal decorrente de colangite associada à estenose de papila, a esfincterotomia endoscópica pode aliviar os sintomas pela descompressão e a drenagem do sistema biliar, porém complicações desse procedimento são frequentes.

Microsporidiose

Microsporidiose pode ser causa de diarreia em pacientes extremamente imunocomprometidos (CD4 < 100/mm^3). Alguns estudos sugerem que até 20% das diarreias refratárias ao tratamento convencional podem ser decorrentes de microsporidia. Pelo menos três espécies já foram isoladas em pacientes com AIDS: *Enterocytozoon* bieneusi, *Encephalitozoon hellum* e *Septata intestinalis*. Geralmente, as fezes são líquidas (diarreia aquosa e profusa), há perda acentuada de peso e dor abdominal periumbilical, sem febre ou anorexia. Existem vários relatos de *S. intestinalis* causando quadros com envolvimento sistêmico, com rinossinusite ocorrendo em quase todos os casos. O diagnóstico de microsporidiose é difícil. Provavelmente as três espécies de microsporidia diferem na resposta ao tratamento. Algumas séries de casos publicados mostram resposta ao albendazol 400 mg duas vezes ao dia (exceto para *E. bieneusi*), que deve ser usado por tempo prolongado, até que, em resposta à terapia antirretroviral, a contagem de linfócitos CD4 seja maior que 200 células/mm^3. As recidivas são comuns e o tratamento sintomático é prioritário, incluindo orientação nutricional.

Ciclosporíase

Cyclospora já foi chamado de "alga azul-esverdeada" ou *Cyanobacterium* ou "*Cryptosporidium* gigante". Provoca diarreia crônica e intermitente. O tratamento pode ser feito com cotrimoxazol (SMX/TMP) na dose de 800 mg de SMX duas vezes ao dia, via oral, durante três a sete dias.

Isosporíase

Geralmente, as fezes são líquidas, com sangue ou células inflamatórias, dor abdominal tipo cólica e perda de peso. Ocorre má absorção de gorduras e eosinofilia é vista em 7-15% dos casos. O exame de fezes mostra os oocistos. Há boa resposta à terapia com sulfametoxazol/trimetoprim (SMX-TMP), na dose de 800 mg de SMX, a cada seis horas, durante dez dias, seguidos de 800 mg SMX duas vezes ao dia, durante mais três semanas se os sintomas persistirem. Outras alternativas incluem nitazoxanida e pirimetamina. As recidivas são comuns em pacientes com contagem de linfócitos CD4 < 200 células/mm^3, devendo ser feita profilaxia secundária com cotrimoxazol. Após a introdução de cotrimoxazol para profilaxia de pneumocistose na rotina de acompanhamento de indivíduos infectados pelo HIV, a isosporíase tornou-se incomum.

Estrongiloidíase

A estrongiloidíase não é comumente observada em indivíduos com infecção pelo HIV como seria esperado em pacientes com imunodepressão. A dor abdominal, quando presente, pode ser em cólica ou epigastralgia tipo queimação, associada ou não à diarreia. Pode haver náuseas, vômitos e perda de peso quando evolui com síndrome de má absorção ou enteropatia. A eosinofilia pode ser proeminente em algumas fases. Alguns apresentam reação urticariforme. Pode haver invasão pulmonar, caracterizando a síndrome de Löeffler. A disseminação é incomum, mas, quando ocorre, pode evoluir com meningite e/ou sepse por bacilo Gram-negativo.

O tratamento pode ser feito com tiabendazol, via oral, na dose de 25 mg/kg duas vezes ao dia (máximo 3 g/dia) durante dois dias ou até dez dias no caso de síndrome de superinfecção (estrongiloidíase disseminada) ou com ivermectina 200 µg/kg/dia, dose única diária, via oral, durante um a dois dias (máximo 15 mg) ou com cambendazol 5 mg/kg, dose única, via oral (adulto 360 mg), repetida dez dias após, ou com albendazol 400 mg/dia durante três dias ou 800 mg em duas doses diárias por três dias. A eficácia do albendazol é bem menor (em torno de 60%). A necessidade de realizar-se controle de cura é discutível, e a repetição do tratamento deve ser avaliada sempre que o paciente for submetido a qualquer terapia imunossupressora com corticosteroides ou quimioterápicos.

Micobacterioses

Doença causada por *M. tuberculosis* pode ocorrer em qualquer fase da infecção pelo HIV. No entanto, formas disseminadas e/ou extrapulmonares (à exceção de adenopatia) são mais comuns em fases mais avançadas da imunodeficiência. Já adenite tuberculosa com frequência ocorre em pacientes com sistema imune relativamente preservado, podendo ser a primeira manifestação associada à infecção pelo HIV. A tuberculose intestinal acomete principalmente a região ileocecal, podendo haver presença de massa no ceco, perda de peso progressiva e sangramento retal. Hematêmese pode ocorrer, assim como linfadenopatia regional, incluindo linfonodos mesentéricos. O diagnóstico pode ser sugerido pela presença de BAAR nas fezes. O tratamento é o recomendado para as outras formas de tuberculose.

As micobacterioses atípicas, principalmente as causadas por *Mycobacterium avium-intracellulare*, são características das fases mais avançadas da infecção pelo HIV, geralmente estando associadas a contagens de linfócitos CD4 < 50/mm^3. A diarreia, em geral, faz parte de um quadro sistêmico, com envolvimento da medula óssea, do fígado, do baço e/ou dos pulmões. Há febre persistente, acompanhada ou não de sudorese noturna, emagrecimento, sinais de má absorção, anemia acentuada, leucopenia e elevação da fosfatase alcalina. O diagnóstico pode ser estabelecido por hemoculturas e/ou culturas e exame histopatológico de material obtido por biópsias de diferentes tecidos, principalmente medula óssea e fígado. A tomografia computadorizada de abdome geralmente evidencia linfonodos. O tratamento depende da espécie de micobactéria isolada e do antibiograma.

Os melhores resultados para o tratamento da infecção por *Mycobacterium avium-intracellulare* são obtidos usando-se esquemas que incluem claritromicina 500 mg de 12/12 h + etambutol (15 a 25 mg/kg/dia), associados ou não a rifabutina (300 mg/dia), rifampicina (600 mg/dia), amicacina (15 mg/kg/dia), conforme a gravidade. Uma alternativa à claritromicina é a azitromicina 500 mg/dia via oral. Outras alternativas como terceira ou quarta droga são ciprofloxacina 500 mg 12/12 h, levofloxacina 500 mg/dia VO e moxifloxacina 400 mg/dia. Vale lembrar que há interações medicamentosas entre diversos antirretrovirais e rifampicina, rifabutina e claritromicina (esta última com efavirenz e atazanavir). Por um estudo ter demonstrado um pior prognóstico quando a clofazimina era incluída no esquema terapêutico, recomenda-se que essa droga não mais seja usada para o tratamento de micobacterioses atípicas em pacientes infectados pelo HIV. Há dúvidas quanto à duração do tratamento. Muitos autores recomendam pelo menos um ano; no entanto, em pacientes que tenham iniciado ou alterado a terapia antirretroviral e tenham experimentado aumento significativo da contagem de linfócitos CD4, esse prazo pode ser encurtado. A melhora, normalmente, só ocorre após cerca de quatro a oito semanas de tratamento ou quando a contagem de CD4 atinge valores > 100 células/mm^3.

A profilaxia primária deve ser instituída quando a contagem de CD4 for < 50 células/mm^3. Azitromicina (1000 a 1.500 mg uma vez por semana) é a droga indicada. Vale lembrar que são mais facilmente encontrados comprimidos revestidos de 500 mg. Outras opções incluem claritromicina (1 g/dia) e rifabutina (300 mg/dia ou conforme inibidor da protease em uso). A profilaxia primária pode ser suspensa quando, como resultado de terapia antirretroviral eficaz, houver aumento da contagem de linfócitos CD4 para valores superiores a 100/mm^3 durante pelo menos três meses. A profilaxia secundária pode ser descontinuada se após doze meses de tratamento a contagem de linfócitos CD4 se mantiver acima de 100/mm^3 durante, no mínimo, seis meses e o paciente estiver assintomático.

Clostridium difficile

Em algumas séries, *Clostridium difficile* é o agente etiológico de até 10 a 15% das diarreias crônicas em pacientes com infecção pelo HIV. Geralmente, as fezes são líquidas. Febre e leucocitose são comuns. Na maioria das vezes, há história de uso de antibióticos, especialmente clindamicina, ampicilina ou de uma cefalosporina. O diagnóstico deve ser baseado na história clínica e pela demonstração da toxina nas fezes. O exame endoscópico não deve ser rotineiramente indicado. Se realizado, pode ser normal, revelar colite inespecífica ou colite pseudomembranosa. Caso seja realizada tomografia abdominal, o achado mais comum é o de colite com espessamento de mucosa. O tratamento pode ser feito com metronidazol (250 mg quatro vezes ao dia ou preferencialmente 500 mg três vezes ao dia, VO, 10 a 14 dias). São contraindicados agentes antiperistálticos (loperamida e similares). A febre desaparece geralmente após 24 h do início do tratamento e a diarreia depois de cinco dias. As recidivas podem ocorrer em até 25% dos casos e costumam surgir dentro de três a quatorze dias após o término do tratamento.

Citomegalovirose

Citomegalovirose ocorre quase que exclusivamente em pacientes com imunodepressão profunda, em geral com contagens de linfócitos CD4 inferiores a 25-50 células/mm^3. A citomegalovirose pode acometer todo o trato digestório. Quando acomete o intestino delgado, pode evoluir com síndrome de má absorção e esteatorreia. A colite é o quadro mais comum, predominando diarreia crônica, aquosa ou sanguinolenta. As ulcerações da mucosa podem ser múltiplas e extensas. Raramente pode haver progressão até ocorrer perfuração intestinal associada a quadro de abdome agudo. O estudo histopatológico de material obtido por biópsia, através da endoscopia digestiva, confirma o diagnóstico pela revelação das inclusões características. Por acometer o tubo digestivo de forma segmentar, recomenda-se que, sempre que for realizada colonoscopia para investigação de diarreia, sejam realizadas ao menos seis biópsias de locais diferentes (duas de cólon ascendente, duas de transverso e duas de descendente), mesmo que a mucosa esteja aparentemente íntegra.

Embora haja cinco drogas aprovadas para o tratamento de infecções por CMV (ganciclovir, foscarnet, cidofovir, valganciclovir, e fomivirsen, esta última não disponível no Brasil), há poucos dados sobre o tratamento de enterocolite em pacientes com infecção pelo HIV. Os poucos estudos existentes sugerem que ganciclovir e foscarnet são eficazes. O tratamento é o mesmo, independentemente da região atingida. Deve ser usado o ganciclovir, na dose de 5 mg/kg/dose, a cada doze horas, por via intravenosa, durante três a quatro semanas.

A alternativa para o tratamento é o foscarnet, 40 a 60 mg/kg de 8/8 h, por via venosa (infusão acima de duas horas), divididos em duas a três aplicações diárias, durante três a quatro semanas. Em caso de insuficiência renal, a dose deve ser corrigida. O cidofovir, embora tenha atividade contra vírus resistentes ao ganciclovir, está liberado apenas para o tratamento e a profilaxia de retinite. Portanto, seu uso em qualquer outra situação deve ser restrito a estudos clínicos. O valganciclovir (ativo contra CMV, herpes simples, varicela-zóster, herpes-vírus 6 e 8) foi aprovado, até o momento, apenas para citomegalovirose ocular. Assim como o ganciclovir, é também uma droga mielotóxica. Não há consenso quanto à necessidade de profilaxia secundária.

HIV

Deve ser considerada esta possibilidade diagnóstica quando a diarreia é crônica, de grande volume, por tempo prolongado e sem outra etiologia identificada. Ao exame histopatológico, por definição, não são demonstradas infecções ou tumores, embora alterações inespecíficas, como atrofia parcial ou total de vilosidades, hiperplasia de criptas e aumento do número de linfócitos intraepiteliais estejam presentes. As medidas terapêuticas incluem medicação sintomática e introdução (ou alteração) de terapia antirretroviral.

Papilomavírus (HPV)

Lesões anais pelo HPV são frequentes e podem-se estender pelo reto e até mesmo cólon, provocando alterações intestinais ou dor retal. No trato genital, infecção por papilomavírus pode levar ao aparecimento de verrugas pequenas e coalescentes (condiloma acuminado ou verruga vulgar), de consistência elástica, com coloração rósea ou vermelha túrgida. Infecção por alguns tipos de HPV associa-se a maior risco de desenvolvimento de câncer genital escamoso (cervical, vaginal, vulvar, peniano e anal). O adenocarcinoma endocervical tem sido relacionado com a infecção por HPV. O tratamento, em geral, é cirúrgico (ver também "Afecções da boca", "Afecções do cólon, reto e ânus" e "Manifestações ginecológicas").

Candidíase

A espécie mais comumente identificada é a *Candida albicans*. Pode-se estender por todo o trato gastrointestinal, com alteração do paladar, desconforto, disfagia, odinofagia, náuseas, vômitos e diarreia.

Outros fungos

Outras infecções fúngicas que podem acometer o trato gastrointestinal, o fígado, o baço e os linfonodos mesentéricos incluem histoplasmose, criptococose e coccidioidomicose.

Sarcoma de Kaposi

O acometimento intestinal habitualmente é assintomático, mas pode haver diarreia crônica, com sangramento leve até hemorragia maciça. O tratamento varia com o quadro clínico, embora a resposta à quimioterapia em geral não seja favorável nas formas disseminadas (ver "Manifestações dermatológicas").

Linfomas

Linfomas não Hodgkin podem atingir o trato gastrointestinal, provocando diarreia crônica, predominantemente secretora e sem esteatorreia. O diagnóstico deve ser confirmado pelo exame histopatológico. O tratamento deve ser orientado por um especialista.

Outros tumores

Já foram relatados casos de carcinomas do trato gastrointestinal, incluindo carcinomas de língua, esôfago, estômago, cólon e ânus. Podem ser agressivos e se disseminarem por via hematogênica em curto período.

AFECÇÕES DO CÓLON, RETO E ÂNUS

As proctites ou proctocolites são mais frequentes entre homossexuais masculinos. Qualquer prática sexual em que haja contato ororretal ou genitorretal seguido por genito-oral facilita a transmissão de microrganismos como *E. hystolitica, G. intestinalis, Cryptosporidium spp., N. gonorrhoeae, T. pallidum, Chlamydia spp.*, vírus da hepatite, herpes simples, papilomavírus, CMV e outros. Além das patologias infecciosas, sintomatologia retal pode ser provocada ou exacerbada por relações sexuais anais, causando erosão e inflamação da mucosa, o que, por sua vez, favorece as infecções.

São comuns as fissuras, fístulas e ulcerações, provocando dor, secreção anal e, muitas vezes, sangramento, podendo, ainda, ocorrer tenesmo, mudança de hábito intestinal e, algumas vezes, dor abdominal, decorrentes da extensão do processo. Abscessos perirretais também podem ocorrer.

Quando o processo inflamatório é limitado aos 15 cm distais, os agentes etiológicos mais comuns são *N. gonorrhoeae*, herpes simples (HSV) e *Chlamydia spp.* Quando ocorrem ulcerações, devem também ser investigados CMV, sífilis e linfogranuloma venéreo. A progressão para o cólon sugere infecção por *Chlamydia spp.*, *Campylobacter spp.*, *E. histolytica*, *Cryptosporidium spp.* e CMV.

Herpes genital ou retal é comum e pode ser acompanhado de dor, sangramento e/ou descarga retal, friabilidade e radiculomielite sacral, com parestesia sacral, neuralgia, disúria, tenesmo e impotência, mesmo na ausência de lesões extensas associadas. A autoinoculação da região genital ou anal para outros sítios, como mãos, dedos, olhos, coxa, virilha e região glútea, é comum.

Toda lesão ulcerada em região perianal deve ser tratada empiricamente como infecção herpética, mesmo quando há diagnóstico anterior de fissuras, fístulas ou hemorroidas. É comum o diagnóstico errôneo ou tardio, já que pode atingir planos profundos, modificando totalmente o aspecto característico de herpes genital em indivíduos imunocompetentes.

Embora o diagnóstico geralmente seja clínico pela presença de lesões características, quando possível deve ser confirmado pelas técnicas laboratoriais disponíveis, incluindo raspado da base da lesão corado por Wright, Giemsa (Tzanck) ou Papanicolaou, isolamento dos vírus pela cultura ou demonstração do antígeno ou do DNA viral. As técnicas de PCR parecem ser melhores para o diagnóstico de lesões ulceradas em fases mais tardias. No caso de proctite, o diagnóstico pode ser feito pela retossigmoidoscopia, que evidencia as vesículas ou ulcerações.

O tratamento pode ser feito com valaciclovir 500 mg de 12/12 h, famciclovir 125 a 250 mg de 12/12 h ou aciclovir, nas doses de 200 mg, de 4/4 h, cinco vezes ao dia, 400 mg três vezes ao dia ou, ainda, 800 mg 2×/dia, todos durante três a cinco dias, conforme a extensão e a evolução clínica. Quando há grande extensão ou gravidade, as doses de aciclovir podem ser aumentadas ou deve ser utilizada a via intravenosa, na dose de 10 mg/kg de 8/8 h, durante 14 a 21 dias. Em casos de resistência ao aciclovir, há resistência cruzada com famciclovir e valaciclovir. Nesses casos, deve ser usado o foscarnet, por via intravenosa, 40 a 60 mg/kg de 8/8 h, durante 14 a 21 dias.

Na infecção anal, os cuidados tópicos são importantes. São indicados banhos de assento para higiene da região. As infecções secundárias (bacterianas e/ou fúngicas) são frequentes. Se necessário, deve ser indicado tratamento específico. Quando a lesão é extensa e a dor proeminente, pode ser usada xilocaína tópica para facilitar os cuidados. Aciclovir tópico nada acrescenta ao tratamento.

Quando as recidivas são frequentes (mais de seis episódios por ano), a profilaxia pode ser necessária com valaciclovir (500 mg a 1 g ao dia), famciclovir (250 mg duas vezes ao dia) ou aciclovir (600 a 800 mg/dia). A dose de foscarnet para profilaxia é de 40 mg/kg/dia, uma vez/dia. Se o paciente faz uso de ganciclovir ou valganciclovir para tratamento ou profilaxia de citomegalovirose, não é necessária profilaxia secundária com outros medicamentos.

O condiloma acuminado ou verruga vulgar resulta da infecção pelo papilomavírus. Caracteriza-se pela presença de pápulas e placas da cor da pele ou amarronzadas, ou lesões vegetantes com projeções na superfície, semelhantes à crista de galo. As lesões normalmente são múltiplas, são mais comuns em homens e se localizam principalmente na glande, no corpo do pênis, nas regiões inguinal e perianal. Assim como nas lesões vaginais e de colo do útero nas mulheres, displasias são comuns em lesões perianais em homens. Apesar de ser baixa a incidência de carcinoma espinocelular na região perianal, estas lesões devem ser acompanhadas com cuidado. O diagnóstico é confirmado pelo estudo histopatológico e deve excluir carcinoma. O tratamento do condiloma acuminado consiste em destruição das lesões pela aplicação tópica de solução de podofilina a 25% uma vez por semana (lavar o local com água após uma a quatro horas) durante ao menos seis semanas (se não houver regressão após quatro semanas, o tratamento deve ser alterado), podofilotoxina creme (aplicar sobre as lesões duas vezes ao dia durante três dias, seguidos de quatro dias sem nenhuma aplicação, repetindo-se quatro a seis ciclos, quando necessário), interferon alfa-2b intralesional, um milhão de unidades três vezes por semana, durante três semanas, ou creme de imiquimod 5% aplicado três vezes por semana, antes de dormir, retirando-se ao acordar, até regressão das lesões ou, no máximo, até 16 semanas.

Os tumores são também importantes causas de proctite, destacando-se o sarcoma de Kaposi, os linfomas e o carcinoma epidermoide, tanto o de células escamosas como o cloacogênico, que, nessa localização, frequentemente ulceram, provocando dor, sangramento e estenose. No caso de tumores epidermoides, metástases são relativamente comuns, o que é raro em pacientes imunocompetentes.

O diagnóstico e o tratamento dependem de exame clínico, exame de fezes, retossigmoidoscopia e biópsia das lesões.

18
Manifestações Otorrinolaringológicas

AFECÇÕES DA BOCA E DA FARINGE

As manifestações bucais foram descritas na seção sobre afecções do trato gastrointestinal.

▶ Proliferação de tecido linfoide do anel linfático de Waldeyer

Esta região compreende as amígdalas faríngeas, tubárias, palatinas e linguais e o tecido linfoide espalhado por toda a região da faringe (principalmente em sua parede posterior). Por ser um tecido produtor de elementos imunologicamente ativos, poderá ocorrer hipertrofia isolada ou de todas essas estruturas simultaneamente, o que pode levar à sintomatologia obstrutiva, muitas vezes com repercussões para a orelha média (efusões), podendo haver perda auditiva. Esse fenômeno decorre da ativação policlonal de células B, havendo hiperplasia desses tecidos. O diagnóstico é feito pelo exame direto da orofaringe, radiografia simples de rinofaringe (*cavum*) ou exame fibroscópico. A audiometria e a imitanciometria podem confirmar o acometimento da orelha média. O tratamento consiste na remoção cirúrgica da massa linfoide em questão, bem como colocação de tubos de ventilação nas orelhas atingidas. Ressalte-se que o aparecimento dessas alterações geralmente ocorre em pacientes que não fazem uso de terapia antirretroviral.

AFECÇÕES NASOSSINUSAIS

▶ Rinopatia alérgica

Aproximadamente 85% dos pacientes apresentam exacerbação de quadros alérgicos ou aparecimento de sintomatologia nos previamente assintomáticos. Os sintomas mais comuns incluem obstrução nasal, rinorreia viscosa, espirros e prurido. A rinorreia pós-nasal abundante é bastante frequente, causando pigarro, tosse e faringite. Caso não haja controle da rinorreia, pode ocorrer infecção secundária das cavidades paranasais e orelha média. A frequência de quadros alérgicos tende a diminuir à medida que haja aumento da linfometria CD4 em resposta à terapia antirretroviral. Dependendo da intensidade e da frequência das crises, pode-se instituir tratamento prolongado com anti-histamínicos orais, esteroides nasais tópicos, anticolinérgicos tópicos e controle ambiental. A associação da fluticasona e budesonida por via oral e nasal com inibidores da protease deve ser evitada em virtude do aumento da exposição sistêmica ao esteroide, podendo ocorrer síndrome de Cushing, bem como alterações inespecíficas da função renal. Há aumento da incidência de osteonecrose, particularmente sacroilíaca, em pacientes que fazem uso prolongado de corticosteroides por via sistêmica, em especial quando associado aos inibidores da protease.

Sinusopatias

O acometimento das cavidades paranasais geralmente ocorre após estado gripal ou quadros de rinopatia alérgica. Sinusopatias ocorrem em cerca de 40% dos indivíduos com infecção pelo HIV, sendo mais comuns naqueles com CD4 < 200 células/mm^3. A infecção pode atingir todas as cavidades ao mesmo tempo (pansinusite); contudo, as mais acometidas são as maxilares e o complexo etmoidal. Nas sinusopatias agudas, as bactérias mais frequentemente implicadas são *Streptococcus pneumoniae*, *Moraxella catarrhalis* e *Hemophilus influenzae*. Já nas sinusopatias crônicas, *Staphylococcus aureus*, *Pseudomonas aeruginosa* e anaeróbios também podem estar envolvidos. Nos pacientes com imunodeficiência avançada, pode haver envolvimento de fungos (*Alternaria alternata*, *Aspergillus*, *Pseudallescheria boydii*, *Cryptococcus neoformans*, *Candida albicans*), citomegalovírus e de outros microrganismos (*Acanthamoeba castellani*, microsporidia, *Legionella pneumophila*). As queixas mais comuns são rinorreia mucopurulenta ou piossanguinolenta, obstrução nasal, dor nas regiões frontal, maxilares e occipital, tosse, febre, náuseas ou vômitos. Como a febre pode ocorrer como manifestação isolada de sinusopatia, o exame radiológico desta região deve fazer parte da investigação diagnóstica dos pacientes febris. O diagnóstico é eminentemente clínico, sendo a tomografia computadorizada das cavidades paranasais, bem como o exame fibroscópico, importantes para a localização da infecção e acompanhamento evolutivo. Inicialmente, a antibioticoterapia empírica deve visar principalmente S. pneumoniae, H. influenzae e M. catarrhalis, por um período de 14 a 21 dias. Não ocorrendo melhora, deve ser realizada cultura da secreção obtida por aspiração ou punção, seguida de antibioticoterapia específica pelo mesmo período de tempo. Podem ser associados descongestionantes sistêmicos e corticosteroide tópico (os mesmos usados para rinopatias alérgicas). São relatados bons resultados com a introdução de mucolíticos sistêmicos. O único mucolítico eficaz que não interfere na atividade ciliar é a guaiafenesina, que deve ser usada na dose de 2,4 g/dia, VO, em duas tomadas diárias.

No caso de infecções refratárias ao tratamento clínico, pode estar indicada a intervenção cirúrgica com o objetivo de realizar-se drenagem, biópsia e cultura.

Lesões herpéticas

Assemelham-se àquelas da cavidade oral, iniciando-se pelo vestíbulo, estendendo-se ao septo nasal. O tratamento é o mesmo já citado anteriormente.

Sarcoma de Kaposi

Pode acometer vestíbulo, cavidade, septo e nasofaringe, causando sintomatologia obstrutiva, rinorreia e sangramento.

AFECÇÕES DA LARINGE

O comprometimento da laringe pode adquirir caráter emergencial, se houver obstrução, sendo, algumas vezes, necessária a traqueostomia. As causas mais comuns são a candidíase, a epiglotite e o sarcoma de Kaposi.

A doença do refluxo gastroesofágico (DRGE) está presente em aproximadamente 12% da população geral e se manifesta pelo desequilíbrio dos mecanismos de defesa regionais. A disfunção do esfíncter esofágico inferior representa o principal mecanismo patogênico, geralmente por relaxamento transitório ou efeito medicamentoso adverso. Os sinais e sintomas otorrinolaringológicos são decorrentes de uma laringite posterior e incluem disfonia, pigarros, tosse, sensação de corpo estranho na garganta e halitose. Há relatos de maior incidência de DRGE em usuários dos inibidores da protease, especialmente do atazanavir. A videolaringoscopia evidencia lesões sugestivas, porém o diagnóstico deve ser confirmado por endoscopia digestiva, phmetria e esofagomanometria. A terapia medicamentosa deve respeitar as interações com os antirretrovirais (p. ex., inibidores da bomba de prótons não devem ser utilizados por pacientes em uso de atazanavir).

AFECÇÕES DAS GLÂNDULAS SALIVARES

O aumento das glândulas salivares, principalmente das parótidas, é decorrente de aumento cístico ou comprometimento por lesões linfoepiteliais benignas, que também ocorre em gânglios linfáticos intraglandulares. Quando volumoso, pode causar desconforto, sendo, por vezes, necessária aspiração com agulha para alívio sintomático. A ultrassonografia pode auxiliar no diagnóstico. O tratamento cirúrgico é contra indicado na maioria dos casos, pela refratariedade e pelo risco de paralisia facial.

Geralmente, o quadro é idiopático, mas deve ser afastada a possibilidade de tuberculose, que, embora rara nesta região, pode ser responsável por tumefação e processo inflamatório, que pode evoluir com fistulização. O diagnóstico é confirmado pela presença de BAAR na secreção coletada ou drenada espontaneamente.

A xerostomia comumente integra o quadro de comprometimento glandular, sendo também de causa desconhecida. Em alguns pacientes pode estar relacionada com o uso de indinavir ou de didanosina, essa última principalmente quando há aumento concomitante de amilase.

AFECÇÕES OTOLÓGICAS

▶ Orelha externa

A otite externa bacteriana e a otomicose são as afecções mais frequentes. São causadas por organismos que habitam o tegumento cutâneo causando prurido, dor, hipoacusia e otorreia. Respondem, geralmente, à medicação tópica.

P. jirovecii muito raramente pode acometer a orelha externa, manifestando-se por grandes pólipos auriculares, cuja biópsia revela a presença do agente causal. O sarcoma de Kaposi também pode ser encontrado nesta localização.

Osteomielite do osso temporal e otite externa maligna também já foram relatados.

Orelha média

A otite média aguda decorre de infecção da orelha média por patógenos respiratórios. É quase sempre precedida de estado gripal ou quadro alérgico acentuado. Predomina a sintomatologia dolorosa, acompanhada de hipoacusia. Pode haver ruptura espontânea do tímpano, com drenagem de secreção para o meio externo. O tratamento consiste em antibioticoterapia por 21 dias e descongestionantes por via oral.

A otite média serosa é decorrência de otite média inadequadamente tratada, processos alérgicos nasossinusais ou tumorações de nasofaringe. Caracteriza-se pela presença de coleção serosa ou mucosa no interior da caixa timpânica e por sensação de plenitude auricular. O tratamento deve ser realizado com antibióticos, descongestionantes sistêmicos e mucolíticos. Ocasionalmente, é necessário o emprego de corticosteroides sistêmicos. Persistindo o quadro após o tratamento clínico, deve-se proceder à timpanotomia com colocação de tubo de ventilação.

Orelha interna

Já foram relatados casos de perda da audição neurossensorial de caráter súbito ou progressivo, acompanhada ou não de vertigem e/ou zumbidos, talvez associados à neurotoxicidade de alguns antirretrovirais. Pode haver distúrbio de tronco cerebral, confirmado pelos padrões de respostas audiométricas de potencial evocado. Acredita-se que essas alterações possam ser decorrentes da ação direta do HIV no SNC, otossífilis, leucoencefalopatia multifocal progressiva, neoplasmas, meningites e medicamentos ototóxicos.

Paralisia facial

Algumas doenças do sistema nervoso central, como toxoplasmose, encefalite pelo HIV e linfomas, podem causar paralisia facial uni ou bilateral. Em casos de paralisia facial idiopática (paralisia de Bell) deve ser considerada a possibilidade de infecção por herpes simples e iniciado tratamento específico. Sempre que possível, devem ser utilizados corticosteroides. A recuperação geralmente é completa.

19

Manifestações Oftalmológicas

As alterações oftalmológicas são comuns em diferentes fases da infecção pelo HIV, sendo o diagnóstico precoce essencial para o êxito do tratamento. Todas as áreas do sistema visual podem ser acometidas. Alguns especialistas recomendam que pacientes com contagens de CD4 abaixo de 50 células/mm^3 devam ser examinados pelo oftalmologista em intervalos de quatro a seis meses, mesmo na ausência de sintomas, pois retinite por citomegalovírus pode ocorrer em até 15% desses pacientes, muitas vezes sem nenhuma alteração clínica em fases iniciais. Quando ocorrem distúrbios visuais ou sintomas oculares contínuos ou recorrentes, a avaliação deve ser indicada independentemente dos níveis de CD4. O exame da retina deve incluir a oftalmoscopia indireta com dilatação da pupila para que seja possível visualizar lesões periféricas.

MANIFESTAÇÕES EXTERNAS

▶ Olho seco

Um percentual significativo de pacientes apresenta algum grau de sofrimento celular, observado pelo corante rosa-bengala. O teste de Schirmer (mensuração do volume lacrimal), bem como o teste de ruptura do filme lacrimal (mensuração da estabilidade) encontram-se alterados. A fisiopatologia ainda é desconhecida, suspeitando-se de inflamação crônica inespecífica das glândulas lacrimais. Há vários relatos de ressecamento de mucosas em geral, incluindo conjuntivas.

▶ Blefarite

Formação de escamas que se depositam entre os cílios. Geralmente associada à dermatite seborreica de face, couro cabeludo e/ou sobrancelhas. Há hiperemia e prurido das bordas palpebrais, com sensação de desconforto, acompanhados muitas vezes de fotofobia e lacrimejamento. Pode evoluir para blefarite infecciosa.

▶ Meibomite
Disfunção da glândula de meibômio (glândula palpebral), com produção excessiva de gordura, podendo evoluir para obstrução de conduto e ocorrência de calázios de repetição.

▶ Conjuntivite bacteriana
Há predominância de microrganismos Gram-positivos e de *C. trach*omatis. A resposta ao tratamento pode ser pior do que em pacientes soronegativos.

▶ Microvasculopatia conjuntival
Dilatação de pequenos segmentos dos vasos conjuntivais, causando lentificação e segmentação da circulação. Resulta de processo isquêmico conjuntival e do aumento da viscosidade sanguínea.

▶ Molusco contagioso
Causado por um poxvírus, pode ocorrer nas pálpebras, manifestando-se como lesões papulares ou nódulos elevados, pálidos e umbilicados. A ceratoconjuntivite secundária é uma complicação comum. As recorrências são frequentes.

O tratamento depende da extensão e pode ser feito com excisão cirúrgica, curetagem, crioterapia ou cauterização. Após recuperação imunológica consequente à terapia antirretroviral, as lesões podem regredir espontaneamente.

▶ Herpes-zóster oftálmico
Lesões eritematovesicobolhosas que acompanham o trajeto do ramo do nervo acometido. As complicações oculares ocorrem pelo comprometimento do V par craniano. Pacientes com herpes-zóster oftálmico precisam ser sempre encaminhados ao oftalmologista pelo risco de desenvolvimento de uveíte, opacidade córnea ou glaucoma secundário. A retina deve ser examinada, pois a infecção pode envolver o segmento posterior, o que constitui uma emergência pelo risco de necrose. O tratamento deve ser realizado com aciclovir venoso, na dose de 10 mg/kg de 8/8 h, durante dez a quatorze dias ou conforme a evolução. Esta pri-

meira fase do tratamento pode ser seguida pelo uso de valaciclovir oral até que as lesões regridam totalmente (1 g de 8/8 h). Somente nos casos leves pode ser indicado o tratamento oral desde o início.

> **Úlcera corneana micótica**

Geralmente associada à história pregressa de traumatismo ou terapia tópica com corticosteroides. O agente mais comum é *Candida albicans*.

> **Sarcoma de Kaposi**

A localização palpebral é mais comum que a conjuntival. Na conjuntiva, observam-se massas indolores, vascularizadas, mais frequentes no fórnice inferior.

MANIFESTAÇÕES POSTERIORES

> **Microangiopatia relacionada com a AIDS (Retinopatia não infecciosa)**

Exsudatos algodonosos

Manifestação oftalmológica bastante comum. As lesões são morfológica e histologicamente idênticas àquelas presentes nas desordens vasculares associadas a *diabetes melito* e hipertensão arterial. Não produzem sintomas, são visualizadas como lesões esbranquiçadas, bem delimitadas, superficiais, transitórias e localizadas predominantemente no polo posterior, adjacentes aos grandes vasos. Acredita-se que sejam decorrentes de depósito de imunocomplexos nas paredes dos vasos. É muito importante o diagnóstico diferencial com focos de infecção por CMV, fungos e toxoplasmose. À angiofluoresceinografia, correspondem a áreas de não perfusão.

Hemorragias

Geralmente são "hemorragias em chama", assintomáticas e localizadas na camada de fibras nervosas da retina. A causa é desconhecida e costumam desaparecer espontaneamente.

Oclusões arteriolares

Sinais de oclusões arteriolares tromboembólicas têm sido relatados e, geralmente, estão relacionados com o aumento de triglicerídeos. A manifestação clínica é a redução súbita da acuidade visual.

Retinopatia infecciosa
Retinite por CMV

A retinite por CMV ocorre em pacientes com imunodeficiência avançada ou como parte da síndrome de recuperação imune. Antes do advento da terapia antirretroviral potente, acreditava-se que cerca de um terço dos pacientes iria desenvolver retinite por CMV. É uma infecção necrosante, que destrói todas as camadas da retina. Na maioria, o acometimento é inicialmente unilateral, mas, na ausência de tratamento eficaz, torna-se bilateral. A localização é variável, podendo acometer polo posterior, regiões periféricas ou mesmo o nervo óptico. É importante a realização rotineira de oftalmoscopia indireta para investigação da periferia retiniana porque os sintomas inicialmente podem ser reduzidos ou inexistentes. A queixa mais comum relaciona-se com "manchas flutuantes" (*floaters*/escotomas).

As lesões se caracterizam por focos de necrose retiniana com bordas irregulares, edema e hemorragias, com aspecto granuloso, branco-amarelado, ao longo das arcadas vasculares. Há mínima reação inflamatória intraocular com discreta reação vítrea. A progressão é lenta e ocorre a partir das bordas, surgindo atrofias nas áreas inicialmente comprometidas. As sequelas visuais resultam de necrose macular ou por descolamento regmatogênico da retina. O descolamento de retina é comum durante o curso da retinite e acometia até 50% dos pacientes antes da disponibilização do tratamento antirretroviral efetivo. As complicações do descolamento incluem a perda da visão em função de envolvimento macular, formação de membrana epirretinal e vitreorretinopatia proliferativa. Hipotonia e catarata podem ocorrer em consequência do tratamento com tampão de óleo siliconizado.

Os tratamentos disponíveis incluem valganciclovir, ganciclovir, foscarnet e cidofovir. Em algumas situações podem ser utilizados implantes de ganciclovir *(Vitrasert)* ou com fomivirsen *(Vitravene)*. Em estudos randomizados, a eficácia de valganciclovir foi semelhante àquela obtida com ganciclovir, com a enorme vantagem de ser uma droga usada por via oral. Foscarnet e cidofovir são drogas caras e tóxicas, devendo seu uso ser restrito a situações em que não podem ser usados valganciclovir ou ganciclovir.

O valganciclovir, uma prodroga oral metabolizada para ganciclovir, tem biodisponibilidade de 61% e meia-vida de quatro horas e meia. A dose para adultos com retinite ativa é de 900 mg (dois comprimidos de 450 mg), duas vezes ao dia, durante 14 a 21 dias (fase de indução), seguida de profilaxia com 900 mg uma vez ao dia (fase de manutenção). É uma droga bem tolerada, sendo a mielotoxicidade o efeito colateral principal. Podem ocorrer náuseas, vômitos, febre, cefaleia e insônia. Diarreia é rara, embora seja mais comum do que com o uso de ganciclovir endovenoso.

Ganciclovir deve ser usado por via intravenosa, na dose de 5 mg/kg/dose de 12/12 horas, durante 14 a 21 dias (fase de indução). A profilaxia secundária (5-10 mg/kg uma vez ao dia) deve ser mantida até que haja elevação de contagens de linfócitos CD4 para valores acima de 100 células por mm^3 por, pelo menos, três a seis meses. Os efeitos adversos mais comuns associados ao uso de ganciclovir são neutropenia, anemia e trombocitopenia, especialmente se outras drogas mielotóxicas forem associadas.

O foscarnet deve ser recomendado quando não há resposta ou se há contraindicação para o uso de ganciclovir ou valganciclovir. A dose de ataque é de 60 mg/kg de 8/8 h ou 90 mg/kg/dose de 12/12 h, em infusão venosa acima de duas horas, durante duas a três semanas. A dose do tratamento supressivo (profilaxia secundária) é de 90 a 120 mg/kg/dia uma vez ao dia por tempo indeterminado. A complicação principal do uso do foscarnet é o comprometimento renal. Devem ser cuidadosamente monitorados creatinina, eletrólitos, cálcio, fosfatos, magnésio e contagem de neutrófilos. A dose deve ser ajustada a cada duas semanas de acordo com o *clearance* estimado de creatinina. O cidofovir foi aprovado exclusivamente para tratamento e profilaxia da retinite e não deve ser usado para o tratamento de doença por CMV em outros sítios. Tem longa meia-vida sérica e possui ação contra vírus resistentes ao ganciclovir. A dose de ataque é de 5 mg/kg, em infusão venosa durante mais de uma hora, diluída em 100 mL de soro fisiológico a 0,9%, uma vez na semana, durante duas semanas consecutivas, seguidos de 5 mg/kg de duas em duas semanas, por tempo indeterminado. Cada frasco contém 375 mg/5 mL. É necessária a hidratação prévia, a fim de reduzir o risco de nefrotoxicidade, com 1.000 mL de soro fisiológico a 0,9% uma hora antes da infusão e posteriormente devem ser aplicados mais 1.000 mL de soro fisiológico 0,9% logo após a infusão do cidofovir. Deve ser dado probenecide, via oral, sendo 2 g (quatro comprimidos de 500 mg) três horas antes da infusão do cidofovir, 1 g na segunda e na oitava hora após o término da aplicação (reduzir a dose de probenecide em 50% para pacientes com peso < 50 kg). O probenecide previne o dano tubular renal provocado pelo cidofovir, que pode ser irreversível. A ingestão de alimentos junto com o probenecide pode reduzir náuseas e vômitos, que são frequentes. Se necessário, deve ser prescrita medicação antiemética. O cidofovir deve ser suspenso caso ocorra proteinúria, creatinina sérica acima de 2 mg/dl, insuficiência renal, síndrome de Fanconi, neutropenia, uveíte e hipotonia ocular (olhos vermelhos, fotofobia e visão embaçada indicam suspensão).

A retinite por CMV pode também ser tratada com implante de ganciclovir intravítreo associado ao valganciclovir oral para prevenir a infecção do olho contralateral, mas o custo é elevado e depende de cirurgia ocular. Em casos com descolamento de retina, o tratamento é cirúrgico com vitrectomia posterior via *pars plana*, associada ao uso de óleo de silicone e *endolaser*.

Durante os anos iniciais da epidemia até o meio da década de 90 o tratamento da retinite por CMV deveria ser mantido por toda a vida do paciente. Logo após o desenvolvimento dos inibidores de protease observou-se um aumento significativo dos níveis de CD4+. A partir desse momento os quadros de retinite por CMV, que recidivavam normalmente em um período aproximado de 60 dias, deixaram de ocorrer. A terapia de manutenção da retinite por CMV não era mais necessária, desde que os pacientes apresentassem ganho significativo dos níveis de CD4+ e queda da carga viral. Os níveis ideais para suspensão da terapia de manutenção continuam mal definidos, mas considera-se que CD4+ > 150 células/mm^3 e carga viral indetectável seriam níveis seguros para essa conduta.

Outra mudança significativa dos quadros de retinite por CMV surgiu em decorrência da Síndrome de Recuperação Imune. Com o aumento da contagem de CD4+ após início da HAART, foram vistos quadros de uveíte anterior, vitreíte e edema cistoide de mácula. Esse quadro inflamatório foi designado inicialmente como uveíte de recuperação imunológica. Pacientes apresentavam processo inflamatório intraocular associado à retinite por CMV cicatrizada. O tratamento baseia-se no uso de corticoides (tópico, periocular e sistêmico).

Outras infecções virais da retina

Herpes simples e Varicela-zóster também têm sido identificados como responsáveis por infecções retinianas.

Necrose retiniana aguda

Quadro grave, com prognóstico sombrio, caracterizado por uveíte difusa, uni ou bilateral, altamente destrutiva, grave iridociclite inicial, com ou sem características granulomatosas, seguida de retinite necrosante com infiltrados sub e intrarretinianos branco-amarelados periféricos e confluentes, vasculite predominantemente arteriolar e, finalmente, uma vitreíte progressiva, que muitas vezes leva à vitreorretinopatia proliferativa com consequente descolamento de retina. Herpes simples e varicela-zóster são os agentes etiológicos mais comumente implicados. A despeito da terapêutica, o prognóstico é ruim, particularmente se houver retardo na utilização de medicação específica (aciclovir por via intravenosa, 30 mg/kg/dia). Estudos mais recentes demonstram bons resultados com a utilização de valaciclovir em altas doses, assim como ocorre com a associação de aciclovir venoso com foscarnet intravítreo. Em casos em que há descolamento de retina, o tratamento deve ser cirúrgico, com vitrectomia posterior via pars plana, além de endolaser e implante de óleo de silicone intravítreo.

Necrose progressiva da retina externa (PORN)

É um quadro raro, que corresponde à retinopatia necrosante rapidamente progressiva, que envolve tanto a retina periférica como a mácula. Hemorragia e inflamação são raras. É causada pelo vírus varicela-zóster. Diferencia-se da retinite por CMV pelas lesões sem bordas granulares, pelo envolvimento precoce da fóvea e pelo curso muito rápido.

O tratamento adequado não foi estabelecido, e o prognóstico é muito ruim, mesmo com altas doses de ganciclovir, foscarnet (ambos intravenosamente e também intravítreo) e aciclovir associados. Na maioria das vezes, ocorre perda de visão bilateral por descolamento da retina. Em alguns casos, pode ser indicada cirurgia ocular com vitrectomia posterior via *pars* plana, além de implante de óleo de silicone intravítreo e *endolaser*.

▶ Infecções oportunistas não virais

Toxoplasmose ocular

Pouco comum, frequentemente bilateral, caracteriza-se por inflamação vítrea, com tendência à multifocalidade. As lesões são branco-ameladas, não hemorrágicas, distintas e exsudativas. Embora o quadro inflamatório seja intenso, as manifestações vasculares observadas geralmente são discretas, havendo infiltrações e embainhamentos localizados nas adjacências de uma lesão ativa. Nos pacientes soropositivos, pode fazer parte do quadro de neurotoxoplasmose. O tratamento específico sem corticoide é o mais utilizado nos casos de retinocoroidite por toxoplasmose em pacientes soropositivos.

Tuberculose

A infiltração coróidea caracteriza-se por nódulos amarelo-esbranquiçados, fazendo parte do quadro de tuberculose disseminada. Geralmente, é um achado durante o exame, pois o paciente não apresenta queixas oftalmológicas na maioria das vezes. O exame de fundo de olho está indicado em pacientes com quadro pulmonar a esclarecer, linfadenopatia generalizada ou outros sintomas compatíveis com o diagnóstico de tuberculose. Apesar de bem característico, o diagnóstico de coroidite por tuberculose é presumível.

Coroidopatia por *Pneumocystis jirovecii*

É rara e está relacionada com a infecção disseminada. As lesões variam de amareladas a alaranjadas e envolvem o polo posterior da retina. Não há hemorragia nem inflamação. Mesmo quando a doença ocular é extensa, é assintomática e só pode ser diagnosticada quando o exame oftalmológico é realizado. O tratamento é o mesmo recomendado para a doença sistêmica. Existe a associação do aparecimento da lesão ocular com uso de pentamidina aerosol.

ALTERAÇÕES NEUROFTALMOLÓGICAS

Podem ser encontradas alterações do campo visual causadas por lesões compressivas intracranianas, como toxoplasmose e linfoma primário do SNC. Também a meningite criptocócica pode provocar oftalmoplegia externa, nistagmo e cegueira cortical. Extensa necrose retiniana ou papilites causadas por CMV ou outros patógenos podem acarretar defeitos pupilares aferentes, discromatopsia e escotoma central.

Quando há comprometimento do nervo óptico, há súbita diminuição da visão, por edema, dilatação dos vasos e hemorragias. A neurite óptica deve ser diferenciada do papiledema, que é causado por aumento da pressão intracraniana, acompanhado de mínima e transitória baixa visual, quase sempre afetando ambos os olhos. Tipicamente, a neurite óptica é unilateral, com súbita e permanente baixa visual. Pode ser causada por CMV, toxoplasmose, criptococose, herpes, sífilis e tuberculose, sendo difícil a confirmação etiológica na falta de outros dados. A principal causa de papiledema em pacientes soropositivos é a meningite criptocócica.

A presença de uveíte ou papilite inexplicada pode ser decorrente de sífilis. Uveíte, coriorretinite e neurite óptica devem ser tratadas com o mesmo esquema usado para neurossífilis, isto é, penicilina cristalina intravenosa durante dez a quatorze dias.

UVEÍTE ANTERIOR

Embora esteja mais comumente associada a infecções oculares, a uveíte pode estar relacionada com o próprio HIV, ser secundária ao uso de rifabutina ou, ainda, ser decorrente da recuperação imunológica após instituição de terapia antirretroviral em pacientes que anteriormente apresentaram retinite por CMV. As manifestações clínicas mais comuns incluem olhos vermelhos, dor e fotofobia. Agentes cicloplégicos e esteroides tópicos são indicados. O prognóstico depende da etiologia.

NEOPLASIAS

▶ Sarcoma de Kaposi

As lesões de sarcoma de Kaposi podem ser encontradas na região palpebral e na conjuntiva e têm aspecto semelhante às lesões que ocorrem em outras áreas. Não invadem o olho e dificilmente provocam consequências visuais. Cabe acrescentar que hemorragias subconjuntivais recorrentes podem indicar a possibilidade de lesões de sarcoma ocultas sob a pálpebra superior ou inferior. O diagnóstico é feito pela inspeção e pode ser confirmado pelo exame histopatológico. O tratamento depende da extensão e da presença ou não de outros sítios acometidos. Criocirurgia, alfa-interferon intralesional, radiação local e excisão cirúrgica podem ser indicados. A reconstituição imunológica secundária ao tratamento antirretroviral pode permitir a regressão total das lesões.

▶ Linfoma

Raríssimos casos de linfoma ocular primário já foram descritos, com lesões retinocoroidianas diminuindo a visão central e provocando *floaters* (escotomas).

20
Manifestações Clínicas Específicas das Mulheres

A história natural da infecção pelo HIV e a resposta ao tratamento antirretroviral são semelhantes em homens e mulheres. No entanto, vários estudos indicam que, mesmo com respostas virológica e imunológica similares, mulheres têm maior probabilidade de desenvolverem mais eventos clínicos relacionados com infecção pelo HIV.

Mulheres com infecçção pelo HIV apresentam maior risco de desenvolvimento de câncer cervical do que as soronegativas. Para mulheres assintomáticas, sem comprometimento imunológico importante (CD4 acima de 350 células/mm^3) e com os dois primeiros esfregaços negativos em exames colpocitológicos, as avaliações podem ser anuais. Para as demais, os exames devem ser semestrais. Caso sejam encontradas células anormais, é recomendada colposcopia e, se houver suspeita de comprometimento anal, deve ser realizada anuscopia.

CANDIDÍASE VAGINAL

Pode ser comum e recorrente em mulheres infectadas pelo HIV, especialmente quando há maior grau de imunodeficiência. O tratamento geralmente recomendado é com fluconazol (100 mg ao dia por períodos curtos até regressão do quadro ou duas doses semanais de 150 mg com intervalo de três dias, observando-se se há resposta satisfatória). Por não haver sido demonstrada eficácia e pelo risco de desenvolvimento de resistência aos azólicos, profilaxia primária ou secundária não é recomendada.

OUTRAS INFECÇÕES VAGINAIS

Incluem a vaginose bacteriana e doenças sexualmente transmissíveis, como gonorreia, infecção por *Chlamydia spp.* e tricomoníase, cujas histórias naturais e respostas ao tratamento são semelhantes às observadas em mulheres soronegativas.

HERPES SIMPLES (HSV)

Costuma ser recorrente e a resposta à terapia específica pode ser inadequada se houver imunodeficiência avançada, podendo tornar-se crônico e/ou evoluir para quadros graves. A presença de infecção por HSV-2 aumenta de duas a três vezes o risco de aquisição do HIV por ato sexual, em especial se recentemente adquirida.

ÚLCERAS GENITAIS IDIOPÁTICAS

São semelhantes às úlceras causadas por herpes simples, e o diagnóstico diferencial é difícil, podendo depender de exames cito ou histopatológicos, caso não haja resposta à prova terapêutica com medicamentos anti-herpéticos.

INFECÇÃO POR PAPILOMAVÍRUS HUMANO (HPV)

Existem dezenas de tipos de HPV, que são classificados conforme o potencial oncogênico. O HPV pode causar verrugas genitais (condiloma acuminado) e câncer invasivo (vulva, vagina, colo uterino, ânus). Displasia epitelial (cervical e anal) é uma condição pré-cancerosa, que pode ser mais comum, mais grave e recorrente nas mulheres com infecção pelo HIV, principalmente nas fases mais avançadas de deficiência imune. O câncer cervical invasivo constitui critério para definição de caso de AIDS de acordo com o CDC e tem sido associado a maior risco de morte quando comparado à população sem HIV. A vacinação anti-HPV é indicada para todas as mulheres sexualmente ativas.

DOENÇA INFLAMATÓRIA PÉLVICA

Embora pareça ser mais grave e mais comum nas mulheres infectadas pelo HIV, a etiologia e o tratamento são os mesmos propostos para mulheres soronegativas. A doença inflamatória pélvica pode-se tornar crônica e recorrente à medida que progride a imunodeficiência.

DISFUNÇÃO DA TIREOIDE

Hipotireoidismo e tireoidite autoimune (incluindo tireoidite de Hashimoto e doença de Graves) são mais comuns em mulheres que em homens. Há vários relatos de recorrência clínica ou novos casos após início da terapia antirretroviral, talvez decorrentes da reconstituição imune. O acompanhamento da função tireoidiana após o início da terapia antirretroviral é importante, especialmente se há história de disfunção e/ou para os pacientes com CD4 inicial abaixo de 350.

MENOPAUSA

Algumas alterações hormonais que ocorrem nesse período podem acelerar distúrbios comumente observados nas mulheres infectadas pelo HIV, como perda da densidade mineral óssea, causando osteopenia e osteoporose, dislipidemia, risco cardiovascular, alteração da função renal, aumento do risco de tromboembolismo e outros.

OSTEOPENIA E OSTEOPOROSE

Comumente ocorrem alterações da mineralização óssea nas mulheres mesmo na fase pré-menopausa, provavelmente relacionadas com o tratamento antirretroviral, sendo importante o acompanhamento, prevenção e, se necessário, tratamento da osteopenia ou osteoporose para reduzir risco de fraturas, especialmente na fase pós-menopausa. Densitometria óssea está indicada para todas as mulheres soropositivas com idade superior a 40 anos, em especial se em uso de terapia antirretroviral, em particular tenofovir.

DOENÇA CARDIOVASCULAR

Alterações no ECG, em particular prolongamento do intervalo QT, são mais comuns em mulheres que, no entanto, menos frequentemente apresentam arritmias. Essas alterações parecem ter relação com as diferenças hormonais entre os sexos. Tal como ocorre nos indivíduos soronegativos, a incidência de doença coronariana é menor em mulheres antes dos 60 anos, aumentando gradativamente após essa idade, e se aproximando da incidência vista em homens em torno dos 80 anos.

PARTE II

Quadros

Quadro 1 — AIDS E INFECÇÃO PELO HIV, SEGUNDO A "CLASSIFICAÇÃO INTERNACIONAL DE DOENÇAS" – 10ª REVISÃO (CID 10)

B20   Doença pelo vírus da imunodeficiência humana [HIV], resultando em doenças infecciosas e parasitárias
Exclui: Síndrome aguda de infecção por HIV (B23.0)

B20.0   Doença pelo HIV resultando em infecções micobacterianas. Doença pelo HIV resultando em tuberculose

B20.1   Doença pelo HIV resultando em outras infecções bacterianas

B20.2   Doença pelo HIV resultando em doença citomegálica

B20.3   Doença pelo HIV resultando em outras infecções virais

B20.4   Doença pelo HIV resultando em candidose

B20.5   Doença pelo HIV resultando em outras micoses

B20.6   Doença pelo HIV resultando em pneumonia por *Pneumocystis carinii*

B20.7   Doença pelo HIV resultando em infecções múltiplas

B20.8   Doença pelo HIV resultando em outras doenças infecciosas e parasitárias

B20.9   Doença pelo HIV resultando em doença infecciosa ou parasitária não especificada
Doença pelo HIV resultando em infecção SOE

B21   Doença pelo vírus da imunodeficiência humana [HIV] resultando em neoplasias malignas

B21.0   Doença pelo HIV resultando em sarcoma de Kaposi

B21.1   Doença pelo HIV resultando em linfoma de Burkitt

B21.2   Doença pelo HIV resultando em outros tipos de linfoma não Hodgkin

B21.3   Doença pelo HIV resultando em outras neoplasias malignas dos tecidos linfático, hematopoético e correlatos

B21.7   Doença pelo HIV resultando em múltiplas neoplasias malignas

B21.8   Doença pelo HIV resultando em outras neoplasias malignas

B21.9   Doença pelo HIV resultando em neoplasia maligna não especificada

B22   Doença pelo vírus da imunodeficiência humana [HIV] resultando em outras doenças especificadas

B22.0   Doença pelo HIV resultando em encefalopatia
Demência pelo HIV

B22.1   Doença pelo HIV resultando em pneumonite intersticial linfática

B22.2   Doença pelo HIV resultando em síndrome de emaciação
Doença pelo HIV resultando em insuficiência de crescimento
Síndrome caquética por infecção pelo HIV *(slim disease)*

(Continua)

QUADROS

Quadro 1 — AIDS E INFECÇÃO PELO HIV, SEGUNDO A "CLASSIFICAÇÃO INTERNACIONAL DE DOENÇAS" – 10ª REVISÃO (CID 10) *(Cont.)*

B22.7	Doença pelo HIV resultando em doenças múltiplas classificadas em outra parte
B23	Doença pelo vírus da imunodeficiência humana [HIV] resultando em outras doenças
B23.0	Síndrome de infecção aguda pelo HIV
B23.1	Doença pelo HIV resultando em linfadenopatias generalizadas (persistentes)
B23.2	Doença pelo HIV resultando em anomalias hematológicas e imunológicas não classificadas em outra parte
B23.8	Doença pelo HIV resultando em outras afecções especificadas
B24	Doença pelo vírus da imunodeficiência humana [HIV] não especificada
B24	*AIDS-related complex* [ARC]. Síndrome de imunodeficiência adquirida [SIDA/AIDS]
F02.4	Demência na doença do vírus da imunodeficiência humana [HIV] (B22.0) NOTA: demência que se desenvolve no curso da doença pelo HIV, na ausência de qualquer outra doença ou infecção concomitante que possa explicar a presença das características clínicas
R75	Evidência laboratorial do vírus da imunodeficiência humana [HIV] Teste para HIV não conclusivo para crianças Exclui: Doença devida ao vírus da imunodeficiência humana [HIV] (B20-B24) Soropositividade assintomática ao HIV (Z21)
Z11.4	Exame especial de rastreamento do vírus da imunodeficiência humana [HIV]
Z20.6	Contato com e exposição ao vírus da imunodeficiência humana [HIV] Exclui: Estado de infecção assintomática pelo vírus da imunodeficiência humana [HIV]
Z21	Estado de infecção assintomática pelo vírus da imunodeficiência humana [HIV] Exclui: Contato com e exposição ao vírus da imunodeficiência humana [HIV] (Z20.6) Doença pelo vírus da imunodeficiência humana [HIV] (B20-B24) Evidência laboratorial do vírus da imunodeficiência humana [HIV] (R75)
Z71.7	Aconselhamento a propósito do vírus da imunodeficiência humana [HIV]
Z83.0	História familiar de doença pelo vírus da imunodeficiência humana [HIV] Afecções classificáveis em B20-B24

Quadro 2 — PRINCIPAIS INTERAÇÕES MEDICAMENTOSAS DE ANTIRRETROVIRAIS COM OUTROS MEDICAMENTOS

Nota: Por se tratar de campo constantemente atualizado, recomenda-se consultar, sempre que possível, o sítio http://www.hiv-druginteractions.org/ ou o aplicativo LIVERPOOL HIVichart

ABACAVIR (ABC)	**Carbamazepina:** pode haver aumento da concentração de carbamazepina. A relevância clínica dessa interação é desconhecida **Fenitoína e fenobarbital:** poucos dados; risco de redução da concentração plasmática do abacavir. Não associar **Interferon peguilado:** descompensação hepática (alguns casos fatais) ocorreu em pacientes coinfectados com HCV que receberam abacavir com interferon e ribavirina. Não associar **Rifabutina:** não é esperada interação considerando-se metabolismo, embora não haja estudos **Rifampicina:** potencial redução da concentração plasmática do abacavir
ATAZANAVIR (ATV)	**Alprazolam:** iniciar com doses menores ao ser coadministrado com inibidores da protease e observar resposta, pois pode haver aumento da concentração sérica **Amiodarona:** aumento da concentração da amiodarona e risco de arritmias; não associar **Amitriptilina e outros antidepressivos tricíclicos:** podem ser associados, mas devem ser monitorados por causa do aumento da concentração plasmática dos antidepressivos tricíclicos **Antiácidos:** reduz concentração plasmática de atazanavir. ATAZANAVIR deve ser administrado 2 horas ANTES ou 1 hora APÓS o antiácido (exemplo: hidróxido de alumínio) **Atenolol:** a coadministração com ATV/RTV requer monitoração clínica pelo risco de prolongamento do intervalo PR no ECG. Com ATV sem ritonavir não se espera alteração **Atorvastatina:** risco de miopatia e de rabdomiólise dependentes da dose; iniciar com menor dose possível e monitorar cuidadosamente **Budesonida, fluticasona e outros corticosteroides que inibem CYP3A4:** não coadministrar; há risco de supressão adrenal e síndrome de Cushing (hipertensão, hipocalemia, alcalose metabólica, ganho de peso, edema etc) já descritos com inalação ou uso intranasal

(Continua)

> **Quadro 2** **PRINCIPAIS INTERAÇÕES MEDICAMENTOSAS DE ANTIRRETROVIRAIS COM OUTROS MEDICAMENTOS** *(Cont.)*

Carbamazepina: pode haver aumento da concentração de carbamazepina e redução da concentração do atazanavir (especialmente se usado sem ritonavir). Somente coadministrar se for possível monitorar as concentrações plasmáticas

Cetoconazol: pode haver aumento dos níveis plasmáticos do atazanavir e do ritonavir; concentração do cetoconazol pode aumentar por ação do ritonavir. Se usar doses acima de 200 mg/dia de cetoconazol será necessária precaução

Cimetidina, famotidina e ranitidina: reduzem absorção do atazanavir; dose máxima de 20 mg pelo menos 10 horas após o atazanavir (1 ×/dia). Pacientes experimentados em uso de tenofovir e atazanavir/ritonavir têm ainda maior risco de falha ao usarem antagonistas de receptores-H2, pois há maior redução da absorção do atazanavir. A dose do atazanavir deve ser aumentada para 400 mg/100 mg nesta situação, durante o segundo e terceiro trimestres de gestação e quando for necessária maior dose dos inibidores dos receptores-H2

Citalopram e escitalopram: pode haver aumento das concentrações do citalopram e do escitalopram; usar com precaução pelo risco de prolongamento do intervalo QT. Não precisa de ajuste de doses; monitorar possíveis efeitos adversos (controlar ECG)

Claritromicina: aumento de 50% ou mais dos níveis séricos de claritromicina: reduzir 50% da dose ou evitar associação e usar outra alternativa; aumento do intervalo QT

Clonazepam: usar com precaução devido aumento da concentração de clonazepam (pode ser necessário reduzir doses); monitorar efeitos adversos do clonazepam

Clopidogrel: o atazanavir reduz a ativação do clopidogrel no processo de metabolização; buscar alternativa ao clopidogrel pelo risco de perda de eficácia

Didanosina gastrorresistente: mesmo com os comprimidos gastrorresistentes o intervalo entre eles é necessário, pois o ddI deve ser tomado com o estômago vazio. Os alimentos reduzem a concentração de didanosina e o ideal é comer 2 horas antes ou 1 hora após a didanosina. O atazanavir (mesmo com ritonavir) deve ser 2 horas antes ou 1 hora após a didanosina e pode e deve ser junto com alimentos.
Não é uma associação adequada. Piora adesão e há opções melhores

Quadro 2 **PRINCIPAIS INTERAÇÕES MEDICAMENTOSAS DE ANTIRRETROVIRAIS COM OUTROS MEDICAMENTOS** *(Cont.)*

Diltiazem: ocorre aumento dos níveis do diltiazem; se usar, começar com dose 50% menor e monitorar com ECG pelo risco de prolongamento do intervalo PR

Echinacea e cápsulas de alho: não associar

Ecstasy **(metilenodioximetanfetamina ou MDMA):** atazanavir/ritonavir e outros inibidores da protease podem aumentar concentração do *ecstasy*

Efavirenz: reduz nível sérico de atazanavir mesmo com ritonavir e a associação não é recomendada. Se usados juntos, a dose de atazanavir deve ser mudada para 400 mg associado a 100 mg de ritonavir ao dia. Há opções mais adequadas

Etravirina: não associar

Ergotamina e derivados ergot: não associar; aumento dos níveis dos derivados ergot; há considerável toxicidade

Erva de São João *(hypericum)*: não associar; reduz níveis do antirretroviral

Esomeprazol, omeprazol, lansoprazol, pantoprazol e similares: reduz absorção do atazanavir: não associar (risco de redução de até 94% do AUC). Em situações extremamente especiais, a monitoração dos níveis é fundamental e a dose máxima seria de 20 mg com intervalo de 12h no menor tempo possível

Etinilestradiol: a associação com ATV/ritonavir reduz a concentração de etinilestradiol

Fenitoína: redução dos níveis séricos de ambos com comprometimento da eficácia

Fenobarbital: redução dos níveis séricos de ambos com comprometimento da eficácia

Fentanil: atazanavir pode aumentar exposição ao fentanil e com isso aumentar o risco de depressão respiratória; iniciar com a menor dose e monitorar

Fluoxetina: aumento da concentração do antidepressivo (monitorar efeitos clínico e adversos)

Ginkgo biloba: não coadministrar com atazanavir sem ritonavir pelo risco de redução da concentração do atazanavir e perda de eficácia

Lamotrigina: há redução dos níveis séricos da lamotrigina (cerca de 32%); monitorar efeito clínico (parece não ser necessário ajuste de dose)

Levonorgestrel: poucos dados, porém outros métodos contraceptivos devem ser associados

(Continua)

Quadro 2 **PRINCIPAIS INTERAÇÕES MEDICAMENTOSAS DE ANTIRRETROVIRAIS COM OUTROS MEDICAMENTOS *(Cont.)***

Loperamida: aumento dos níveis de loperamida. Efeitos adversos se usar doses altas de loperamida

Losartana: pode haver aumento do nível do metabólito ativo da losartana. Não é necessário ajuste de dose (monitorar)

Mebendazol: poucos dados; parece que há redução da concentração de mebendazol (reduz AUC 57%), mas pouco se sabe sobre impacto na eficácia

Midazolam (oral): não devem ser associados

Mirtazapina: pode ocorrer aumento da concentração da mirtazapina. Monitorar efeitos clínicos se coadministrar

Nevirapina: não coadministrar

Nifedipina: pode ocorrer aumento da concentração da nifedipina. Considerar redução da dose. Monitorar com ECG

Pioglitazona: pode haver aumento da concentração da pioglitazona e deve ser considerada redução da dose; monitorar efeitos adversos

Prednisona, prednisolona, dexametasona e outros corticosteroides: aumento dos níveis dos corticoides e risco de síndrome de Cushing

Prometazina: pode haver aumento da concentração da prometazina, porém não há estudos

Propranolol e bisoprolol: poucos dados, porém pode haver aumento da concentração do betabloqueador; monitorar (prolonga intervalo PR)

Quetiapina: pelas recomendações europeias não devem ser coadministrados; nos Estados Unidos recomendam que, se usada, a dose da quetiapina deve ser cerca de um sexto da dose proposta. Há relatos de efeitos adversos graves

Raltegravir: aumento de 41% (AUC) dos níveis de raltegravir, porém não há dados sobre ajustes de doses

Rifabutina: reduzir dose da rifabutina para 150 mg por dia, conforme estudos mais recentes que mostram que em dias alternados não atinge níveis terapêuticos. Monitorar (risco de uveíte e neutropenia)

Rifampicina: não associar; reduz nível do ATV (reduz AUC 72%)

Rosuvastatina: associação não é adequada; nunca exceder a dose de 10 mg devido aumento da AUC de rosuvastatina em 213% e da Cmax em 600%

Quadro 2 **PRINCIPAIS INTERAÇÕES MEDICAMENTOSAS DE ANTIRRETROVIRAIS COM OUTROS MEDICAMENTOS** *(Cont.)*

	Sertralina: redução da concentração da sertralina (monitorar efeito clínico) **Sildenafil:** para disfunção erétil pode ser usado com precaução na dose de 25 mg cada 48 horas devido aumento da concentração do sildenafil e risco de efeitos adversos. Para tratamento da hipertensão pulmonar arterial é proibida a associação devido à dose elevada e alto risco de sérios efeitos colaterais **Sinvastatina:** não associar **Tenofovir:** usar obrigatoriamente com ritonavir (100 mg/dia) no esquema. Mudar dose do atazanavir para 300 mg/dia **Trazodona:** ocorre aumento dos níveis de trazodona e há maior toxicidade (monitorar efeitos adversos) **Verapamil:** aumento do nível do verapamil (monitorar com ECG)
DARUNAVIR (DRV)	**Astemizol, cisaprida, ergotamina, *echinacea*, erva de São João, midazolam, pimozida:** não coadministrar **Amiodarona, bepridil, quinidina, lidocaína, flecainida, propafenona:** não associar **Amitriptilina e outros antidepressivos tricíclicos:** podem ser associados, mas devem ser monitorados por causa do aumento da concentração plasmática dos antidepressivos tricíclicos **Atorvastatina:** iniciar com a menor dose possível e monitorar (risco de maior toxicidade por aumento da AUC da atorvastatina) **Bupropiona:** poucos dados; redução dos níveis da bupropiona (monitorar efeito clínico e ajustar dose se necessário) **Ciclosporina e outros imunossupressores:** monitorar clinicamente (aumento dos níveis séricos dos imunossupressores) **Claritromicina:** não é necessário ajuste da dose, exceto em caso de insuficiência renal **Cetoconazol:** não devem ser associados (casos excepcionais, não ultrapassar 200 mg/dia) **Diltiazem, felodipina, nicardipina, verapamil, nisoldipina:** precaução (monitorar clinicamente) **Efavirenz:** evitar coadministração (risco de redução dos níveis séricos do darunavir, especialmente com apresentação de 800 mg, ainda não disponível no país, para uso em dose única diária junto com 100 mg de ritonavi)

(Continua)

Quadro 2 — PRINCIPAIS INTERAÇÕES MEDICAMENTOSAS DE ANTIRRETROVIRAIS COM OUTROS MEDICAMENTOS (Cont.)

Escitalopram e citalopram: pode ocorrer aumento do nível do antidepressivo; porém sem precisar de ajuste de dose (monitorar)

Etinilestradiol: redução da concentração do etinilestradiol entre 40 e 50% (usar outro método contraceptivo)

Fenobarbital: não associar

Felodipina, nifedipina, nicardipina: aumento da concentração plasmática destas drogas e risco de redução do antirretroviral; não usar ou monitorar com cautela

Fluconazol: podem ser associados

Fluoxetina: aumento da concentração do antidepressivo (monitorar efeitos clínico e adversos)

Fluticasona e outros corticosteroides metabolizados pelo CYP3A4: maior toxicidade; risco de síndrome de Cushing mesmo com uso tópico; beclometasona é uma boa alternativa

Itraconazol: precaução com uso prolongado (dose não deve exceder 200 mg/dia)

Glimepirida: ocorre redução dos níveis da glimepirida podendo ser necessário aumento da dose da mesma

Lamotrigina: podem ser associados; há risco de redução da concentração da lamotrigina (monitorar efeito clínico)

Lovastatina e sinvastatina: não usar

Meperidina: evitar uso prolongado (maior toxicidade)

Metadona: ocorre redução de 50% da concentração plasmática da metadona (necessário aumento da dose)

Mirtazapina: pode ocorrer aumento da concentração da mirtazapina

Pitavastatina: não há interação esperada

Pioglitazona: aumento da concentração da pioglitazona e risco de hipoglicemia; monitorar efeito clínico e reduzir dose conforme necessidade

Pravastatina: não é recomendada com Darunavir; há aumento de 81% da AUC da pravastatina

Propranolol e bisoprolol: poucos dados, porém pode haver aumento da concentração do betabloqueador; monitorar (prolonga intervalo PR)

Quetiapina: contraindicada a associação devido aumento importante dos níveis da quetiapina (cinco a oito vezes)

Quadro 2 **PRINCIPAIS INTERAÇÕES MEDICAMENTOSAS DE ANTIRRETROVIRAIS COM OUTROS MEDICAMENTOS** *(Cont.)*

	Ranitidina, omeprazol, esomeprazol, pantoprazol e similares: não há interação **Rifabutina:** reduzir dose da rifabutina para 150 mg por dia, conforme estudos mais recentes que mostram que em dias alternados não atinge níveis terapêuticos. Monitorar (risco de uveíte e neutropenia) **Rifampicina:** não associar **Sertralina:** redução da concentração da sertralina (monitorar efeito clínico) **Sildenafil, tadalafil, vardenafil:** não exceder metade da dose com intervalo mínimo de 48-72 h (25 mg de sildenafil, cada 48 h; 10 mg de tadalafil cada 72 h; 2,5 mg de vardenafil cada 72 h) **Tolbutamida:** pode haver redução dos níveis da tolbutamina e pode ser necessário aumentar dose para atingir efeito clínico desejado **Trazodona:** maior toxicidade (reduzir dose da trazodona) **Voriconazol:** não usar; aumenta a toxicidade do darunavir **Warfarina:** poucos dados; parece haver redução de níveis da warfarina (monitorar INR)
DIDANOSINA (ddI)	**Álcool:** aumenta risco de pancreatite **Alimentos:** ddI deve ser administrado longe de alimentos, sendo 1 hora antes ou 2 horas depois de ter se alimentado, mantendo jejum absoluto nestes períodos **Pentamidina:** aumento do risco de pancreatite **Ribavirina:** não associar **Tenofovir:** não devem ser associados pelo maior risco de toxicidade e relatos de altas taxas de falha virológica
DOLUTEGRAVIR (DLG)	**Alimentos:** DLG pode ser tomado com ou sem alimentos **Cálcio ou suplementos com ferro, incluindo polivitaminas contendo cálcio ou ferro:** administrar DLG 2 horas antes ou 6 horas após esses medicamentos. Quando acompanhado de alimentos, DLG pode ser administrado no mesmo momento que esses produtos **Carbamazepina e oxcarbazepina:** não associar (reduz os níveis de DLG) **Cátions polivalentes (Mg, Al); cátions contendo antiácidos ou laxativos; medicamentos tamponados com sucralfato:** dolutegravir deve ser administrado 2 horas antes ou 6 horas após esses medicamentos

(Continua)

Quadro 2 **PRINCIPAIS INTERAÇÕES MEDICAMENTOSAS DE ANTIRRETROVIRAIS COM OUTROS MEDICAMENTOS** *(Cont.)*

	Dofetilida: contraindicada a associação com esse antiarrítmico
	Efavirenz: não é uma associação adequada; caso ocorra, terá que aumentar dose do dolutegravir para 50 mg 12/12 h
	Etravirina: não devem ser associados sem inibidor da protease no esquema terapêutico pelo risco de queda dos níveis do dolutegravir. Caso isso seja imprescindível, aumentar dose do DLG para 50 mg 2x/dia
	Fenitoina, fenobarbital, erva de São João (*Hypericum perforatum*): proibida associação
	Fosamprenavir/ritonavir e tipranavir/ritonavir: há redução dos níveis do DLG. Caso associados ao DLG, deverá ser aumentada a dose de dolutegravir para 50 mg 2x/dia
	Metformina: DLG aumenta níveis de metformina; considerar necessidade de reduzir dose da metformina conforme glicemia, especialmente se usar DLG 2x/dia (pode aumentar AUC até 145%)
	Nevirapina: não devem ser associados
	Rifabutina: 300 mg/dia (não necessita de ajuste de dose)
	Rifampicina: reduz os níveis de DLG e não há dados para indicar a associação até o momento
EFAVIRENZ (EFZ)	**Amiodarona:** poucos dados sobre riscos de interação; caso associados, monitorar cautelosamente
	Anticonvulsivantes (carbamazepina, fenobarbital, fenitoína): potencial interação; buscar esquemas alternativos
	Astemizol, cisaprida, ergotamina, midazolam, terfenadina: proibida associação; aumento da toxicidade dessas drogas
	Atazanavir: redução da concentração plasmática do atazanavir; associar obrigatoriamente ritonavir (100 mg/dia) e usar ATV 300 mg/dia
	Bisoprolol: poucos dados; pode haver redução dos níveis do betabloqueador por ser parcialmente metabolizado pelo CYP3A4 e CYP2D6 (monitorar efeito clínico desejado e ajustar dose do bisoprolol se necessário)
	Bupropiona: redução significativa dos níveis da bupropiona e redução da meia vida (monitorar efeito clínico e ajustar, com cautela, a dose caso necessário sem arriscar atingir níveis tóxicos)

> **Quadro 2** **PRINCIPAIS INTERAÇÕES MEDICAMENTOSAS DE ANTIRRETROVIRAIS COM OUTROS MEDICAMENTOS** *(Cont.)*

	Cetoconazol: não associar; buscar alternativas **Claritromicina:** redução de cerca de 40% dos níveis séricos da claritromicina (diminuição de eficácia; usar medicamento alternativo) ***Ecstasy* (metilenodioximetanfetamina):** aumento do efeito do *ecstasy* (interação também com inibidores da protease e nevirapina) **Erva de São João e suplementos à base de alho:** não associar **Fluconazol:** podem ser coadministrados **Fluoxetina e paroxetina:** não há interações **Lamotrigina:** podem ser associados, porém pode haver redução da concentração da lamotrigina (ajustar dose se necessário) **Lopinavir:** associação não é mais adequada por haver melhores opções. O ajuste de dose é difícil por serem necessários 500/125 mg 2x/dia (não são dois nem três comprimidos 2x/dia e não podem ser partidos) **Mirtazapina:** podem ser associados, mas há redução da concentração da mirtazapina e ajuste de dose pode ser necessário **Propanolol:** poucos dados, porém parece não haver interação considerando-se metabolismo e *clearance* **Raltegravir:** redução da concentração sérica de raltegravir ao serem associados; não se conhece o impacto dessa evidência **Rifampicina:** estudos mais recentes mostram que é eficaz a dose padrão de 600 mg/dia de efavirenz, especialmente em pessoas com peso < 50 kg; dados ainda são controversos **Rifabutina:** há redução dos níveis de RFB; poucos dados sobre dose mais adequada (preferir manter dose diária de 300 mg) **Sertralina:** redução de cerca de 40% da AUC da sertralina (monitorar efeito clínico)
ETRAVIRINA (ETR)	**Atazanavir:** contraindicada a associação **Bupropiona:** poucos dados, mas não se espera interação considerando-se metabolismo e *clearance* **Cápsulas de alho:** não usar **Carbamazepina, fenitoína e fenobarbital:** proibida a associação desses medicamentos com etravirina **Cocaína:** maior toxicidade hepática **Escitalopram e citalopram:** redução dos níveis de escitalopram e citalopram; monitorar efeitos clínicos

(Continua)

Quadro 2 **PRINCIPAIS INTERAÇÕES MEDICAMENTOSAS DE ANTIRRETROVIRAIS COM OUTROS MEDICAMENTOS** *(Cont.)*

	Fentanil: pode haver redução da exposição ao fentanil; monitorar e ajustar dose se necessário
	Lopinavir: não é uma associação adequada pela maior toxicidade, mas é permitida por não haver risco de alteração dos níveis séricos
	Rifampicina: não coadministrar. Perda da eficácia da etravirina
	Rifabutina: não podem ser coadministradas se IP fizer parte do esquema; sem IP, a rifabutina pode ser usada na dose de 300 mg/dia com a etravirna (mesmo assim, há redução da concentração de cerca de 35% da ETR)
	Sertralina: redução da concentração da sertralina (monitorar efeito clínico)
FOSAMPRENAVIR (FPV)	**Amiodarona e bepridil:** não associar; risco de arritmias
	Amitriptilina e outros antidepressivos tricíclicos: podem ser associados, mas devem ser monitorados por causa do aumento da concentração plasmática dos antidepressivos tricíclicos
	Atorvastatina: iniciar com 10 mg e monitorar pelo risco de maior toxicidade
	Bupropiona: redução dos níveis da bupropiona (monitorar efeito clínico e ajustar dose se necessário)
	Carbamazepina: pode reduzir os níveis do fosamprenavir; risco de falha virológica; melhor não associar
	Cetoconazol: aumenta níveis do catoconazol. Não ultrapassar 200 mg/dia. Optar por fluconazol
	Cimetidina, ranitidina, famotidina e similares: pode reduzir concentração de fosamprenavir (se o uso for necessário, fazer intervalo mínimo de 2 horas)
	Dexametasona: aumento dos níveis de dexametasona com maior risco de síndrome de Cushing. O uso crônico ou de altas doses de dexametasona pode causar redução dos níveis de fosamprenavir e de ritonavir favorecendo resistência e perda de eficácia
	Efavirenz: poucos dados; risco de redução dos níveis de fosamprenavir/ritonavir se usar dose única diária (1400/100). Mais adequado 700/100 mg de 12/12 h
	Escitalopram e citalopram: aumento do nível do antidepressivo; monitorar (recomendado fazer ECG)
	Etinilestradiol: risco de menor eficácia do etinilestradiol (usar outro método contraceptivo)
	Fenitoína: pode haver queda dos níveis de fenitoína e não há dados sobre ajuste de dose; buscar alternativas

Quadro 2 — PRINCIPAIS INTERAÇÕES MEDICAMENTOSAS DE ANTIRRETROVIRAIS COM OUTROS MEDICAMENTOS *(Cont.)*

	Fenobarbital: pode reduzir a concentração do fosamprenavir; risco de falha virológica **Fluconazol:** não é esperada interação **Fluoxetina:** aumento da concentração do antidepressivo (monitorar efeitos clínico e adversos) **Fluticasona e outros corticosteroides metabolizados pelo CYP3A4:** maior toxicidade; risco de síndrome de Cushing mesmo com uso tópico; beclometasona é uma boa alternativa **Itraconazol:** evitar uso prolongado (não exceder dose de 200 mg/dia) **Lamotrigina:** poucos dados sobre essa associação; podem ser coadministrados, porém pode haver redução da concentração da lamotrigina (monitorar efeito clínico e ajustar dose caso necessário) **Propranolol e bisoprolol:** poucos dados, porém pode haver aumento da concentração do betabloqueador; monitorar (prolonga intervalo PR) **Rifabutina:** reduzir dose da rifabutina para 150 mg por dia, conforme estudos mais recentes que mostram que em dias alternados não atinge níveis terapêuticos **Rifampicina:** não associar **Sertralina:** redução da concentração da sertralina (monitorar efeito clínico) **Sildenafil, tadalafil, vardenafil:** não exceder metade da dose padrão com intervalo mínimo de 48 a 72 h (25 mg de sildenafil, 10 mg de tadalafil; 2,5 mg de vardenafil) **Trazodona:** maior toxicidade (iniciar com a menor dose e monitorar)
LOPINAVIR (LPV/r; coformulado com ritonavir)	**Amiodarona, bepridil:** proibida associação (aumento do risco de arritmias) **Amitriptilina e outros antidepressivos tricíclicos:** podem ser associados (monitorar devido aumento da concentração plasmática dos antidepressivos tricíclicos) **Bupropiona:** redução dos níveis da bupropiona (monitorar efeito clínico e ajustar dose se necessário) **Carbamazepina:** não associar; redução dos níveis séricos de LPV (risco de falha) e aumento da concentração da carbamazepina **Claritromicina:** aumento dos níveis séricos de claritromicina; ajuste de dose é necessário se houver disfunção renal (se *clearance* de creatinina < 60, reduzir dose da claritromicina em 50%)

(Continua)

Quadro 2 — PRINCIPAIS INTERAÇÕES MEDICAMENTOSAS DE ANTIRRETROVIRAIS COM OUTROS MEDICAMENTOS (Cont.)

Cetoconazol: aumento de duas a três vezes dos níveis séricos do cetoconazol: não associar

Ecstasy (metilenodioximetanfetamina): aumento do efeito do ecstasy (interação com todos os inibidores da protease)

Efavirenz ou nevirapina: diminuição dos níveis séricos de LPV. A associação não é mais adequada por haver melhores opções. O ajuste de dose é difícil por serem necessários 500/125 mg 2x/dia (não são dois nem três comprimidos 2x/dia e não podem ser partidos)

Ergot, erva de São João (Hypericum perforatum) e suplementos à base de alho: redução da concentração do IP: não usar

Escitalopram e citalopram: aumento do nível do antidepressivo (monitorar)

Etinilestradiol: redução de níveis séricos: usar método anticoncepcional alternativo

Fenitoína: não coadministrar

Fenobarbital: redução da concentração do lopinavir e risco de falha virológica; não associar

Fluoxetina: aumento da concentração do antidepressivo (monitorar efeitos clínico e adversos)

Fluticasona e outros corticosteroides metabolizados pelo CYP3A4: maior toxicidade; risco de síndrome de Cushing mesmo com uso tópico; beclometasona é uma boa alternativa

Lamotrigina: podem ser associados, porém há redução de 50% da concentração da lamotrigina (ajustar dose)

Mirtazapina: pode ocorrer aumento da concentração da mirtazapina

Pravastatina: podem ser associados; iniciar com a menor dose e monitorar

Propranolol e bisoprolol: poucos dados, porém pode haver aumento da concentração do betabloqueador (monitorar)

Rifabutina: reduzir dose da rifabutina para 150 mg por dia, conforme estudos mais recentes que mostram que em dias alternados não atinge níveis terapêuticos. Monitorar (risco de uveíte e neutropenia)

Rifampicina: não devem ser associados; as doses maiores de LPV/r que foram propostas nos estudos mostram alta toxicidade hepática e piora dos efeitos gastrintestinais

Quadro 2 — PRINCIPAIS INTERAÇÕES MEDICAMENTOSAS DE ANTIRRETROVIRAIS COM OUTROS MEDICAMENTOS *(Cont.)*

	Rosuvastatina: há aumento da concentração de rosuvastatina (aproximadamente o dobro); iniciar com 10 mg e monitorar; geralmente essa já é a dose máxima pelo risco aumentado de rabdomiólise **Sertralina:** redução da concentração da sertralina (monitorar efeito clínico) **Sildenafil, tadalafil, vardenafil:** não exceder metade da dose com intervalo mínimo de 48-72 h (25 mg de sildenafil, cada 48 h; 10 mg de tadalafil cada 72 h; 2,5 mg de vardenafil cada 72 h) **Sinvastatina:** não associar; alta toxicidade
MARAVIROQUE (MVQ)	**Com inibidores da protease (associados a ritonavir):** a dose de maraviroque deve ser de 150 mg 12/12 h, exceto ao ser associado com tipranavir/ritonavir, que se utiliza 300 mg cada 12 horas **Na ausência de inibidor da protease no esquema e com etravirina ou efavirenz:** 600 mg de maraviroque de 12/12 horas **Tipranavir/ritonavir:** 300 mg de MVQ 12/12 h **Echinacea:** não associar **Itraconazol:** 150 mg 12/12 h (contraindicado uso dessa associação com *clearance* < 30 ou sob hemodiálise) **Rifabutina:** na ausência de IP no esquema, 300 mg de MVQ 12/12 h **Rifampicina:** poucos dados; a dose seria 600 mg 12/12 h sem inibidor da protease
NEVIRAPINA (NVP)	**Atazanavir:** proibida associação **Betabloqueadores:** monitorar; pode haver aumento dos níveis do betabloqueador **Lopinavir:** associação não é mais adequada por haver melhores opções. O ajuste de dose é difícil por serem necessários 500/125 mg 2x/dia (não são dois nem três comprimidos 2x/dia e não podem ser partidos) **Rifampicina:** proibida associação **Rifabutina:** maior risco de toxicidade por aumento dos níveis da rifabutina
RALTEGRAVIR (RAL)	**Amitriptilina e outros tricíclicos:** sem interações esperadas **Antiácidos:** reduz concentração do raltegravir (administrar o RAL preferencialmente 2 horas antes ou 6 horas após o antiácido) **Bupropiona:** não há interação **Carbamazepina e fenitoína:** não associar **Citalopram e escitalopram:** não há interações

(Continua)

Quadro 2 — PRINCIPAIS INTERAÇÕES MEDICAMENTOSAS DE ANTIRRETROVIRAIS COM OUTROS MEDICAMENTOS *(Cont.)*

	Fluoxetina: não há interação **Lamotrigina:** não há interação **Rifabutina:** não há interação **Rifampicina:** redução de 40% da concentração (AUC) do raltegravir; não há dados consistentes que orientem sobre a dose mais adequada de raltegravir a ser utilizada (alguns guidelines sugerem que a dose pode ser a mesma e outros recomendam que seja dobrada)
RITONAVIR (RTV) **Usado como adjuvante farmacológico**	**Amiodarona, quinidina:** não associar **Bupropiona:** redução dos níveis séricos da bupropiona, porém parece não ser necessário ajuste de dose (monitorar) **Erva de São João:** proibida associação **Fenitoína:** redução da concentração da fenitoína com risco de perda de eficácia **Fenobarbital:** redução dos níveis de ritonavir **Midazolam:** proibida associação **Nifedipina:** associação tem grande risco de hipotensão, prolongamento do intervalo PR (não usar ou monitorar com cautela) **Rifabutina:** avaliar dose conforme inibidor de protease associado e demais medicamentos do esquema **Rifampicina:** não coadministrar **Sildenafil, tadalafila, vardenafila:** aumento dos níveis séricos e risco de alta toxicidade; caso usados, não exceder metade da dose padrão com intervalo mínimo de 36-48 h **Sinvastatina:** proibida associação **Quetiapina:** não associar
TENOFOVIR (TDF)	**Abacavir e didanosina:** não associar, maior toxicidade e risco de falha terapêuta **Aminoglicosídeos, antiinflamatórios não hormonais, metotrexate, valaciclovir, aciclovir e qualquer fármaco com potencial nefrotoxicidade:** maior risco de evoluir com insuficiência renal **Atazanavir:** ocorre aumento da concentração de tenofovir e risco de maior toxicidade renal; há redução dos níveis de ATV e nunca devem ser associados sem ritonavir no esquema. As doses adequadas são 300 mg de atazanavir com ritonavir 100 mg **Lopinavir/ritonavir:** aumenta concentração de tenofovir e há maior toxicidade renal

Quadro 2 **PRINCIPAIS INTERAÇÕES MEDICAMENTOSAS DE ANTIRRETROVIRAIS COM OUTROS MEDICAMENTOS (Cont.)**

ZIDOVUDINA (AZT)	**Ácido valpróico:** aumento dos níveis séricos de AZT **Anfotericina-B:** aumento da mielotoxicidade e da nefrotoxicidade **Claritromicina:** diminuição dos níveis do AZT (deve ser tomado com 2 h de intervalo entre eles) **Dapsona:** aumento da mielotoxicidade **Fenitoína:** diminuição dos níveis séricos de fenitoína **Fluconazol:** aumento da toxicidade do AZT com 400 mg/dia de fluconazol **Ganciclovir:** aumento da mielotoxicidade (uso concomitante deve ser evitado, exceto se associado G-CSF) **Interferon:** aumento da mielotoxicidade **Paracetamol:** aumento dos níveis séricos de AZT **Probenecida:** aumento dos níveis séricos de AZT (maior toxicidade); *rash* **Rifampicina e rifabutina:** diminuição dos níveis séricos de AZT **Vancomicina:** aumento da mielotoxicidade; relato de casos de neutropenia grave

Quadro 3 — USO DE MEDICAMENTOS ANTIRRETROVIRAIS DURANTE A GESTAÇÃO

Os esquemas terapêuticos propostos para gestantes virgens de tratamento podem ser os mesmos usados para mulheres não grávidas. Embora haja opções mais adequadas do que esquemas contendo efavirenz, esta droga, caso já esteja sendo utilizada, pode ser mantida.

Nevirapina não deve ser iniciada por gestante virgem de terapia, podendo ser mantida se já estiver sendo usada por tempo prolongado.

É expressamente proibido o uso de didanosina na gestação, bem como de três análogos de nucleosídeos.

Se a mulher se apresentar para tratamento com 28 semanas ou mais de gestação, considerar sempre o uso de um inibidor da integrase, buscando obter rápido declínio da carga viral.

Caso a gestante já esteja em tratamento antirretroviral por período considerado adequado, mas a carga viral ainda esteja detectável no terceiro trimestre, deve ser realizada genotipagem e readaptado o esquema terapêutico, acrescentando-se inibidor da integrase para obter rápido declínio da carga viral.

Zidovudina intravenosa não é mais indicada caso a carga viral plasmática da mãe se encontre abaixo de 50 cópias/mL no momento do parto.

Cesariana só deve ser indicada caso a carga viral esteja acima de 50 cópias/mL após 34-36 semanas de gestação.

Não é mais recomendado o uso de dose única de nevirapina no momento do parto.

Droga antirretroviral	Farmacocinética durante a gestação	Comentários	Recomendações na gestação
a. Inibidores da Transcriptase Reversa Análogos de Nucleosídeos			
Zidovudina (AZT)	Não é necessária modificação da dose	Não há evidência de teratogenicidade em seres humanos	Alta passagem transplacentária
Lamivudina (3TC)	Não é necessária modificação da dose	Não há evidências de teratogenicidade em seres humanos	Alta passagem transplacentária. Em caso de coinfecção com HBV, pelo risco de hepatite aguda em caso de interrupção, ideal é incluir TDF no esquema, além do 3TC, e não interromper

Didanosina (ddI)	Não pode ser indicado	Casos de acidose lática (ocorreram casos fatais quando associado à estavudina)	Proibido uso por gestante
Estavudina (d4T)	Não mais disponível no Brasil		Proibido uso por gestante
Abacavir (ABC)	Não é necessária modificação de dose	Não há evidência de teratogenicidade em seres humanos Hipersensibilidade entre 5 e 8% em pessoas não grávidas. Raros casos fatais relacionados à reintrodução A conduta adequada é fazer teste para HLA-B*5701 antes de indicar o uso de abacavir para qualquer indivíduo	Não foi estabelecida a segurança durante a gravidez Só deve ser usado se os benefícios claramente superarem potenciais os riscos para o feto Alta passagem transplacentária
Tenofovir (TDF)	Mesmas doses na gestação		Alta passagem transplacentária Em casos de coinfecção com HBV, deve ser sempre utilizado junto com 3TC, não poderão ser interrompidos (risco de hepatite aguda) Monitorar toxicidade renal (mãe e criança)

(Continua)

Quadro 3 USO DE MEDICAMENTOS ANTIRRETROVIRAIS DURANTE A GESTAÇÃO (Cont.)

Droga antirretroviral	Farmacocinética durante a gestação	Comentários	Recomendações na gestação
b. Inibidores da Transcriptase Reversa Não Análogos de Nucleosídeos			
Nevirapina (NVP)	Não iniciar na gestação		Alta passagem transplacentária. Caso a mulher engravide já em uso de nevirapina e tenha boa tolerância, pode ser mantida. No entanto, não é a melhor conduta, dada a maior toxicidade
Efavirenz (EFZ)	Mesma dose na gestação	Em humanos, não há relatos de aumento de malformações ou outros problemas decorrentes de exposição ao EFZ. Assim, o EFZ poderá ser mantido nas mulheres que já engravidaram em uso dele, mesmo que estejam ainda no primeiro trimestre, evitando, assim, perda do controle virológico e maior risco de transmissão	Moderada passagem transplacentária
Etravirina (ETR)		Não recomendada por falta de dados consistentes	

c. Inibidores da Protease

Lopinavir/ritonavir (LPV/r)	Aumentar para 600/150 mg 12/12 h no segundo e terceiro trimestres, especialmente para mulheres com experiência prévia de terapia antirretroviral Não usar dose única diária durante a gestação	Passagem transplacentária é baixa Não há evidência de teratogenicidade em seres humanos
Atazanavir (ATV)	ATV 300 mg + RTV 100 mg Na gestação, deve ser evitado ATV/RTV para mulheres com falha virológica prévia pelo maior risco de nova falha, pois há redução de níveis séricos desses medicamentos, especialmente quando associados ao tenofovir e/ou a antagonistas de receptores-H2	Obrigatório associar ritonavir (100 mg/dia) Não tem sido observada hiperbilirrubinemia na criança	Baixa passagem transplacentária Não há evidência de teratogenicidade em seres humanos

(Continua)

Quadro 3 USO DE MEDICAMENTOS ANTIRRETROVIRAIS DURANTE A GESTAÇÃO (Cont.)

Droga antirretroviral	Farmacocinética durante a gestação	Comentários	Recomendações na gestação
Darunavir (DRV)	DRV 600 mg + RTV 100 mg 12/12h com alimentos Não é recomendado uso de dose única diária da apresentação nova de 800 mg	Sempre associar ritonavir 100 mg 12/12h	Baixa passagem transplacentária Não há evidência de teratogenicidade em seres humanos
Fosamprenavir (FPV)	Não há dados para fazer recomendações sobre doses na gestação Não usar dose única diária na gestação		Baixa passagem transplacentária
Tipranavir (TPV)	Não há dados para fazer recomendações sobre doses na gestação		Moderada passagem transplacentária
d. Inibidor de Entrada (CCR5)			
Maraviroque	Doses variam conforme os medicamentos associados no esquema		Não há dados sobre segurança na gestação Não há evidência de teratogenicidade em ratos e coelhos. Não há dados suficientes sobre teratogenicidade em seres humanos

e. Inibidores de Integrase

Raltegravir	400 mg 12/12 h independentemente de alimentos (mesma dose no terceiro trimestre, pois a redução do nível sérico não é suficiente para indicar mudança de dose)	Monitorar enzimas hepáticas, especialmente no final da gestação. Comprimidos mastigáveis não disponíveis no Brasil contêm fenilalanina	Alta passagem transplacentária
Dolutegravir	50 mg/dia (dose padrão) ou de 12/12 h em casos de falha prévia a outro inibidor da integrase (independentemente de alimentos). Poucos dados na gestação	Não há evidência de teratogenicidade em camundongos, ratos e coelhos, mas não há dados em seres humanos	Poucos dados sobre passagem transplacentária

Quadro 4 — TERAPIA ANTIRRETROVIRAL – DOSES E EFEITOS ADVERSOS

Medicamentos	Dose	Comentários	Efeitos adversos
Abacavir (ABC)	600 mg 24/24 h Inicialmente era usado na dose de 300 mg 12/12 h, porém estudos mostraram eficácia da dose única diária de 600 mg	Boa penetração no SNC. Não causa nefrotoxicidade e é opção aos demais ITRN nessa situação. Não usar em esquemas de resgate associado a 3TC na presença de M184V pela redução de eficácia	Hipersensibilidade (quadro semelhante à síndrome gripal que surge dentro das primeiras seis semanas e desaparece rapidamente após suspensão do fármaco); náuseas, vômitos, febre, insônia, mialgia, fadiga, artralgia, elevações de aminotransferases. Reações de hipersensibilidade constituem contraindicação absoluta à reintrodução do fármaco
Atazanavir (ATV)	A dose de 400 mg 24/24 horas já foi recomendada para virgens de terapia, porém há maior risco de falha; não deve ser mais indicado sem ritonavir. Dose: 300 mg 24/24 h com 100 mg de ritonavir 24/24	A ingestão com alimentos aumenta a biodisponibilidade e reduz a variabilidade farmacocinética. Associação com EFZ e NVP não é adequada pelo risco de alteração de níveis séricos do ATV. Contraindicada associação com ETRAVIRINA. Com ddI não é a associação mais indicada, pois ATV/r deve ser com alimento e ddI deve ser administrado 1 hora antes ou 2 horas após alimentos. Buscar esquema mais adequado. Não pode ser usado ATV sem ritonavir com ddI nem com TDF	Icterícia (em até 10% dos indivíduos, raramente levando à interrupção do tratamento). A hiperbilirrubinemia, às custas de bilirrubina indireta, é comum, mas não indica suspensão do tratamento. Pode haver elevação de enzimas hepáticas (AST e ALT). Não há aumento significativo de colesterol total, fração LDL ou de triglicerídeos. Refluxo gastroesofágico e gastrite são comuns e não podem ser tratados com inibidores da bomba de prótons, pois interferem na eficácia do ATV. Nefrolitíase. Colelitíase já reportada com ATV. Maior risco de toxicidade renal num grande estudo de coorte

Darunavir (DRV)	600 mg + 100 mg de ritonavir de 12/12 h Fora do Brasil há outra apresentação de comprimidos de 800 mg para administrar junto com 100 mg de ritonavir de 24/24 horas	Com alimentos	Bem tolerado. Diarreia, náuseas, cefaleia, nasofaringite e fadiga
Didanosina (ddI)	≥ 60 kg: 400 mg em dose única diária < 60 kg: 250 mg em dose única diária Comprimidos gastrorresistentes de 250 e 400 mg	Ingerir com o estômago vazio, mantendo jejum absoluto antes e após; administrar 1 hora antes ou 2 horas após ingestão de qualquer tipo de alimento Deixará de ser disponibilizado em breve pela alta toxicidade e outras opções mais adequadas no presente	Náuseas, vômitos, diarreia, dor abdominal, neuropatia periférica, pancreatite, aumento de enzimas hepáticas, esteatose, elevação de ácido úrico, glicemia e lipase; acidose lática pode ocorrer e, se não diagnosticada, pode ser grave

(Continua)

Quadro 4 — TERAPIA ANTIRRETROVIRAL – DOSES E EFEITOS ADVERSOS (Cont.)

Medicamentos	Dose	Comentários	Efeitos adversos
Dolutegravir (DLG)	50 mg/dia para virgens de inibidor da integrase 50 mg 12/12 h para experimentados em inibidor da integrase (efetivo contra alguns vírus resistente a raltegravir)	Ingestão independe de alimentos Inibe a secreção tubular renal de creatinina e pode aumentar a creatinina sérica sem afetar a função renal A absorção oral pode ser reduzida se houver administração simultânea de produtos contendo alumínio, cálcio e magnésio (antiácidos ou suplementos vitamínicos) Deve ser tomado 2 horas antes ou 6 horas após medicamentos contendo cátions polivalentes Há interações medicamentosas com carbamazepina, fenobarbital, fenitoína fosfenitoína, metformina, nevirapina oxcarbazepina e rifampicina	Bem tolerado Cefaleia e distúrbios do sono não são incomuns

Efavirenz (EFZ)	600 mg em dose única diária	Apresenta boa penetração no SNC. Pode ser usado com Rifampicina (doses usuais de ambos)	Tonteira, insônia ou sonolência, pesadelos, dificuldades de concentração, mudança de humor, depressão e desequilíbrio podem ocorrer em 30-50% dos pacientes nas primeiras duas semanas de uso e tendem a desaparecer progressivamente. Manifestações psiquiátricas, como depressão grave, delírios, impulsos suicidas, quadros maníacos ocorrem em < 2% dos pacientes. Casos de hepatite já foram relatados. *Rash* cutâneo ocorre em cerca de 8% dos casos e, geralmente, não indica suspensão do EFZ. Reações de hipersensibilidade graves podem ocorrer, embora raras. Nesses casos, deve ser suspenso e não mais reintroduzido. Se a suspensão não for imediatamente seguida do início de medicamento de outra classe, há alto risco de falha a essa classe e não deve ser substituído por nevirapina (longa meia vida dos não análogos favorece aparecimento rápido de mutações ao serem suspensos)

(Continua)

Quadro 4 — TERAPIA ANTIRRETROVIRAL – DOSES E EFEITOS ADVERSOS (Cont.)

Medicamentos	Dose	Comentários	Efeitos adversos
Etravirina (ETR)	200 mg de 12/12 horas	Preferencialmente com alimentos, independentemente do tipo de alimento	Mais comum é o exantema (rash) nos primeiros 14 dias, especialmente em mulheres. Pode haver regressão mesmo sem interrupção do medicamento. Eritema multiforme e síndrome de Stevens-Johnson podem ocorrer. Outros efeitos adversos: cefaleia, visão turva, vertigem, tonteira, neuropatia periférica, refluxo gastroesofágico, ginecomastia, esteatose, pancreatite
Fosamprenavir (FPV)	700 mg de FPV + RTV 100 mg 12/12 h para pacientes com experiência prévia a IP. Para virgens de terapia, a dose sugerida é de FPV 1.400 mg + RTV 100 mg de 24/24 h	É uma pró-droga do amprenavir	Os principais efeitos adversos podem incluir náusea, diarreia e exantema. Podem ocorrer hiperlipidemia, resistência à insulina e aumento de enzimas hepáticas

Lamivudina (3TC)	300 mg 24/24 h Inicialmente, foi usada na dose de 150 mg 12/12 h, mas foi demonstrada eficácia da dose única diária de 300 mg	Usar esquema de tenofovir com lamivudina para pacientes coinfectados pelo HBV Nos resgates, a mutação M184V, que confere resistência à Lamivudina, favorece a atividade de tenofovir e de zidovudina, porém prejudica a eficácia do abacavir e da didanosina	Raros efeitos adversos Neuropatia periférica e pancreatite são raras, mas podem ocorrer
Lopinavir/ ritonavir (LPV/r)	Comprimidos coformulados contendo 200 mg LPV e 50 mg RTV 400 mg/100 mg 12/12 h ou 800 mg/200 mg 24/24 h	Ingerir com ou sem alimentos. Se efavirenz ou nevirapina forem associados no esquema, a dose deve ser aumentada para 3 cp 12/12 h Os comprimidos não necessitam de refrigeração	Diarreia, náusea. Alguns casos de pancreatite foram relatados, talvez relacionados ao aumento de triglicerídeos. Resistência à insulina, hiperglicemia, diabetes melito (ou piora de quadro preexistente). Aumento significativo de colesterol total, fração LDL e de triglicerídeos

(Continua)

Quadro 4 — TERAPIA ANTIRRETROVIRAL – DOSES E EFEITOS ADVERSOS (Cont.)

Medicamentos	Dose	Comentários	Efeitos adversos
Maraviroque (MVQ)	150 mg 12/12 h com todos os inibidores da protease, exceto tipranavir (dose de 300 mg MVQ 12/12 h) Com Etravirina sem IP no esquema, a dose deve ser 600 mg 12/12 h	Alimentos não interferem com a absorção	São raros os efeitos adversos
Nevirapina (NVP)	200 mg/dia nas primeiras duas semanas; 200 mg 12/12 horas a partir de então	Possui boa penetração no SNC Cada vez menos indicada por haver opções mais adequadas e menos tóxicas Não recomendar uso se a contagem de CD4 for maior que 400 células/mm^3 em homens e acima de 250 células/mm^3 em mulheres pelo alto risco de hepatotoxicidade, que pode ser fatal (risco doze vezes maior)	Hipersensibilidade (rash cutâneo, podendo ocorrer Síndrome de Stevens-Johnson), febre, náusea, aumento transitório de aminotransferases. Hepatite grave é mais comum nos pacientes com coinfecção por HCV. O risco de eventos hepáticos graves e potencialmente fatais (frequentemente associados a exantema) é maior nas primeiras seis semanas de tratamento. Em alguns casos, o dano hepático continua a progredir mesmo após interrupção da terapia

Raltegravir (RTG)	400 mg 12/12 h	Alimentos não interferem. A absorção oral pode ser reduzida se houver administração simultânea de produtos contendo alumínio e magnésio. Deve ser administrado 2 horas antes ou seis horas depois destes medicamentos. Carbonato de Cálcio não interfere	Sintomas musculoesqueléticos, exantema, dor abdominal, diarreia, alterações de apetite podem ocorrer, mas são raros Miopatia e rabdomiólise já foram reportadas; pode haver aumento da CPK Raros casos de reação grave de hipersensibilidade (incluindo Stevens-Johnson)
Ritonavir (RTV)	Seu uso deve ser como adjuvante farmacológico com outros inibidores da protease 100 a 200 mg/dia são as doses padronizadas, exceto com tipranavir que deve ser de 200 mg 12/12 h		Náusea, diarreia, desconforto abdominal, parestesia perioral, gosto amargo ou metálico na boca, elevação de e aminotransferases e de CPK, hepatotoxicidade (provavelmente mais comum em coinfectados pelo HCV e/ou HBV). Resistência à insulina, hiperglicemia, *diabetes melito* (ou piora de quadro preexistente). Aumento de colesterol total, fração LDL e de triglicerídeos

(Continua)

QUADROS

Quadro 4 — TERAPIA ANTIRRETROVIRAL – DOSES E EFEITOS ADVERSOS (Cont.)

Medicamentos	Dose	Comentários	Efeitos adversos
Tenofovir (TDF)	300 mg 24/24 h	Ingerir com ou sem alimentos	Náuseas, dor abdominal, flatulência, diarreia, pancreatite Não deve ser associado ao ddI devido aumento dos níveis séricos em até 60%, aumentando efeitos adversos; há, ainda, maior risco de falha com essa associação Toxicidade renal e perda de massa óssea são os principais efeitos adversos (perda de fosfato pode ocorrer precocemente)
Tipranavir (TPV)	500 mg TPV + 200 mg de ritonavir de 12/12 h	Com alimentos, preferencialmente com mais gordura	Diarreia talvez associada a dose diária de ritonavir, náuseas, fadiga, cefaleia, vômitos. Toxicidade hepática alta em coinfectados com hepatite B ou C. Há relatos de AVC. Exantema em 10 a 15% dos pacientes. Contém sulfonamida (risco de alergia)
Zidovudina (AZT)	300 mg 12/12 h	Utiliza-se coformulado AZT 300 mg com Lamivudina 150 mg 12/12 h AZT é cada vez menos indicado devido à alta toxicidade mitocondrial, que provoca diversos efeitos adversos especialmente em médio e longo prazos	Náuseas, vômitos, fadiga, insônia, desconforto abdominal, cefaleia, mialgia, acidose lática, alterações hematológicas, hepatotoxicidade, esteatose hepática, pigmentação das unhas (melaniquia) e mucosas, lipoatrofia, toxicidade mitocondrial, dislipidemia

Quadro 5 — AJUSTE DE DOSES DOS ANTIRRETROVIRAIS QUANDO HÁ ALTERAÇÃO DA FUNÇÃO RENAL

Medicamento	Clearance (mL/min) ≥ 50	30-49	10-29	< 10	Hemodiálise
Abacavir	300 mg 12/12 h ou 600 mg 24/24 h	Sem ajuste de dose	Sem ajuste de dose	Sem ajuste de dose	Sem ajuste de dose
Didanosina	400 mg 24/24 h (> 60 kg)	200 mg 24/24 h	150 mg 24/24 h	100 mg 24/24 h	100 mg 24/24 h (após diálise)
Lamivudina	300 mg 24/24 h	150 mg 24/24 h	100 mg 24/24 h	50-25 mg 24/24 h	50-25 mg 24/24 h (após diálise)
Tenofovir	300 mg 24/24 h	300 mg 48/48 h	Não recomendado (300 mg cada 72-96 h se não houver alternativa)	Não recomendado (300 mg cada 7 dias se não houver alternativa)	300 mg cada 7 dias (após diálise)
Zidovudina	300 mg 12/12 h	mesmas doses	mesmas doses	100 mg 8/8 h	100 mg 8/8 h (após)

Não usar as apresentações combinadas se necessitar de correção de dose de algum medicamento. ITRNN e IP não necessitam de ajuste de doses em caso de alteração da função renal.

Quadro 6 — ADMINISTRAÇÃO DE ANTIRRETROVIRAIS PARA PESSOAS COM DIFICULDADE DE DEGLUTIÇÃO

Medicamento	Formulação	Comentários
ABACAVIR	Comprimido revestido 300 mg Solução oral 20 mg/mL	Engolir inteiro com um copo de água. Pode ser tomado com ou sem alimentos. Não pode partir, macerar ou mastigar. Para quem não consegue engolir comprimido, recomendar solução oral
ATAZANAVIR	Cápsula 300 mg	Engolir inteira Não abrir a cápsula para dissolver o conteúdo
DOLUTEGRAVIR	Comprimido revestido	Não deve ser partido, macerado ou mastigado
EFAVIRENZ	Comprimido revestido 600 mg Solução oral 30 mg/mL Observe que a dose é diferente do comprimido	Deve ser engolido inteiro, sem partir nem mastigar, com um copo de água. Para quem não pode deglutir, indicar solução oral. Dose de Efavirenz solução oral (30 mg/mL) deve ser medida com seringa dosadora fornecida na embalagem. Adultos e crianças com 40 kg ou mais, devem tomar 24 mL/dia (observe que a dose é diferente do comprimido)
ETRAVIRINA	Comprimido 100 mg	Engolir os comprimidos inteiros com água ou outro líquido frio e não carbonatado (refrigerantes). Em caso de dificuldade de engolir, pode dissolver em um copo de água, agitar bem o conteúdo e beber imediatamente. Adicionar água ao copo várias vezes e mexer, bebendo em seguida para assegurar que todo o conteúdo (dose total) foi consumido

Quadro 6 — ADMINISTRAÇÃO DE ANTIRRETROVIRAIS PARA PESSOAS COM DIFICULDADE DE DEGLUTIÇÃO (Cont.)

Medicamento	Formulação	Comentários
LAMIVUDINA	Comprimido sulcado 150 mg Solução oral 10 mg/mL	Pode ser amassado e misturado à pequena quantidade de bebida ou comida pastosa e deve ser ingerido imediatamente. Priorizar uso da solução oral para casos de dificuldade de deglutição
LAMIVUDINA + ZIDOVUDINA	Comprimido revestido 300 mg + 300 mg	Não deve ser partido nem macerado Usar separados se necessário ajuste de doses
LOPINAVIR	Comprimido revestido coformulado com ritonavir 200 mg + 50 mg 100 mg + 25 mg	Não deve ser partido, macerado ou mastigado
NEVIRAPINA	Comprimido 200 mg	Não deve ser partido, macerado ou mastigado
RALTEGRAVIR	Comprimido revestido 400 mg Comprimido para mastigar 100 mg	Não pode ser partido, mastigado ou macerado Para crianças com 11kg ou mais. Não foi testado para adolescentes entre 12 e 18 anos nem para adultos e as doses não são bioequivalentes. A dose máxima do comprimido para mastigar é de 300 mg duas vezes por dia. Não substituem e não devem ser substituídos pelo comprimido de 400 mg (não há dados)
RITONAVIR	Comprimido revestido 100 mg	Não pode ser partido, macerado ou mastigado
TENOFOVIR	Comprimido revestido 300 mg	Não deve ser partido macerado ou mastigado
ZIDOVUDINA	Cápsula 100 mg	Não deve ser aberta para dissolver o conteúdo Em caso de dificuldade para deglutir ou necessidade de ajuste de dose, usar solução oral

Quadro 7 — INTERRUPÇÃO E REINTRODUÇÃO DE PROFILAXIAS APÓS RECUPERAÇÃO IMUNE EM RESPOSTA AO TRATAMENTO ANTIRRETROVIRAL

P. carinii (P. jirovecii): As profilaxias primária e secundária para P. carinii (P. jirovecii) podem ser suspensas se a contagem de CD4 se mantiver acima de 200 células/mm³ durante pelo menos 3 meses em resposta ao tratamento antirretroviral

M. avium complex: A profilaxia primária é indicada quando CD4 < 50. Pode ser suspensa se CD4 > 100 células/mm³ por pelo menos 3 meses e deve ser reintroduzida se a contagem de CD4 voltar a ser menor que 100 células/mm³. A profilaxia secundária pode ser suspensa em pacientes com contagem de CD4 acima de 100 células/mm³ durante pelo menos 6 meses (após término de tratamento completo para MAC e na ausência de sintomas relacionados à doença) e deve ser reintroduzida se a contagem de CD4 voltar a ser menor que 100 células/mm³

Toxoplasma gondii: A profilaxia primária para toxoplasmose pode ser suspensa em pacientes com contagem de CD4 > 200 células/mm³ durante pelo menos 3 meses em resposta ao tratamento antirretroviral. Deve ser reintroduzida caso a contagem de CD4 volte a ser menor que 200 células/mm³. A profilaxia secundária pode ser suspensa após término do tratamento completo, ausência de sintomas e quando CD4 > 200 células/mm³ durante pelo menos 6 meses e deve ser reintroduzida se a contagem de CD4 voltar a ser menor que 200 células/mm³

Cryptococcus neoformans: Profilaxia primária não é recomendada. A profilaxia secundária pode ser suspensa em pacientes com contagem de CD4 acima de 100 células/mm³ e carga viral indetectável sustentada por pelo menos 3 meses (mínimo de doze meses de tratamento completo) e deve ser reintroduzida se a contagem de CD4 voltar a ser menor que 100 células/mm³

Histoplasma capsulatum: Profilaxia secundária pode ser interrompida nos pacientes estáveis sob tratamento antirretroviral durante pelo menos 6 meses, CD4 > 150 células/mm³, Ag sérico < 2 unidades, ter finalizado tratamento específico e ter feito pelo menos 12 meses de terapia antifúngica de manutenção. Reiniciar se houver novamente queda do CD4 < 150

Citomegalovírus: A profilaxia secundária para CMV gastrointestinal não tem sido recomendada. Só está indicada para casos de retinite ou quadros neurológicos. Pode ser suspensa quando contagem de CD4 > 100 células/mm³ durante pelo menos 6 meses e reintroduzida se CD4 voltar a ser menor que 100 células/mm³

Índice Remissivo

Entradas acompanhadas por **q** em negrito referem-se a quadros.

A

Abacavir, 54
  dose, 54, **238q**
  efeitos adversos, 54, **238q**
  interações medicamentosas, **217q**
  reações, 54
Acidente vascular
  hemorrágico, 118
  isquêmico, 118
    causas, 118
    diagnóstico, 119
Acidose lática
  relacionada com o uso de
    antirretrovirais, 147
    diagnóstico, 147
    quadro clínico, 147
Adenite tuberculosa, 26
Adenomegalias, 23
Afecções
  da boca e da faringe, 193
  da boca e do esôfago, 161
  da laringe, 195
  das glândulas salivares, 196
  do cólon, reto e ânus, 190
  gástricas, 169
  hepatobiliares, 170
  intestinais, 180
  nasossinusais, 193
  otológicas, 196
  pancreáticas, 150
AIDS
  diagnóstico, 13
  e infecção pelo HIV, **215q**
  introdução, 3
  manifestações cardíacas, 141
    cardiomiopatia associada a
      drogas, 142
    cardiomiopatia idiopática, 141
    doença coronariana, 143
    endocardite infecciosa, 142
    endocardite não bacteriana, 142
    linfoma, 143
    miocardite, 141
  manifestações clínicas da, 21
    fase aguda, 23
    fase assintomática, 24
    fase sintomática, 25
  manifestações clínicas específicas das
    mulheres, 209
    candidíase vaginal, 209
    disfunção da tireoide, 211
    doença cardiovascular, 211
    doença inflamatória pélvica, 210
    herpes simples, 210
    infecção por papilomavírus
      humano, 210
    menopausa, 211
    osteopenia e osteoporose, 211
    outras infecções, 209
    úlceras genitais idiopáticas, 210
  manifestações do sistema
    digestório, 161
    afecções da boca e do esôfago, 161
    afecções do cólon, reto e ânus, 190

ÍNDICE REMISSIVO

afecções gástricas, 169
afecções hepatobiliares, 170
afecções intestinais, 180
coinfecção HBV-HIV, 172
coinfecção HIV e HCV, 176
pancreatite, 179
manifestações endócrinas, 149
afecções pancreáticas, 150
hipogonadismo, 150
insuficiência suprarrenal, 149
insuficiência tireoidiana, 149
lipodistrofia, 150
síndrome consultiva, 153
manifestações hematológicas, 155
anemia, 155
avaliação da medula óssea, 160
coagulopatias, 160
leucopenias, 156
trombocitopenias, 157
manifestações musculoesqueléticas, 135
artralgia/artrite, 135
artrite séptica, 136
espondiloarttites, 136
miopatia/miosite, 138
osteopenia e osteoporose, 139
síndrome linfocítica infiltrativa difusa, 137
vasculites, 137
manifestações neurológicas, 109
acidentes vasculares, 118
associadas à síndrome de reconstituição imune, 126
encefalite herpética, 113
encefalite pelo CMV, 118
encefalopatia pelo HIV, 117
leucoencefalopatia, 116
linfoma primário do SNC, 115
meningite bacteriana, 115
meningite criptocócica, 113
mielopatias, 119
neuropatias periféricas, 122
neurotoxoplasmose, 109
radiculites, 121
manifestações neuropsiquiátricas, 129
delirium, 132
síndrome ansiosa, 130
síndrome apática, 133
síndrome catatônica, 133
síndrome causada pelo tratamento antirretroviral, 134
síndrome depressiva, 129
síndrome maníaca, 130
síndrome parkinsoniana, 134
síndrome psicótica, 131
manifestações oftalmológicas, 199
alterações neuroftalmológicas, 206
externas, 199
neoplasias, 207
posteriores, 201
uveíte anterior, 207
manifestações otorrinolaringológicas, 193
afecções da boca e faringe, 193
afecções das glândulas salivares, 196
afecções da laringe, 195
afecções nasossinusais, 193
afecções otológicas, 196
manifestações respiratórias, 85
manifestações urinárias e distúrbios hidreletrolíticos, 145
acidose lática, 147
hiponatremia e hipercalcemia, 145
infecções urinárias, 146
insuficiência renal, 145
prevenção da transmissão da mãe para o filho, 46
profilaxia pré e pós-exposição, 77
taxas de detecção, 9, 10
terapia antirretroviral, 29
com que medicamentos começar?, 39
como alterar?, 43
quando alterar?, 41
quando iniciar?, 30
Amprenavir, 65
dose, 65
Análise
fenotípica, 19
genotípica, 18
Anemia, 155
diagnóstico, 156

ÍNDICE REMISSIVO

etiologia, 155
tratamento, 156
Angiomatose bacilar, 105
agente etiológico, 105
definição, 105
ocorrência, 105
tratamento, 105
Antirretroviral(is)
administração de
para pessoas com dificuldade de deglutição, **248q**
resposta ao
interrupção e reintrodução de profilaxias após recuperação imune em, **250q**
Atazanavir, 66
dose, 67, **238q**
efeitos adversos, 67, **238q**
interações medicamentosas, 67, **217q**
resistência ao, 68

B

Blefarite, 199
sintomas, 199

C

Candidíase oral, 99
e esofagiana, 161
tratamento, 162
Candidíase vaginal, 209
tratamento, 209
Cardiomiopatia
associada a drogas, 142
tratamento, 142
idiopática, 141
Carga viral
quantificação da, 15
Ciclosporíase, 184
Citomegalovirose, 188
ocorrência, 188
tratamento, 188
Citomegalovírus, 89, 166
diagnóstico, 166
tratamento, 166
Clostridium difficile, 187
Coagulopatias, 160

Condiloma acuminado, 106, 192
características, 106
lesões, 107
tratamento, 106
Criptococose pulmonar, 90
Criptosporidose, 183
diagnóstico, 183
formas, 183
tratamento, 183, 184

D

Darunavir, 69
dose, 69, **239q**
efeitos adversos, 69, **239q**
interações medicamentosas, 69, **221q**
Delavirdina, 59
Delirium, 132
definição, 132
sintomas, 132
tratamento, 132
Dermatite seborreica, 102
aparecimento, 102
características, 102
diagnóstico diferencial, 102
tratamento, 103
Didanosina, 52
dose, 52, **239q**
efeitos adversos, 52, **239q**
interações medicamentosas, **223q**
Doença
cardiovascular, 211
de Graves, 27
inflamatória pélvica, 210
pericárdica, 142
causas, 142
Dolutegravir, 74
dose, 74, **240q**
efeitos adversos, 75, **240q**
interações medicamentosas, 75, **223q**

E

Efavirenz, 59
associação, 61
dose, 59, **241q**
efeitos adversos, 59, **241q**

253

interações medicamentosas, **224q**
na gravidez, 60
Elvitegravir, 74
dose, 74
interações medicamentosas, 74
Emtricitabina, 55
contra hepatite B, 56
dose, 56
efeitos adversos, 56
Encefalite herpética, 113
definição, 113
manifestações, 113
tratamento, 113
Encefalite pelo CMV, 118
características, 118
tratamento, 118
Encefalopatia
pelo HIV, 117
diagnóstico, 117
tratamento, 117
Endocardite
infecciosa, 142
apresentação clínica, 142
não bacteriana, 142
tratamento, 142
Enfuvirtida, 70
dose, 70
efeitos adversos, 70
interações medicamentosas, 71
na gravidez, 71
Ensaios imunoenzimáticos, 14
Enterite aguda, 180
investigação diagnóstica, 180
Enterite crônica, 181
investigação diagnóstica, 181
Erupções papulopruriginosas, 103
causa, 103
definição, 103
diagnóstico diferencial, 103
tratamento, 103
Espondiloartrites, 136
manifestações mucocutâneas, 136
quadro clínico, 136
tratamento, 136

Estavudina, 46, 53
efeitos adversos, 53
Etravirina, 61
dose, 61, **242q**
efeitos adversos, 61, **242q**
interações medicamentosas, **225q**
Estrongiloidíase, 185
tratamento, 185
Exsudatos algodonosos, 201

F

Fissuras anais, 190
Fosamprenavir, 65
dose, 65, **242q**
efeitos adversos, 65, **242q**
interações medicamentosas, 65, **226q**

G

Gastrite
medicamentosa, 169
Giardíase
e amebíase, 182
quadro clínico, 182
tratamento, 182
Glândulas salivares
afecções das, 196
Graves
doença de, 27
Gravidez
uso de medicamentos antirretrovirais durante a, **232q-237q**
Guillain-Barré
síndrome de, 23

H

Hemorragias
bucais espontâneas, 168
Herpes genital, 191
diagnóstico, 191
tratamento, 191
Herpes simples, 99, 164, 210
diagnóstico clínico, 100, 164
lesões, 99
manifestações clínicas, 164
no HIV, 99
tratamento, 100, 164

ÍNDICE REMISSIVO

Herpes-zóster
  oftálmico, 200
    lesões, 200
    tratamento, 200
Hipercalemia, 143
Hiperpigmentação oral, 164
Hipertensão arterial, 143
Hipogonadismo, 150
  definição, 150
  manifestações, 150
  tratamento, 150
Hiponatremia, 145
  causas, 145
Histoplasmose, 90
  tratamento, 91
HIV
  diagnóstico, 13
  encefalopatia pelo, 117
  esquemas antirretrovirais, 3, 6
  infecção pelo, **215q**
  manifestações clínicas específicas das mulheres, 209
  manifestações dermatológicas, 99
    angiomatose bacilar, 105
    candidíase oral, 99
    dermatite seborreica, 102
    erupções papulopruriginosas, 103
    herpes simples, 99
    infecção pelo papilomavírus humano, 106
    lipodistrofia, 107
    molusco contagioso, 102
    sarcoma de Kaposi, 104
    varicela-zóster, 100
  manifestações cardíacas, 141
  manifestações do sistema digestório, 161
  manifestações endócrinas, 149
  manifestações hematológicas, 155
  manifestações musculoesqueléticas, 135
  manifestações neurológicas, 109
  manifestações neuropsiquiátricas, 129
  manifestações oftalmológicas, 199
  manifestações otorrinolaringológicas, 193
  manifestações respiratórias, 85
    infecção por *Mycobacterium tuberculosis*, 92
    pneumocistose, 85
    pneumonia linfocítica intersticial, 91
  métodos para detecção, 13
  primeiros relatos, 3
  profilaxia pré e pós-exposição, 77
    sexual, 78
  risco de transmissão, 5
  transmissão e dados epidemiológicos, 5

I

Imunofluorescência, 14
Indinavir, 63
Infecções urinárias, 146
Inibidores da integrase, 73
  dolutegravir, 74
  elvitegravir, 74
  raltegravir, 73
Inibidores da protease, 62
  amprenavir, 65
  atazanavir, 66
  darunavir, 69
  fosamprenavir, 65
  indinavir, 63
  lopinavir, 66
  nelfinavir, 65
  ritonavir, 63
  saquinavir, 63
  tipranavir, 68
Inibidores da transcriptase reversa
  análogos de nucleosídeos, 51
    abacavir, 54
    didanosina, 52
    ddI, 52
    emtricitabina, 55
    estavudina, 53
    d4T, 53
    lamivudina, 53
    3TC, 53
    tenofovir, 56
    zalcitabina, 53
    ddC, 53
    zidovudina, 51
    AZT, 51
  não análogos de nucleotídeos, 58

ÍNDICE REMISSIVO

delavirdina, 59
efavirenz, 59
etravirina, 61
nevirapina, 58
rilpivirina, 62
Inibidores de CCR5, 71
maraviroque, 72
ajuste da dose de, **72q**
Inibidores de fusão, 69
enfuvirtida, 70
T20, 70
Insuficiência renal, 145
Insuficiência suprarrenal, 149
Insuficiência tireoidiana, 149
manifestações clínicas, 149
Interações medicamentosas
de antirretrovirais com outros
medicamentos, **217q**
abacavir, **217q**
atazanavir, **217q**
darunavir, **221q**
didanosina, **223q**
dolutegravir, **223q**
efavirenz, **224q**
etravirina, **225q**
fosamprenavir, **226q**
lopinavir, **227q**
maraviroque, **229q**
nevirapina, **229q**
raltegravir, **229q**
ritonavir, **230q**
tenofovir, **230q**
zidovudina, **231q**
Isosporíase, 185

▶ K

Kaposi
sarcoma de, 21, 27, 97, 104, 143, 167, 190, 201
lesões, 104
tratamento, 104

▶ L

Lamivudina, 53
contra hepatite B, 53

dose, 53, **243q**
efeitos adversos, 54, **243q**
Laringe
afecções da, 195
Leucoencefalopatia multifocal
progressiva, 116
causas da, 116
manifestações, 116
tratamento, 116
Leucopenias, 156
Leucoplasia
oral pilosa, 163
confirmação diagnóstica, 163
Linfoma primário, 143
do SNC, 115
diagnóstico, 115
sinais e sintomas, 115
tratamento, 116
ocular, 207
Linfomas não Hodgkin, 167
diagnóstico, 167
tratamento, 167
Lipodistrofia, 107, 150
tratamento, 152
Lopinavir, 66
dose, 66
efeitos adversos, 66
interações medicamentosas, **227q**

▶ M

Maraviroque, 72
dose, 72, **244q**
efeitos adversos, 73, **244q**
interações medicamentosas, **229q**
Medicamentos
antirretrovirais, 51
inibidores da transcriptase reversa
análogos de nucleosídeos, 51
Medula óssea
avaliação da, 160
Meibomite, 200
Meningite bacteriana, 115
etiologia, 115
Meningite criptocóccica, 113
causas da, 113

métodos diagnósticos, 113
quadro clínico, 113
tratamento, 114
Menopausa, 211
Micobacterioses, 186
causas, 186
diagnóstico, 186
profilaxia, 187
sintomas, 186
tratamento, 186
Microangiopatia
relacionada com a AIDS, 201
Microsporidose, 184
tratamento, 184
Microvasculopatia
conjuntival, 200
Mielopatias, 119
transversa, 120
diagnóstico, 120
etiologia, 121
tratamento, 121
vacuolar, 119
diagnóstico, 120
exames, 120
manifestações, 119
quadro clínico, 119
tratamento, 120
Miocardite, 141
agentes etiológicos, 141
exames, 141
Miopatia/miosite, 138
formas, 138
quadro clínico, 138
M. leprae, 27
Molusco contagioso, 102, 200
características, 102
causas, 200
ocorrência, 102
tratamento, 102, 200
Mononeurite múltipla, 124
características da, 124
frequência, 124
tratamento, 125
M. tuberculosis, 27
infecção por, 92

Mucosite
pós-radioterapia, 168

N

Necrose retiniana aguda, 205
prognóstico, 205
Nelfinavir, 65
Neoplasias, 169, 207
Neuropatias periféricas, 122
compressivas, 125
sintomas, 125
cranianas, 125
sintomas, 125
desmielinizantes, 122
diagnóstico, 123
formas, 122
ocorrência, 122
tratamento, 123
sensitiva, 123
diagnóstico, 123
histopatologia, 124
ocorrência, 123
tratamento, 124
Neurotoxoplasmose, 109
avaliação, 110
causa, 109
diagnóstico, 110
manifestação clínica, 109
profilaxia, 110
secundária, 112
tratamento, 111
efeitos colaterais do, 111
Nevirapina, 58
dose, 58, **244q**
efeitos adversos, 58, **244q**
interações medicamentosas, **229q**

O

Olho seco, 199
Orelha
externa, 196
interna, 197
média, 197
Osteopenia
e osteoporose, 139, 211

ÍNDICE REMISSIVO

fatores de risco, 139
frequência, 139
prevenção, 139
tratamento, 140

▶ P

Pancreatite, 179
  sintomas, 179
Papilomavírus humano, 189
  infecção pelo, 106, 210
  lesões anais pelo, 189
  tratamento, 189
Paralisia
  facial, 197
Pneumocistose, 85
  causas, 89
  curso clínico, 85
  diagnóstico, 86
  gasometria, 86
  profilaxia, 89
  sintomas, 86
  taxa de recaída, 88
  tratamento, 88
Pneumonia, 90
  bacteriana, 96
  linfocítica intersticial, 91
    diagnóstico, 92
    tratamento, 92
Proctite, 190
Púrpura trombocitopênica, 157
  trombótica, 159

▶ R

Radiculite, 121
  apresentação clínica, 121
  diagnóstico, 121, 122
  tratamento, 122
Raltegravir, 73
  dose, 73, **245q**
  efeitos adversos, 73, **245q**
  eliminação, 73
  interações medicamentosas, **229q**
Retinite
  por CMV, 202, 204
    tratamento, 202
Retinopatia infecciosa, 202

Retonavir, 63
  dose, 64
  efeitos adversos, 64
  interações medicamentosas, 64
Rilpivirina, 62
  dose, 62
  efeitos adversos, 62
  interações medicamentosas, **230q**
Rinopatia
  alérgica, 193
    sintomas, 193

▶ S

Salmonella spp., 26
Salmonelose, 181
  causas de, 181
  sinais e sintomas, 181
  tratamento, 181
Saquinavir, 63
  dose, 63
  efeitos adversos, 63
  interações medicamentosas, 63
Sarcoma de Kaposi, 21, 97, 190, 195, 201, 207
  lesões do, 207
Síndrome
  ansiosa, 130
    sinais e sintomas, 130
    tratamento, 131
  apática, 133
    características, 133
    tratamento, 134
  catatônica, 133
    características, 133
    definição, 133
    tratamento, 133
  consuntiva, 153
    investigação laboratorial, 154
    patogenia, 153
  de Guillain-Barré, 23
  depressiva, 129
    causas, 129
    diagnóstico, 129
  de soroconversão, 38

inflamatória de reconstituição
imune, 26
linfocítica infiltrativa difusa, 137
manifestações gastrointestinais, 137
tratamento, 137
maníaca, 130
episódios de, 130
tratamento, 130
parkinsoniana, 134
características, 134
causas, 134
psicótica, 131
características, 132
definição, 131
tratamento, 132
Sinusopatias, 194

▶ T

Tenofovir, 56
contra hepatite B, 57
dose recomendada, 57, **246q**
efeitos adversos, 57, **246q**
interações medicamentosas, **230q**
na gravidez, 57
Terapia antirretroviral, 29
doses e efeitos adversos, **238q**
Testes
de resistência, 15, 17
moleculares, 14
Tipranavir, 68
dose, 68
efeitos adversos, 68
interações medicamentosas, 68
Tireoide
disfunção da, 211
Toxoplasmose
ocular, 205
Trombocitopenias, 157
Tuberculose, 92, 206
diagnóstico, 93

ocorrência, 92
quimioprofilaxia, 93
tratamento, 93
com rifabutina, 95
duração do, 96

▶ U

Úlcera corneana, 201
Úlceras aftosas, 165
agentes etiológicos, 165
fatores causais, 165
tratamento, 165
Úlceras genitais idiopáticas, 210
Uveíte, 207
anterior, 207

▶ V

Vaginose bacteriana, 209
Varicela-zóster, 100, 164
definição, 100
lesões cutâneas, 165
quadro clínico, 101
sintomas, 101
tratamento, 101
Vasculites, 137
lesões, 138

▶ W

Waldeyer
anel linfático de
proliferação de tecido linfóide do, 193
Western blot, 14

▶ Z

Zalcitabina, 53
Zidovudina, 29, 42
dose diária, 51, **246q**
efeitos adversos, 51, **246q**
interações medicamentosas, **231q**